DANIEL CALLAHAN

Nachdenken über den Tod

DANIEL CALLAHAN

Nachdenken über den Tod

Die moderne Medizin und unser Wunsch, friedlich zu sterben

KÖSEL

Übersetzung aus dem Amerikanischen:
Gertraud Neureuther, München.
Die Originalausgabe erschien 1993 unter dem Titel »The Troubled Dream of Life. Living with Mortality« bei Simon & Schuster Inc., New York.

ISBN 3-466-34393-3

Druck und Bindung: Ebner, Ulm
Umschlag: Kaselow Design, München
Umschlagmotiv: BAVARIA Bildagentur

1 2 3 4 5 · 02 01 00 99 98

Gedruckt auf umweltfreundlich hergestelltem Werkdruckpapier (säurefrei und chlorfrei gebleicht)

Für

Alexander Morgan Capron
Eric J. Cassell
Renée C. Fox
Margaret O'Brien Steinfels
Peter Steinfels

Gute Freunde, inspirierende Kollegen

Inhalt

Dank

Vor langer Zeit habe ich die Erfahrung gemacht, dass es durchaus möglich ist, ein Buch zu schreiben, ohne dass eine Menschenseele vor der Publikation einen Blick darauf wirft. Ich habe auch die Erfahrung gemacht, dass das nicht klug ist, denn wir profitieren vom Rat und von der Kritik anderer. Für dieses Buch trifft das zu. Einige meiner Freunde und Kollegen haben Kapitel im Entwurf gelesen. Durch sie wurde dieses Buch gründlich verbessert, auch wenn ich ihre Ratschläge nicht immer übernommen habe. Courtney Campbell war, wieder einmal, ein sorgfältiger und nachdenklicher Leser. Gilbert Meilaender hat nicht nur das Manuskript gelesen, er hat auch eine Reihe von Briefen beantwortet, in denen ich über diesen oder jenen Punkt mit ihm argumentierte, in denen er mir widersprochen hatte. Vielleicht hätte ich ihm diesen Briefwechsel ersparen sollen, aber er forderte ihn heraus durch seine Bereitschaft, hinzuhören und zu antworten. Joseph Fins, Stephen I. Chavras, Linda Emanual und Norton Spritz, alle sind Ärzte, unterstützten mich mit einer hilfreichen Verbindung aus medizinischer Erfahrung und ethischer Nachdenklichkeit. Ein anderer Arzt, Eric Cassell, war über Jahre unendlich hilfreich, indem er mich lehrte, den Sinn des Leidens für Kranke und Sterbende zu begreifen. Meine Kollegen Willard Gaylin, Bruce Jennings, James L. Nelson, Ellen Moskowitz und Susan Wolf brachten alle viele hilfreiche Vorschläge in die Arbeit ein.

Ich hatte Gelegenheit, über einige der Ideen dieses Buches mit anderen Kollegen und Besuchern während unserer täglichen Mittagspausen im Hastings Center zu diskutieren. Darrel Amundsen ließ mich teilhaben an seinen historischen Kenntnissen, was immer eine Bereicherung ist. Susan Glassman als Außenstehende schenkte mir ein fachmännisches editorisches Auge. Meine Frau Sidney war wieder einmal gezwungen, mit mir endlose Gespräche zu führen über Themen, die nicht immer die leichtesten oder angenehmsten sind für eine häusliche Unterhaltung. Ihre Klugheit und ihr umfassendes Wissen sind ein großer Segen in unserer Ehe. Wie immer war Ellen McAvoy eine unentbehrliche Hilfe bei der Vorbereitung des Manuskripts. Schließlich möchte ich meiner Editorin Alice Mayhew danken, die mit mir an diesem und an früheren Büchern gearbeitet hat. Sie ist eine großartige Editorin und eine nicht minder großartige Freundin.

Die Sentenz des amerikanischen Buchtitels »The Troubled Dream of Life« stammt aus einem Essay von William Hazlitt, »The Fear of Death«, aus *Table Talk* (1822).

EINLEITUNG

Lässt sich der Tod nach unseren Wünschen formen?

Wie jeder Erwachsene, hinter dem eine Anzahl von Lebensjahren liegt, habe ich viele Menschen gekannt, die gestorben und nicht mehr Teil meines Lebens sind. Einige dieser Tode sind in meinem Gedächtnis lebendiger geblieben als andere – meistens, so glaube ich, weil sie für mich zu Bildern wurden von den vielen möglichen Arten zu sterben. Der Tod meiner etwa 85-jährigen Großmutter, als ich etwa 10 Jahre alt war, bleibt in meiner Erinnerung ein perfektes Bild eines altmodischen Endes. Sie starb zu Hause im Schlaf, aus Gründen, die mir nie anders erklärt wurden als »hohes Alter«; man legte sie ins Wohnzimmer, wo Nachbarn, Freunde und Familienangehörige ihr »die letzte Ehre« erwiesen. Ich kann mich nicht an Tränen oder große Trauer erinnern. Sie hatte ein langes Leben gelebt und ihr Sterben war mit Gewissheit erwartet worden. Die Besucher redeten und schwatzten, als wäre es nur eines jener Nachbarschaftstreffen, zu denen die Großmutter selbst so viele Jahre lang zusammengerufen hatte.

Viele Jahre später plante ich einen Überraschungsbesuch bei einem kranken Freund; ich kam in sein Haus und fand es voller Menschen. Dort, in seinem Schlafzimmer, umgeben von lebhaften Freunden, befand sich in einer sitzenden Position seine Leiche. Er war vor weniger als einer Stunde an Krebs verstorben, ein lange erwarteter Tod. Auch hier gab es kein Weinen, obwohl er ein sehr beliebter Mensch gewesen war. Seine Frau, jetzt Witwe, spürte meine Verlegenheit und ging ganz auf mich ein: »Dan, ich bin so froh, dass du hier sein kannst. Möchtest du nicht etwas essen?«

Ich vergleiche diese guten und tröstlichen Erinnerungen an den Tod, an die Art und Weise, wie wir sterben können, mit anderen Erinnerungen: Eines Tages, ich war noch ein Teenager, hatte ich ein Erlebnis, bei dem ich überhaupt nicht wusste, wie jener Mensch gestorben war, ich wusste nicht einmal, wer gestorben war: Beim Vorbeigehen an einer Kirche wurde meine Neugierde von einem verlassenen Leichenwagen auf der Straße geweckt; ich trat in die Kirche, eine Totenmesse ging gerade ihrem Ende zu. Außer dem Priester und einem Ministranten war keine Menschenseele in der Kirche. Ich wundere mich bis heute, wie ein Mensch so völlig alleine hatte sterben können, auch wenn mir klar ist, dass dies im modernen Leben häufig vorkommt. Alle paar Jahre erscheint in den Zeitungen eine Geschichte über Potter's Field in New York – dort liegen Tausende von unbekannten Toten. Der Gedanke an jene einsame Beerdigung macht mich immer noch schaudern. Es ist Sinnbild eines von jedem menschlichen Kontakt abgeschnittenen Lebens, selbst in dem Moment, in dem dieses Leben auf dem Weg zu einer noch radikaleren Trennung war. Mir fällt dazu die Inschrift des Grabsteins eines John Treeo ein, verstorben 1810, von der Nathaniel Hawthorne berichtet:

Arm gelebt
und arm gestorben
arm beerdigt
und keiner hat geweint.[1]

Auch der plötzliche Kindstod eines kleinen Sohnes im Säuglingsalter, eine lange, durchwachte Nachtfahrt mit der Bahn, sein Sarg im Gepäckwagen, sind nicht leicht zu vergessen. Immer noch sterben Säuglinge diesen Tod, und immer noch weinen Eltern. Dann gab es in Krankenhäusern den langen und schleichenden Verfall von Erwachsenen, die ich gekannt habe, meine eigenen Eltern eingeschlossen, für die Krankenhäuser ist dies Routine, aber niemals leicht zu akzeptieren für uns andere. Zuerst war da die Angst, ob der Tod jetzt kommen würde, dann die Gewissheit, dass er käme, dann das Warten.

Ich persönlich musste es nicht erleben, aber ich hatte eine Reihe von Freunden, deren alte Eltern nach langen Aufenthalten in Pflegeheimen starben, lange dement und unfähig zu jeder menschlichen Kommunikation. Die Freunde lebten in ihrer speziellen Hölle: Sie liebten ihre Eltern, wünschten den Tod der Eltern, hatten Schuldgefühle wegen dieses Wunsches, und sie machten pflichtschuldig peinliche Besuche.

Ich will nicht für mich beanspruchen, mehr Erfahrung mit dem Tod zu haben als jeder durchschnittliche Mensch. Aber meine Erfahrung, wie begrenzt auch immer, hat mich davon überzeugt, dass es überraschend schwierig ist, über den Tod und seine Bedeutung zu sprechen. Es mag seltsam sein, dass in einer Zeit, in der das Thema Tod in den Medien, in Talkshows und auch in Klassenzimmern inzwischen Routine ist, ich nur mit wenigen Menschen über meine eigenen Erfahrungen gesprochen habe, und nur wenige haben mir ihre Erlebnisse anvertraut. Oder, um es präziser auszudrücken, wir haben – sowohl ich in meinem engeren Lebenskreis als auch im Allgemeinen – über das Ereignis des Todes gesprochen, den Prozess des Sterbens, aber nicht darüber, was Tod für uns persönlich bedeutet, nicht über seine Konsequenz für das Sein des Menschen. Der Tod ist nicht aus dem geheimen Kabinett geholt worden, nur sein Fuß ist zu sehen.

Ich sage das als jemand, dessen berufliches Leben fast 25 Jahre lang angefüllt war mit Gesprächen und Debatten über den Tod und das Sterben. Aber wenn ich an diese Jahre zurückdenke und an die landesweite Debatte im Ganzen, überwältigt mich eine Beobachtung, die meine eigene Erfahrung widerspiegelt. Die Debatte befasste sich mit Gesetzgebung, Reglementierungen, moralischen Regeln und medizinischer Praxis und mit juristischen, ethischen oder medizinischen Wahlmöglichkeiten im Sterben. Sie befasste sich jedoch nicht mit dem Tod selbst, nicht damit, wie wir ihn betrachten und während unseres Lebens durchdenken sollten.

Sicherlich, die Debatte ist angefüllt mit Geschichten und Anekdoten über das Sterben in unseren Tagen, aber deren wichtigster Zweck ist in der Regel, die Diskussion über soziale Politik anzuheizen und nicht unser persönliches Leben zu beleuchten. Selten wird eine Anstrengung unternommen, die politischen Argumente in die beunruhigenderen Tiefen einzubinden, die der Tod und seine Bedeutung im menschlichen Leben einnehmen.

Vielleicht ist das gar nicht verwunderlich in einer Gesellschaft, die mit juristischen Auseinandersetzungen gelassener umgeht als mit philosophischen oder religiösen, und die vorrangig den moralischen Schwerpunkt im Gespräch über Entscheidungsfindungen sucht als in der Weisheit dieser Entscheidungen selbst. Über den Tod direkt zu sprechen und über seinen Platz in unserem Selbstverständnis verunsichert uns stärker, denn das wirkt sicherlich störend in einer Gesellschaft, die den Schleier des Pluralismus dazu benutzt, einen ernsthaften Austausch über die tiefsten Probleme zu vermeiden. Sie sind in die private Sphäre verbannt worden und dürfen nicht ans Licht der Öffentlichkeit gelangen.

Das Ziel dieses Buches ist es, in seiner ganz bescheidenen Reichweite, Vorschläge für vernünftige Wege zu machen, um die juristischen und politischen Ansätze zur Sorge für Sterbende und Schwerkranke in größere Nähe zu bringen zu einigen der ältesten Fragen menschlicher Existenz: Wie können wir versuchen, über den Tod in unserem eigenen Leben nachzudenken? Was sollte er uns bedeuten, und wie sollten wir uns in unserem Menschsein verändern, wenn wir auf unser Ende zugehen? Wie sollten wir Schmerz, Leiden und Furcht ertragen? Das sind Fragen nach Bedeutung und Ziel des Lebens, Fragen an den Charakter. Neben diesen ganz privaten, aber bewegenden Problemen gibt es andere, die in unterschiedliche Beziehungen unseres Lebens hineinreichen, individuell und kollektiv: Welchen Standpunkt sollte unsere Kultur gegenüber dem Tod einnehmen – diese Kultur, die Basis und Mitgestalterin unserer sozialpolitischen Entscheidungen und Handlungen ist? Ich möchte vor allem ausprobieren, ob ich zumindest eine breitere Diskussion über einige alte Fragen und ihre Zusammenhänge mit unserem neueren Interesse bezüglich Gesetzen und Politik in Gang bringen kann.

Ich habe noch eine ehrgeizigere Hoffnung: Ich möchte Menschen davon überzeugen, dass viele unserer Probleme im Umgang mit Sterbenden, sowohl in der öffentlichen Meinung als auch in der medizinischen Praxis, von falschen Ansichten über den Tod herrühren. Oft sind das subtile, nicht offenkundige Fehler, in die man leicht verfällt; und wir haben diese Fehler begangen. Trotz ihrer großen Triumphe weiß die gegenwärtige Medizin nicht, wie sie den Tod einordnen soll. Das Lebensende stellt – speziell in jüngster Zeit – ein störendes Vakuum in ihrem Denken dar. Der Tod hat keinen selbstverständlichen Platz innerhalb der medizinischen Theorie, auch wenn er in der Praxis allgegenwärtig ist. Er ist der Feind, steht außerhalb der Mauern, muss bekämpft und zurückgewiesen werden.

Aber was soll die Medizin tun, wenn der Tod schließlich doch gewinnt? Soll sie es hinnehmen, dass der Tod sich ereignen muss und ereignen wird, oder soll sie ihn nur als vorübergehenden Rückschlag betrachten? Die Schwierigkeit, die die Medizin mit dem Tod hat, wird gesteigert durch die aufgewühlte Reaktion der Öffentlichkeit. Diese Öffentlichkeit ist ebenso verwirrt, ebenso zwiespältig wie die Medizin; und die beiderseitigen Ratlosigkeiten beeinflussen und verstärken sich gegenseitig.

Ein wichtiger Teil meines ehrgeizigeren Anliegens ist, herauszufinden, ob wir uns als Kulturgemeinschaft herausgefordert fühlen, ein gemeinschaftliches Bild vom Tod zu schaffen – und nicht nur über die Wahlmöglichkeiten im Sterben, welches unserer Zeit, unserem Land und unserer Gesellschaft angemessen ist. Ich suche nicht nach einem starren oder monolithischen Bild, aber nach einem, das eine erkennbare Form hat, das uns zumindest eine gemeinsame Sprache und gemeinsame Verhaltensmuster zur Verfügung stellen kann. Diese haben wir zurzeit nicht, nicht kollektiv, noch nicht einmal in unseren ethnischen oder religiösen Subgruppierungen. Das ist ein großer Verlust.

Jede große Kultur hatte eine für sie charakteristische Deutung des Todes, die normalerweise von öffentlichen Ritualen, Gebräuchen und überlieferten Formen gemeinsamer Trauer begleitet wurde. Solch eine Deutung des Todes hat diesen Kulturen geholfen, Wege zu seiner Interpretation zu finden, die Menschen zu trösten und zu unterstützen, die ihn erleiden mussten, und sie gab dem Tod einen festen und öffentlichen Platz im Alltagsleben ihrer Mitglieder. Darüber hinaus hat sie die Frage des Todes mit anderen wichtigen Facetten des Lebens verknüpft und sie zu einem mehr oder weniger geschlossenen Ganzen verwoben. Ich glaube, die wichtigsten dieser Kategorien sind das Selbst, die Natur, die Gesellschaft und die Medizin.

Die Beziehung des Todes zum Selbst, zu der Art, wie wir unser individuelles Schicksal erleben, steht ganz im Zentrum unserer Fragen. Wer bin ich, dass ich eines Tages sterben muss? Diese Frage provoziert weitere, denn der Weg zu unserem Tod, gewöhnlich durch das Tor einer Krankheit, zwingt uns zur Konfrontation mit dem

Problem des Leidens und mit den Übeln, die Krankheit, Schmerzen, Furcht, Verzweiflung in unser Leben bringen können. Wie können wir sie begreifen? Nichts Geringeres als die Bedeutung unserer Sterblichkeit – der Spannung zwischen unserem Wunsch zu leben und dem Wissen, dass wir krank werden und sterben müssen – steht zur Debatte.

Ich muss selbst genauso sterben wie Sie. Dieses Selbst existiert in einem Körper, und dieser Körper existiert innerhalb und als Teil der Natur. Wie ist unser Verhältnis zur Natur, die allen organischen Kreaturen Leben und Tod gibt, die aber an den menschlichen Erfindungsgeist trotzdem bemerkenswert anpassungsfähig ist? Sind wir Sklaven der Natur oder ihre Beherrscher? Sollte sie uns Führerin in der Gestaltung unseres Lebens und unseres Sterbens sein, oder können wir mit Leben und Tod nach Belieben umgehen? Lässt sich der Tod nach unseren Wünschen gestalten, lässt sich seine souveräne Macht domestizieren?

So, wie wir individuelle Personen in einem Körper sind, ist jeder auch ein soziales Wesen. Wir leben in einer Gesellschaft, und auch wenn wir einmalig und individuell sind, soziale Werte prägen uns und geben uns einen Kontext von Vorbildern und Möglichkeiten, aus dem wir unsere eigene Bestimmung herausarbeiten. Wie die Gesellschaft über den Tod denkt und ihre Vorstellungen in Ritualen und Gebräuchen äußert, wird auch die Art und Weise prägen, in der diese Gesellschaft auf meinen Tod reagiert, und die Art, in der sie mich unterstützt und mir eine öffentliche Stimme in der Auseinandersetzung mit meiner Sterblichkeit gibt. Umgekehrt gewinne ich mein eigenes Verständnis des Todes zum Teil aus den Unterweisungen dieser Gesellschaft.

Das Verhältnis zwischen Tod und Selbst, zwischen ihm und der Natur und der Gesellschaft ist eine uralte Frage, aber sie muss erneut durchdacht werden, weil eine zusätzliche neuere Komponente betrachtet werden muss. Die moderne Medizin, eine Schöpfung der Aufklärung im 18. Jahrhundert und zur vollen Entfaltung gebracht in der zweiten Hälfte des 20. Jahrhunderts, hat jetzt beträchtliche Macht gewonnen. Sie kann die Bedingungen unseres Sterbens ändern und auch die Krankheiten, die ihm vorausgehen. Aber diese Macht ändert auch alle anderen Faktoren. Sie scheint radikal neue Möglichkeiten zu eröffnen, wenn wir darüber nachdenken, wer wir sind und in welchen natürlichen und sozialen Welten wir existieren. Diese Welten können niemals wieder ganz die alten sein, sie sind für immer verändert durch wissenschaftliche Visionen von Veränderung und Transformation. Also muss der Einfluss, den die medizinische Wissenschaft ausübt auf die Art, wie wir über den Tod denken, bei allen ernsthaften Anstrengungen mit berücksichtigt werden, um für unsere Kultur ein neues Verständnis des Todes zu gewinnen – eine Jokerkarte, deren Bedeutung noch nicht völlig abschätzbar ist.

Noch etwas anderes erfüllt mein Gefühl und meine Vorstellungskraft mit Sorgen. Im Zentrum des Kampfes um die Rechte der Sterbenden und der Euthanasie-Debatte steht immer wieder der gewaltige Wert der persönlichen Kontrolle über das eigene Leben und den eigenen Tod. So wie die wissenschaftliche Medizin ist dies eine charakteristisch moderne Idee, zum Teil geboren aus dem Wunsch, die Tyrannei repressiver Ideologien und Regierungen über Bord zu werfen, eine Idee, die sich anmaßt, Herr über unser Leben zu sein, und uns vorschreiben möchte, wie wir leben sollen. Diese Idee beruht auch auf dem Glauben, dass es für uns gut und angemessen ist, unseren eigenen Körper zu kontrollieren und Waffen gegen eine repressive, manchmal destruktive Natur einzusetzen.

Dieses Verlangen nach persönlicher Kontrolle gibt es schon seit Jahrzehnten, aber in den letzten Jahren hat es fast die Qualität einer Besessenheit angenommen. Nichts scheint so gefürchtet wie der Verlust der Selbstbestimmung. Sie ist möglicherweise das dominante Thema in der öffentlichen Debatte über angemessene Gesetze und Regelungen im Dienst der Schwerkranken und Sterbenden, ausgehend von der machtvollen Bewegung in den letzten hundert Jahren,

Patienten eine Mitsprache bei ihrer Behandlung zu geben und die Beendigung einer Therapie fordern zu können. Diese Bewegung ist selbst nur Teil eines größeren Kampfes um mehr Kontrolle in allen Bereichen unseres Lebens. Das leidenschaftliche Verlangen nach Kontrolle ist die Triebfeder in den Befürchtungen, Ängsten und Entrüstungen einer Öffentlichkeit, die immer stärker terrorisiert wird von der Vorstellung, dass das Leben enden wird ohne alle Würde, dass es zum Opfer einer rohen und grausamen Natur oder einer unpersönlichen medizinischen Bürokratie oder nervöser Ärzte oder von Schuldgefühlen geplagter Familien wird, oder von all diesen zusammen.

So verständlich das ist, ich bin zur Überzeugung gekommen, dass das starke Streben nach Kontrolle sowohl auf subtile Weise erniedrigend als auch sozial beunruhigend geworden ist. Ich möchte versuchen, in diesem Buch die Gründe dafür aufzuzeigen, aber ich tue das angesichts schwerwiegender Hemmnisse. Eines davon ist mein eigenes Temperament: Ich neige nicht dazu, das Leben über mich hinweggehen zu lassen, mich im Fluss der Dinge treiben zu lassen. Nein. Ich möchte mein Leben sorgfältig planen, nach dem Terminkalender leben, meine Arbeiten rechtzeitig erledigt haben und Überraschungen und Unterbrechungen rechtzeitig erkennen und ihnen zuvorkommen.

Aber ich bin besorgt über diese Verhaltensweisen, sosehr ich sie auch gepflegt habe. Ich bin jedoch so weit gekommen – viel mehr als in früheren Jahren –, diejenigen Menschen zu bewundern, die anders leben, die bereit sind, mir in einer Art ihre Zeit zu schenken, zu der ich mit einem Blick auf meine Uhr nie bereit wäre. Sie scheinen mir anpassungsfähiger, weiser, besser dafür gerüstet, mit sich selber und mit den anderen zu leben und auch mit dem Körper, den die Natur ihnen gab. Am wichtigsten ist, dass diese Menschen eher fähig sind, mit der Bedrohung durch den Tod zu leben und ihn auszuhalten, wenn seine Zeit kommt. Offensichtlich glauben sie nicht, dass der Verlust der Kontrolle über ihren Körper und ihr Schicksal das Schlimmste ist, was ihnen passieren kann. Sie scheinen sogar Angst davor zu haben, so zu werden wie die, die denken, dass der Verlust dieser Kontrolle das Schlimmste sei, was ihnen passieren könne. Ich habe gelernt, das zu bewundern.

Trotzdem, ich möchte nicht gern alle Kontrolle aufgeben, sie hat ihre eigenen Tugenden und Vorzüge. Wo liegt der goldene Mittelweg zwischen Kontrolle und Gehenlassen, und wo ist die vernünftige Grenze zwischen Kontrolle und krankhaftem Beharren auf ihr? Ich habe versucht, diese Fragen für mein eigenes Leben zu beantworten und herauszufinden, wie ich meinem eigenen Tod begegnen sollte. Ich hoffe, dass andere Menschen sich auf die gleichen Überlegungen einlassen, auch wenn sie vielleicht zu anderen Schlussfolgerungen kommen, als ich sie vorschlage.

Ein weiteres schwerwiegendes Hindernis ist, dass die moderne Medizin, ob wir es wollen oder nicht, uns zwingt, Entscheidungen zu treffen und einen Teil unserer medizinischen Verantwortung selbst zu übernehmen. Soll ich oder soll ich nicht die Operation machen lassen, die mein Arzt mir rät? Soll ich oder soll ich nicht ein Medikament nehmen, das mir möglicherweise hilft – um den Preis unangenehmer Nebenwirkungen? Soll ich oder soll ich nicht mich mit Atemnot an eine Beatmungsmaschine anschließen lassen, auch wenn mein Arzt nicht sicher ist, dass er mich von der Maschine wieder abtrainieren kann? Soll ich oder soll ich nicht um den Preis der Familienersparnisse eine teure, experimentelle Krebsbehandlung versuchen, die vielleicht nicht hilft? Eine Wahl zu haben heißt, eine gewisse Kontrolle zu haben, auch wenn es die Wahl ist, nichts zu tun. Wir können gar nicht mehr verhindern, in gewissem Umfang unser Leben zu kontrollieren, selbst wenn wir Passivität vorziehen möchten.

Beim Versuch, diese Fragen zu durchdenken, wird mir allmählich bewusst, was ich als grundlegende und weit reichende Spaltung im Denken unserer Zeit über den Tod erachte: Sollen wir den Tod verstehen als innerhalb oder außerhalb unseres Lebens stehend? Oft genug wird gesagt, dass der Tod »ein Teil unseres Lebens ist«. Was *bedeuten* diese Worte, die fast zum Klischee geworden sind? Sie sind viel zu wenig durchdacht worden. Die Erklärung führt unerbittlich zum beunruhigendsten aller Probleme: Wie können wir einen Sinn im Tod finden, wenn überhaupt ein Sinn darin gefunden werden kann?

Sogar wenn wir in den großen Zusammenhängen von Kontrolle, Tod und Sinn Antworten finden können, bleiben wir auf unserem Lebensweg mit schwierigen Problemen zurück. Sie sind intim und unvermeidlich. Wie und wann sollte ich mir den Tod wünschen? Wie viel Schmerz und Leiden sollte ich bereit sein auszuhalten, und aus welchem Grund? Was schulde ich anderen in meinem Sterben, besonders jenen, die mich gern bei sich behalten würden, wenn sie könnten? Wenn ich Zweifel über mein Leben oder Sterben habe, wem sollte ich nachgeben, dem Leben oder dem Sterben? Welche Art Mensch sollte ich sein, Fragen dieser Art zu stellen? Ein Mensch, der darauf beharrt, sowohl Kontrolle über den Tod wie über das Leben zu haben? Welche Art Mensch würde das aus mir machen? Wenn ich an mein eigenes Sterben denke und an mein Privatleben, das dafür den Hintergrund bildet, welche Verpflichtungen ergeben sich daraus gegenüber der größeren Gesellschaft? Habe ich einen unbegrenzten Anspruch an meine Mitbürger, dass sie über ihre Steuern und Versicherungsbeiträge alles bezahlen, was mich am Leben erhält, solange ich (nicht sie) meine, dass ich gute Gründe habe, am Leben bleiben zu wollen? Kann ich solche unbegrenzten Ansprüche meiner eigenen Familie zumuten? Darf ich sie bis in die Armut treiben, um mich am Leben zu erhalten, oder (wenn kein Geld vorhanden ist) sie bitten, dass sie ihre Zeit und ihr eigenes Wohlergehen um meinetwillen opfern?

Was immer wir an größerem Verständnis mit solchen Fragen erreichen, es muss hineingewoben werden in ein Gefüge, dessen Ränder – Gedanken über das Selbst, die Natur, die Gesellschaft, das Schicksal und die medizinische Wissenschaft – unserem Denken zusagen und das uns einige Wärme verspricht gegen den kalten Wind des Todes. Wir haben in den letzten Jahren versucht, uns mit dem Tod abzufinden, indem wir Gesetze und die medizinische Praxis änderten und angesichts neuer Zwiespältigkeiten unser Denken zu sensibilisieren versuchten. Das ist nicht genug. Wie wertvoll und notwendig auch immer, solche Versuche brauchen tiefe Wurzeln. Genau dies ist mein Anliegen.

Wenn diese Versuche gelängen, wäre vorsichtiger Optimismus angebracht. Trotz vieler trauriger und unglücklicher Fälle habe ich die persönliche Erfahrung gemacht, dass schon jetzt die meisten Menschen einen einigermaßen würdigen Tod sterben. Ich habe meine Erfahrungen immer für einen Irrtum gehalten, aber neuere Studien bestätigen meine Beobachtungen, zumindest für ältere Menschen. Für die große Mehrheit ist das letzte Lebensjahr tolerabel.[2] Das ist eine gute Nachricht, auch wenn keiner von uns weiß, ob er zu der unglücklichen Minderheit gehören wird, deren Art zu sterben sich keiner wünschen kann. Und es ist keine Illusion zu denken, dass der Prozentsatz dieser Minderheit reduziert werden könnte.

Der Plan dieses Buches ist wie folgt: In den ersten drei Kapiteln versuche ich eine Analyse unserer gegenwärtigen Situation – die nicht gut ist – und warum wir dahin gekommen sind. Wir waren gefangen von Illusionen, und ich versuche, sie deutlich zu machen. Im Kapitel 1 untersuche ich, warum die Sorge um die Sterbenden und die Beendigung von Therapien so quälend lange Prozeduren geworden sind – trotz der intensiven Reformbestrebungen. Im Kapitel 2 wende ich meine Aufmerksamkeit den Rätseln und Fallstricken zu, die eine falsche Interpretation der Natur und unsere Beziehung als sterbliche menschliche Wesen zu dieser Natur in unser kollektives Denken über den Tod hineingebracht haben. Im Kapitel 3 nehme ich den gegenwärtigen Ruf nach erweiterter persönlicher Kontrolle auf, die Überlegungen zu einer Legalisierung der aktiven Euthanasie und des assistierten Suizids.

In der zweiten Hälfte des Buches biete ich einige alternative Überlegungen zu den aufgezeigten Problemen an. Sie sollen die notwendigen Beiträge einschließen, eine rationalere, zusammenhängendere und tragfähigere Werteordnung und eine Kultur für unser Sterben zu finden als die jetzigen, die von unseren gegenwärtigen Illusionen geschaffen wurden. Im Kapitel 4 greife ich die Frage der Kontrolle wieder auf. Welchen Stellenwert sollte das Verlangen nach Kontrolle erhalten in dem Bild, das wir von unserem Selbst entwerfen? Im Kapitel 5 spreche ich das Problem der Sinnfindung direkt an, speziell, wie in unserem gemeinsamen Verständnis vom Tod als großem Übel des Menschseins ein Sinn gefunden oder geformt werden kann. Ist er ein Übel? Und wenn ja, welche Art Übel? Im Kapitel 6 gehe ich auf die medizinische Technologie ein und frage, wie wir diese Technologie am besten nutzen können, um besser mit der Realität des Todes umzugehen. Ich schließe das Buch mit weiteren Betrachtungen über die Bedeutung des Todes in unserem persönlichen und gesellschaftlichen Leben und über die medizinische Wissenschaft, die stets daran arbeitet – gewollt oder ungewollt – diese Bedeutung zu beeinflussen.

Dieses Buch soll kein politisches Handbuch sein, keine Abhandlung über rechtliche Reformen, auch kein Essay über ethische Verpflichtungen. Es sind schon viele wertvolle Bücher zu diesen Themen publiziert worden.[3] Mein Ziel ist, einige der Grundlagen von Politik und Ethik erneut zu durchdenken, und nicht die Details bestimmter Gesetze herauszuarbeiten. Ich hoffe aber, dass ich im Kapitel 6 deutlich machen kann, wie meiner Meinung nach diese Gesetzgebung generell am besten fortgeführt werden kann. Vor diesem Hintergrund sollte auch die relativ geringe Aufmerksamkeit, die ich schwierigen juristischen Entscheidungen widme, nicht als Zeichen dafür verstanden werden, dass ich sie für unwichtig halte. Sie sind wichtig, aber der Ansporn zu diesem Buch war meine Besorgnis über einige der grundlegenderen Auseinandersetzungen, die in der öffentlichen Diskussion zu kurz gekommen sind und die doch so wichtig sind, den Weg zu erhellen und zu strukturieren, auf dem wir über den Tod nachdenken.

In gewisser Weise setze ich hier eine Suche fort, die ich in zwei früheren Büchern begonnen habe: die Suche nach einem Verständnis unserer Sterblichkeit und wie die Medizin uns dabei helfen könnte. Obwohl der Schwerpunkt von *»Setting Limits: Medical Goals in an Aging Society«* (1987) auf der Bedeutung des Alterns und der Verteilung von Ressourcen für die Älteren lag, ging es darin auch um die Beziehung von Altern und Sterblichkeit. In *»What Kind of Life: The Limits of Medical Progress«* (1990) ging es um die Einbeziehung aller Altersgruppen in die Gesundheitsfürsorge und um die Entwürfe für ein vernünftiges, faires Krankenversicherungssystem. Aber wenn ich das Buch überdenke, war der rote Faden meines Interesses der Zusammenhang zwischen Gesundheit, Sterblichkeit und Glück des Menschen.

Im vorliegenden Buch wende ich mich direkt den persönlichen Fragen zu: Wie können wir am besten unsere Sterblichkeit begreifen und mit ihr leben, mit der Tatsache, dass wir krank werden und sterben müssen? Ich vermute, dass ich die ganze Zeit über auf dieses Problem zugehen wollte, nur war es mir am Anfang nicht bewusst.

Ich habe nicht gezögert, eigene persönliche Erfahrungen einzubringen, um meine Ansichten darzustellen. Es ist mein Leben, über das ich berichte, nicht das Leben von irgendjemandem. Ich habe nicht alle Arten des Sterbens erlebt, auch nicht alle denkbaren Reaktionen auf den Tod. Ich kann nur hoffen, dass ich, indem ich von Zeit zu Zeit meine eigenen Erfahrungen wiedergebe, beim Leser eigenes Nachdenken darüber provoziere, wie wir am besten mit unserem persönlichen Leben und unserer Sterblichkeit und den größeren Problemen der Sozialpolitik umgehen. Das Problem des Todes schneidet tief in unser Leben, aber wenn ich interessante Bücher anderer Autoren zu diesem Thema lese, frage ich mich zu oft, was sie in ihren nichtakademischen, nichtärztlichen Herzen über all das wirklich denken und fühlen. Für mich selbst möchte ich das hiermit offen legen, aber ich kann nicht behaupten, dass ich schon auf dem Grund angekommen bin. Ich hoffe, noch einige Jahre darüber nachdenken zu dürfen. Ich möchte lieber über den Tod schreiben als ihn erleben.

1

Die erste Illusion: Beherrschung unserer medizinischen Möglichkeiten

Manchmal haben wir uns verirrt und wissen es. Die Wegweiser sind nicht mehr vertraut und führen zu fremden Orten. Es wird uns klar, dass wir anhalten und einen neuen Weg finden müssen. Zu anderen Zeiten folgen wir einer bekannten Landkarte und kommen doch nur schlecht voran. Unsere Zweifel und unser Zögern werden stärker. Wohin gehen wir? Genau diese Art Unsicherheit ist jetzt angebracht in der nicht endenden menschlichen Anstrengung, den Tod zu begreifen und zu befrieden. Als Kulturgemeinschaft haben wir unseren Weg in diesem Bemühen völlig verloren, doch die Gegenwart ist so voll von Reformplänen, so reich an Gerichtsentscheidungen und angestrebten Reglementierungen, dass wir leicht in die Irre gehen. Wir machen anscheinend alles richtig, wir arbeiten an der Änderung der Gesetze und der medizinischen Praxis, wenn wir glauben, dass sie einem erträglichen Sterben im Wege stehen.

Aber es gibt, nur mühsam verborgen, ein beträchtliches und wachsendes Maß an Angst vor dem Sterben – nicht notwendigerweise vor dem Tod als solchem, aber vor einer sich hinziehenden schweren Erkrankung, die ein verzögertes Sterben wird.[1] Diese Angst basiert zum großen Teil auf der zunehmenden Schwierigkeit, eine klare Feststellung darüber zu treffen, wann ein Mensch stirbt oder wann nichts mehr zur Verlängerung seines Lebens getan werden kann. Sie wird verstärkt durch eine weit verbreitete Furcht, dass der Tod in der modernen Medizin dem Menschen Wahl und Würde raubt. Diese Angst wird überraschend wenig gemildert durch die rhetorische Kraft ermutigender Slogans, die im Raum stehen, an erster Stelle »in Würde sterben«. Trotz dieser Slogans ist es so, als ob wir in einem abgelegenen Teil unseres Bewusstseins sehr wohl ahnen, dass sich die Art von Krankheit und Sterben, der wir mit der modernen Medizin entgegengehen, vielleicht nicht angenehm gestalten lässt. Undeutlich fühlen wir auch, dass unsere Gesellschaft ständig an kultureller Kraft verliert, unser inneres Leben zu stärken im Bemühen, in unserem Ende einen Sinn zu finden. Reform: ja. Trost und Ermutigung: nicht notwendigerweise, vielleicht überhaupt nicht.

Wo sind wir? Zum Teil befinden wir uns an einem alten und vertrauten Platz, einem, der uns dazu verhilft, die älteste aller Fragen zu stellen: Wie können wir, in der Einsamkeit und Tiefe unseres eigenen Lebens, in unserem Verfall und unserem Tod einen Sinn finden? Drei große Auseinandersetzungen unseres Ichs mit der Sterblichkeit warten auf jeden von uns. Da ist zum einen die Notwendigkeit, mit der Bedrohung durch Krankheit und Unfall umzugehen, und früher oder später deren reales Auftreten. Diese Bedrohung erinnert mich daran, dass mein Körper stets durch Krankheit und Behinderung gefährdet ist, dass sich Dinge verschlechtern können und werden. Zum anderen erkenne ich auch, als ein Selbst, dass ich altern werde, dass in den Flecken und Falten und Beschwerden – in diesem veränderten Gesicht im Spiegel – ich schon älter geworden bin und dass es mein Schicksal ist, wie W.B. Yeats gesagt hat, dass ich »ein zerschlißnes Tuch an einem Stock«[2] werde. Und ich weiß endlich, dass ich eines Tages als Person tot sein werde, dass ich nicht mehr sein werde, dass ich vom Gesicht der Erde verschwinden werde. Genauso weiß ich, dass, bevor dies geschieht, ich die Furcht erregende Grenze zwischen Leben und Tod überqueren muss.

Es gab eine Zeit, in der diese drei Bedrohungen des Selbst gut erkennbar und voneinander zu trennen waren. Man konnte plötzlich sterben, jung und gesund, bis der Tod zuschlug; natürlich passiert das auch jetzt noch einigen Menschen, besonders jungen Männern, die durch Unfall oder wahllose Gewalt ums Leben kommen. Aber die meisten von uns leben bis ins hohe Alter, so dass Krankheit, Altern und Tod sich gegenseitig begleiten, sich unmerklich vermischen. Weil wir alt werden, haben wir ein steigendes Krankheitsrisiko, und wegen dieses Risikos erleben wir eine wachsende Bedrohung und schließlich die Gewissheit, zu sterben. Wenn wir jetzt an den Tod denken, kann er nicht, und vielleicht sollte er es auch nicht, so streng vom biologischen Niedergang, den hohes Alter mit sich bringt, getrennt werden. Das ist keineswegs jedermanns Tod, aber es ist einer, den die meisten von uns erwarten können, falls nicht ein Unglück oder ein Unfall dazwischenkommen.

Parallel zu dem Selbst, das angesichts von Krankheit, Altern und Tod leben muss, gibt es das Selbst, das zwischen seinen eigenen Ansprüchen und Bedürfnissen und denen von anderen hin und her pendelt. Da ist das Selbst, das über sein eigenes Leben und seine Bestimmung nachdenkt, das versucht, Dinge zu verstehen und auszuhalten. Es ist ein Selbst voller begrenzter Interessen – »Was ist gut für mich?«, »Was wünsche ich mir? (ob gut für mich oder nicht)« – und voller Sehnsucht fragend: »Was für ein Mensch bin ich?« und »Was für ein Mensch möchte ich werden?« Dieses Selbst schaut nach innen.

Es gibt auch das soziale Selbst. Es wägt seine Beziehungen zu anderen ab, möchte wissen, wie es mit ihnen leben und was es von ihnen erhoffen, erbitten oder fordern kann. Dieses zweite Selbst kann seinen moralischen Fokus auf das kleine Universum der Familie oder der Freunde richten oder auf das größere der Gesellschaft und der Öffentlichkeit. Ich kann fragen: »Was für ein Bürger möchte ich sein?« und »Welche Art von Gesellschaft sollte sich meiner Meinung nach entwickeln?« In der Realität befinden sich natürlich das private und das soziale Selbst in ständigem Austausch, sogar im Streit. Wie kann ich meine privaten Erwartungen mit den Forderungen anderer in Einklang bringen? Narzissmus kämpft mit Altruismus; der hartnäckige Lärm von Bedürfnissen und Wünschen kämpft mit den Forderungen der Moral.

Zu diesen alten Auseinandersetzungen traten Macht und Möglichkeiten der modernen Medizin. Indem sie unseren Körper und seine Zukunftsaussichten ändert, ändert die Medizin auch das Selbst und seine Erwartungen. Ich weiß, dass ich wahrscheinlich ein längeres und gesünderes Leben haben werde als meine Großeltern, und wenn ich krank werde, habe ich eine bessere Überlebenschance. Medizinische Fähigkeiten und Möglichkeiten wurden ständige Begleiter des Selbst in seiner Anstrengung, mit der Sterblichkeit zu leben.

Ein gezähmter Tod

Aber wir erleben diese Begleitung zwiespältig, einmal aufgeregt und besorgt, verzweifelt auf sie fixiert, aber ängstlich, dass sie uns das Beste stiehlt, uns den Tod bringt in einer Form, die wir nicht wollen, zu einer Zeit, die uns nicht passt, die viel früher hätte kommen sollen. Als Folge dieser Ambivalenz empfinden wir jetzt, ohne es zu wissen und ohne genau die Worte zu verwenden, den Verlust von dem, was der verstorbene französische Historiker Philippe Ariès einen »gezähmten« Tod[3] genannt hat. Damit meinte er einen Tod, der erträglich und vertraut ist, der die Bindungen der Gemeinschaft und der sozialen Solidarität stärkt, der mit Gewissheit erwartet und ohne lähmende Angst angenommen wird. Diese Art des menschlichen Endes, das die meisten Menschen in der Geschichte bis vor einiger Zeit kannten, vergleicht Ariès mit dem »wilden« Tod der technisierten Medizin. Dieser neue Tod – der erstmals im 19. Jahrhundert auftauchte – ist gekennzeichnet durch unangemessene Angst und Ungewissheit, durch die Verfügbarkeit medizinischer Möglichkeiten, die wir nicht vollständig beherrschen, durch einen Verfall, der uns vielleicht isoliert und erniedrigt zurücklässt. Er ist wild, denn er ist fremdartig und außerhalb des Lebenszyklus, weil die moderne Technologie seinen Verlauf sehr unberechenbar macht und weil er aus seiner vollen, angemessenen Präsenz im Leben der Gesellschaft verdrängt wurde.

Was ist der »gezähmte Tod«, von dem Ariès schrieb? »Der älteste Tod war der gezähmte«, argumentiert er.[4] Um das zu verdeutlichen, eröffnet er seine große Geschichte des Todes in der westlichen Kultur, *Die Geschichte des Todes*, mit dem, was uns als ein wenig überzeugendes Beispiel eines üblichen Todes im Mittelalter erscheinen mag, mit dem Tod des Ritters Roland, wie er im *Chanson de Roland* beschrieben wird. Der Tod ist einer, der kommen wird, auf den man sich vorbereitet, der friedlich eintritt, wenn man im Kreis von Freunden und Bekannten ist. Aber Rolands Tod ist kein außergewöhnlicher Tod, obwohl er ein Ritter ist. Er bündelt volkstümliche und mündliche Überlieferungen einer Wirklichkeit – »der zeitlose Tod der langen Spannen der ältesten Geschichte, vielleicht sogar der Vorgeschichte«[5]. Dieser Tod hatte drei Kennzeichen: Die Idee einer »vertrauten Einfachheit«[6] beschreibt zwei davon, seine Öffentlichkeit die dritte. Der Tod war vertraut, denn bei den kurzen Lebensspannen war er ein Ereignis in jeder Altersgruppe und auf diese Weise ein ständiger und gewohnter Teil des täglichen Lebens. Er war geprägt durch Einfachheit, durch seine ritualisierte, beständige Erscheinung über die Jahrhunderte, wenig verändert durch medizinische oder gesellschaftliche Erneuerungen.

Ein Ausschnitt aus Solschenizyns *Krebsstation* beschreibt dieselbe Vorstellung, die bis ins 19. und frühe 20. Jahrhundert bewahrt wurde. »Die Alten«, sagt Yefrem, wenn er die Art beschreibt, in der sie dem Tod gegenübertraten, »haben sich nicht aufgebäumt, gewehrt oder geprahlt, daß sie niemals sterben würden – sie alle hatten dem Tod *ruhig* entgegengesehen. Aber nicht nur, daß sie sich nicht wehrten, sie bereiteten sich in aller Stille und beizeiten auf den Tod vor, indem sie bestimmten, wer die Stute, wer das Fohlen bekommen sollte ... und sie gingen unbeschwert hinüber, so als würden sie nur in eine andere Hütte übersiedeln.«[7]

Eine vergleichbare Darstellung findet sich auch in den USA. Sie wird in einem Tatsachenbericht aus einem Lazarett während des Amerikanischen Bürgerkriegs erzählt. In diesen Einrichtungen, bekannt für ihre Verwahrlosung und ihre dürftige Ausstattung, angefüllt mit den Schreien und dem Stöhnen der Verkrüppelten und der Verletzten, »›merkten die Patienten, daß der Arzt sie aufgab‹, berichtet ein konföderierter Wachhabender. ›Und sie fragten mich, und ich sagte ihnen die Wahrheit.‹ Einem Mann, der fragte: ›Wie lange?‹, antwortete ich: ›Nicht länger als 20 Minuten.‹ Er zeigte keine Angst. Das tun sie nie. Er schloß sich mit den eigenen Händen die Augen, dann streckte er sich aus und kreuzte die Arme über der Brust. ›Jetzt können Sie mich herrichten‹, sagte er. Ich steckte seine Socken mit einer Nadel zusammen. So bahrten wir die Leichen auf. Innerhalb von ein paar Minuten war er tot. Sein Gesicht sah ganz friedlich aus, als wäre er eingeschlafen. Es passiert oft, daß die Jungs sich selbst herrichten, bevor sie sterben.«[8]

Oder man denke an die Worte des Poeten Ben Jonson aus dem 17. Jahrhundert in *Ein Nachruf auf Lady Jane Paulet*:

Mit Freude linderte sie die Tränen ihrer betrübten Eltern
Machte ihren Freunden Geschenke, um ihre Ängste zu besiegen
Und in ihrer letzten Vorstellung lehrte sie die Umstehenden
Mit freudiger Erwartung und Zustimmung zu sterben.[9]

Eine dritte bedeutende Eigenschaft des gezähmten Todes war sein öffentlicher Charakter. »Der häßliche und gemeine Tod im Mittelalter«, schreibt Ariès, »ist ... der heimliche Tod ohne Zeugen oder Zeremonien, der Tod des Reisenden unterwegs, des im Fluß Ertrunkenen, des Unbekannten, dessen Leichnam am Feldrain aufgefunden wird, oder sogar der des zufällig vom Blitz getroffenen Nachbarn.«[10] Der gebändigte Tod ist im Gegensatz dazu öffentlich und von Zeremonien begleitet. Er findet im Kreis der Familie statt, mitten unter Freunden und Kindern, und vielerorts war es gern gesehen, wenn Fremde von der Straße hereinkamen, um bei dem Sterbenden zu sein. Vielleicht ganz am Ende, in den letzten Stunden, ließ man einen Menschen alleine; im Übrigen war nichts wichtiger, als den Sterbenden mit allen Belangen innerhalb der menschlichen Gemeinschaft zu halten – bis zum letzten Augenblick.

Das Motiv hinter dem Wunsch nach einem öffentlichen Tod war nicht nur, den Sterbenden zu trösten, sondern, wichtiger noch, angesichts des Todes öffentliche Solidarität auszudrücken: »Nicht nur ein einzelner war dahingegangen, sondern die Gemeinschaft als ganze war getroffen und mußte nun ihre Wunde heilen ... Die Rituale des Sterbezimmers oder der ältesten Liturgien bringen die Überzeugung zum Ausdruck, daß das Menschenleben kein individuelles Geschick, sondern Glied des fundamentalen und ununterbrochenen *phylum* ist, jener biologischen Kontinuität einer Familie oder Sippe, die sich, seit Adam und Eva, zur menschlichen Gattung als ganzer entfaltet hat ... In dieser Sicht war der Tod kein individuelles Drama, sondern ein Mysterium für die Gemeinschaft ... Er konnte kein einsames Abenteuer, sondern mußte ein öffentliches Ereignis sein unter Beteiligung aller.«[11]

Wie konnte ein gezähmter Tod möglich sein? Können wir überhaupt einem historischen Bericht glauben, der ein bisschen zu perfekt klingt, zu romantisch, und der aus dem Tod ein Geschehen macht, dem Furcht und Schrecken abgehen, die wir mit ihm verbunden haben? Ich bin zu der Überzeugung gelangt, dass Ariès' Bericht im Wesentlichen korrekt ist. Aber ich bin überrascht von der Ablehnung, die viele Menschen gegen die Idee eines gezähmten Todes in der Vergangenheit haben, als ob es einfach nicht so gewesen sein könnte. Wir scheinen beherrscht von dem Glauben, dass der Tod in früheren Zeiten schlimmer gewesen sein muss, dass die moderne Medizin sicherlich eine große Verbesserung gebracht haben muss. Nicht notwendigerweise.[12] Beide, Biologie und Historie, machen Ariès' Bericht vom gezähmten Tod verständlich und glaubhaft.

Dem von ihm gezeichneten Bild des Sterbens liegt historisch eine wichtige biologische Tatsache zugrunde: Meistens starben Menschen in früheren Zeiten (wie ich es auf Seite 50f. ausführe) an Infektionskrankheiten mit akutem Beginn und schnellem Verlauf; in der Tat starben sie in sehr kurzer Zeit. Der lange und schleppende Tod unserer Tage war ungewöhnlich. Das hieß, dass jemand – wenn auch mit Schmerzen – bis zu den letzten Augenblicken wach und aufmerksam sein konnte. Der Tod war eher ein umschriebenes Ereignis als ein erschöpfender, endloser Prozess. Diese Begrenzung ermöglichte – in der historischen Rückschau völlig verständlich – ein öffentliches Abschiednehmen, Versöhnungsversuche, die Verteilung der Habe und ein förmliches, endgültiges Lebewohl-Sagen zu den nahe stehenden Menschen. Diese Gesichtspunkte waren die Quintessenz des Rituals.

Der biologische Prozess macht auch medizinisch das Bild verständlich, das Ariès vom Sterben entwickelt. Aber es ist nicht weniger wichtig, die Bedeutung zu erkennen, die er auf die eine, entscheidende Voraussetzung für einen gezähmten Tod legt: Der Tod ist nicht, und sollte es nicht werden, ein glorreiches Ereignis, das man suchen oder verherrlichen darf. Er ist ein Übel. Er zerreißt die Solidarität der menschlichen Gemeinschaft. Er verstößt den Sterbenden aus dem Leben der Menschen ringsumher – ein Verlust für den Sterbenden und für die anderen. Die Quelle des Übels ist die »Grausamkeit der Natur«, einer Natur, die man akzeptieren, aber nicht verherrlichen sollte.[13] »Die Vertrautheit mit dem Tod ist eine Form der Anerkennung der Ordnung der Natur.«[14] »Der Tod« schreibt Ariès, »kann gezähmt sein, der blinden Gewalttätigkeit der Naturkräfte entkleidet und ritualisiert werden, er wird jedoch nie als neutrales Phänomen erlebt ... Resignation war also nicht – wie heute und wohl auch einst bei den Stoikern und Epikureern – eine Unterwerfung unter eine gute Natur oder eine biologische Notwendigkeit, sondern Anerkennung eines untrennbar mit dem Menschen verbundenen Bösen.«[15]

Auch wenn die moderne Medizin akzeptiert wurde – ihr Versprechen war groß, ihre Veränderung der Sterblichkeit überwältigend –, der wilde Tod, den sie brachte, wurde nicht anerkannt. Er war ein unwillkommener Teil des Geschäftes mit dem medizinischen Fortschritt. Was konnte man dagegen tun? Die Antwort ist ungenau und ausweichend gewesen. Ariès' eigene Meinung über die Richtung, aus der diese Antwort kommt, ist klar. *Die Geschichte des Todes* endet mit einer ironischen Anmerkung: »Später gelang es der Medizin, das Leiden zu lindern, ja schließlich fast völlig abzuschaffen. Das Ziel, das man im 18. Jahrhundert ins Auge gefaßt hatte, war beinahe erreicht. Das *malum* hörte auf, dem Menschen unweigerlich anzuhaften ... Gewiß existierte es noch, aber außerhalb des Menschen, in Randzonen, die von Moral und Politik noch nicht kolonisiert worden waren, in Devianzen, die man noch nicht im Griff hatte: in Kriegen, Verbrechen und Abweichungen von der Normalität, die aber eines Tages von der Gesellschaft eliminiert werden würden ... Wenn es nun aber kein *malum* mehr gibt, was macht man dann mit dem Tod? Auf diese Frage gibt die Gesellschaft heute zwei Antworten ... Die erste ist ein massives Eingeständnis der Ohnmacht: Nur ja nicht die Existenz eines Skandals zugeben, den man nicht hat verhindern können. Lieber so tun, als gäbe es ihn gar nicht ...

[Die zweite] ist, den Tod auf die Bedeutungslosigkeit eines beliebigen Ereignisses zu reduzieren ... Das Resultat ist in beiden Fällen das gleiche: Weder das Individuum noch die Gemeinschaft sind stark und stabil genug, den Tod anzuerkennen.«[16]

Ariès war keineswegs der einzige Autor, der die Tendenz zur »Verleugnung des Todes« anprangerte. Dies ist der Titel von Ernest Beckers Buch von 1973, das den Pulitzer-Preis gewann; die Idee ist vorweggenommen in Geoffrey Gorers gerühmtem Aufsatz von 1955 »Die Pornographie des Todes«[17]. Gorer lenkte als Erster die Aufmerksamkeit auf die sonderbare Art, in der viktorianische sexuelle Restriktionen nach und nach über Bord geworfen und zur selben Zeit dazu benutzt wurden, eine öffentliche Darstellung des Todes zu unterdrücken. Becker fügte eine aktuelle Analyse der Strategien an, die in unserem Kulturkreis – vom Individuum unbemerkt – benutzt wurden, um den Tod aus unserem bewussten Leben zu vertreiben; indem einfach (ohne dass dies gelang) ein psychologischer Sieg über unsere Angst vor dem Sterben verkündet wurde. Sehr bildhaft zitiert er eine Passage, die William James vor vielen Jahren geschrieben hat: »Und wenn die sanguinische ›Leichtmütigkeit‹ mit ihrer wunderbaren Macht, den Augenblick zu genießen und vieles zu übersehen und zu vergessen, manches leistet – das Übel, das im Hintergrund lauert, kann doch nicht vergessen werden, das Gespenst wird uns doch beim Festmahl angrinsen.«[18] War es immer so? Nicht unbedingt. Philippe Ariès' Beitrag war es, im breiten historischen Spektrum der westlichen Antworten auf den Tod aufzuzeigen, wie radikal, wie tatsächlich neu diese Unterdrückung war. Ein wilder Tod ist nicht nur ein technisierter Tod, sondern ein hinterhältiger, schmutziger Tod, einer, der gemieden, gefürchtet und verleugnet wird.

Der Verlust des gezähmten Todes

Der gezähmte Tod hat nicht überlebt. Die Kombination kultureller und religiöser Veränderungen und der Beginn der wissenschaftlichen Medizin haben ihm ein Ende gemacht. Im 18. Jahrhundert begann sich die Lebenserwartung in Richtung des heutigen Standards zu erhöhen; sie steigerte sich noch einmal drastisch am Ende des 19. Jahrhunderts. Die großen kulturellen Umwälzungen dieser Jahrhunderte brachten eine Entwicklung weg von der Vorstellung des Todes als unabänderlichem kollektivem Schicksal und hin zur Betrachtung des Todes eines isolierten Individuums, und von dort zum Tod anderer Menschen, die man liebte und in Trauer verlor – im Bewusstsein einer andauernden Niederlage.

Der Tod hörte bald auf, einfach und vertraut zu sein. Der Beginn dramatischer Trauerrituale im 19. Jahrhundert, Bilder des Todes, der brutal geliebte Menschen aus der Umarmung von Angehörigen und Freunden reißt, bewahrten einerseits die Tradition des Todes als eines allgemeinen Übels, das die Fäden menschlicher Beziehungen zerstört. Andererseits signalisierten diese Bilder auch den allmählichen Wandel zu einem Tod als ausgegrenztem persönlichen und psychologischen Schicksal; ausgegrenzt zunächst aus der großen Gemeinschaft, aber integriert in die Familie, bis er dann – im späten 20. Jahrhundert – aus der Hand der Familien genommen und in die von Ärzten und medizinischen Institutionen gelegt wird.

Die ersten Schritte dieses Wandels geschahen unmerklich. Im 19. Jahrhundert zeigt sich – wundervoll beschrieben in Tolstois Erzählung »Der Tod des Ivan Iljich« – das, was Ariès den »Beginn der Lüge« nennt, das Verbergen des bevorstehenden Todes vor dem Sterbenden, die Vorspiegelung, dass Heilung ganz nahe sei. »Die Hauptqual«, schreibt Tolstoi über Ivan, »lag in der Lüge, in der von allen anerkannten Lüge, daß er nur krank und nicht ein Sterbender sei, daß er sich nur ruhig verhalten und die Medizin nehmen solle und alles dann wieder gut werde ... Und ihn peinigte diese Lüge, ihn peinigte es, daß sie nicht offen bekennen wollten, was sie wußten und was er wußte, sondern ihn belogen und ihn selber zwangen, an dieser Lüge teilzuhaben ... dieser Lüge ... mit der sie immer wieder den furchtbaren, feierlichen Akt seines Todes entwürdigten.«[19]

Vom Beginn der Täuschung des Individuums war kein weiter Weg zum Beginn der Täuschung der Gesellschaft. Der Aufstieg der Bestattungsindustrie, das Wegschaffen des Verstorbenen aus der Wohnung und die kosmetische Ausstaffierung der Leiche mit dem Schein des Lebendigen für die zeremonielle Zurschaustellung, die allmähliche Verwandlung der Trauer von einem öffentlichen zu einem privaten Ereignis und die Abschaffung der Trauerkleidung waren Wege, den Tod zu verstecken. Die Zunahme des Sterbens in Krankenhäusern und Pflegeheimen in der Mitte des 20. Jahrhunderts war ein weiterer Schritt (wenn auch ein höchst verräterischer) in dem Prozess, den Tod aus dem Gesichtsfeld zu räumen.

Warum konnte man dem Tod nicht mehr länger direkt ins Gesicht sehen? Warum wurde er zunehmend als schmutzig und unanständig betrachtet und zuerst aus dem Blickfeld des Sterbenden und dann aus dem öffentlichen Bewusstsein überhaupt verbannt? Die schlüssigste Erklärung ist die Transformation, welche die Vorstellung vom Tod in den Händen der modernen Medizin erfahren hat. Schon seit Francis Bacon, der vermutlich als Erster die Medizin aufrief, Krankheiten zu besiegen, und den französischen Aufklärern, die das wissenschaftliche Ideal der Beinahe-Eliminierung des Todes pflegten, wurde er nicht mehr als unabänderliches menschliches Schicksal angenommen. »Der Geltungsbereich des ins Gegenteil verkehrten Todes«, schrieb Ariès, »ist zugleich der des tiefsten Vertrauens in die Wirksamkeit der Technik und ihrer Fähigkeit zur Umwandlung von Mensch und Natur. Unser heutiges Todesbild ist also dort entstanden und weiterentwickelt worden, wo zwei Glaubensströmungen aufeinanderfolgten: zunächst der Glaube an eine Natur, die den Tod zu eliminieren schien, dann der Glaube an eine Technik, die die Natur zu ersetzen und den Tod mit noch größerer Sicherheit aus der Welt zu schaffen versprach.«[20]

Ariès übertreibt. Ich bezweifle, dass viele ernst zu nehmende medizinische Forscher geglaubt haben, der Tod könne überwunden werden. Der tiefere Glaube ist subtiler: nämlich dass die Medizin in ihrem Sieg über Krankheiten die unangenehmen und erschreckenden Ursachen des Sterbens beseitigen und es auf diese Weise aus einem gefürchteten Zustand verwandeln könne in einen, den man bewältigen und ertragen kann. Wenn der Tod in der Gesellschaft verborgen werden und die Medizin seinen Stachel nehmen kann, dann hört er auf, im Leben des Individuums und der Gesellschaft eine große Rolle zu spielen. Das ist, ironischerweise, eine sehr ursprüngliche Idee des gebändigten Todes, aber jetzt nicht mehr gezähmt durch die Annahme des Todes, wie er es in der Vergangenheit war – unkontrolliert, sich selbst seine Zeit und seinen Ort bestimmend –, sondern jetzt eines umgestalteten domestizierten Todes, getarnt durch medizinische Technik.

Mindestens drei oder vier Jahrzehnte lang wurde nun dieser Weg versucht. Er führt nicht zum Ziel. Der Tod ist nicht angenehm geworden und konnte auch nicht erfolgreich domestiziert werden. Nein, überhaupt nicht. Es gibt auch keine überzeugenden Hinweise darauf, dass wir in Kürze einen so angenehm zurechtgemachten Tod erleben werden. Immer noch wird er gefürchtet, vielleicht mehr denn je in den chronischen, langsam zum Tod führenden Krankheiten des modernen Sterbens, und die Angst begleitet jetzt intensiver seinen Weg. Anstatt Erleichterung zu finden haben wir einen doppelten Verlust erfahren.

Da ist fürs Erste der Verlust der Vertrautheit und Einfachheit, die den früheren gezähmten Tod kennzeichneten, eines Todes, der als Übel verstanden und doch mit Ergebenheit und Ruhe akzeptiert werden konnte – und eines Sterbens, das im Zeitalter infektiöser Krankheiten schnell und definitiv kam. Obwohl der Tod praktisch abwesend ist, kann von Einfachheit kaum gesprochen werden, denn er ist üblicherweise institutionalisiert und verlangt eine spezielle Entscheidung, medizinische Behandlungen abzubrechen (oft bezeichnet als »Management des Sterbens«). Dies ist der Tod, der uns zunehmend terrorisiert, auch wenn die Möglichkeit der Planung uns eigentlich trösten sollte. Seine Ungewissheit, seine Unnatürlichkeit reichen aus, Furcht und Schrecken wach zu halten.

Zum Zweiten gibt es einen anderen, nicht minder furchterregenden Verlust: Genauso, wie das ergebene Annehmen des Schicksals durch die medizinische Beherrschung des Sterbens verloren ging, wurden alle begleitenden Rituale, Gewohnheiten und Übungen fallen gelassen, die in der Lage waren, dem Tod kulturell und religiös Sinn und eine vertraute Stellung im privaten und öffentlichen Leben zu geben. Wir vergessen zu leicht den großen Wert der Rituale (ich meine nicht nur religiöse Rituale): Das ist die Beruhigung zu wissen, wie wir uns angesichts des Todes in der Öffentlichkeit verhalten sollen – was wir sagen, wie wir unser Gesicht wahren, mit wem wir sprechen, wann wir sprechen.

Als eines unserer Kinder im frühen Alter starb, war nichts so anstrengend und schwierig für meine Frau und mich, als mit jenen Menschen umzugehen, die nicht wussten, wie sie sich verhalten sollten, mit denen, die etwas sagen wollten, aber kein Vokabular hatten, um über den Tod zu sprechen, mit denen, die zu trösten versuchten, es aber nicht in offener und kraftvoller Weise tun konnten. Meistens mussten meine Frau und ich ihnen helfen und es ihnen erleichtern, wenn sie verlegen versuchten, mit uns zu sprechen. Es gab keine gewohnten, tragfähigen Formeln für den Ausdruck ihrer Trauer. Und es gibt nichts Peinlicheres als ein selbst zurechtgelegtes, unbeholfenes, befangenes Ritual, das eine hübsche und helle Scheinwelt über die Härte des Todes deckt. Aber verpflichtende Gewohnheiten und Rituale, über lange Zeit kultiviert, können der Trauer und unserem Verständnis des Todes Form und Zusammenhang geben.

Als Philippe Ariès' eigenes Leben zu Ende ging, hatte er die Bemühungen der 60er- und 70er-Jahre gesehen, den Tod ins öffentliche Bewusstsein zurückzuholen, seine Unsichtbarkeit zu überwinden, seine Pornographie, wie Gorer sie beschrieben hatte. Er war nicht sehr beeindruckt. Für die meisten Menschen blieb der Tod immer noch versteckt und gemieden, unser Leben war so organisiert. Nur eine kleine Elite sah ihm ins Gesicht und sprach über ihn, aber jetzt ein bisschen zu kühl und abgeklärt, um ganz wahrhaftig zu klingen: »Man ist immer noch darauf aus, den Tod mit dem Glück zu versöhnen.«[21] Aber der Schrecken hat nicht nachgelassen, er ist gewachsen. »Das sollte uns nicht überraschen«, notiert Ariès. »Der Glaube an das Böse war notwendig gewesen, um den Tod zu zähmen. Die Abschaffung des Bösen hat den Tod in den Zustand der Wildheit zurückversetzt.«[22]

Wenn Philippe Ariès heute noch lebte, würde er nicht viele Gründe dafür finden, sein Urteil über die Verleugnung des Todes zurückzunehmen, noch würde er eine ernsthafte Anstrengung wahrnehmen, Antworten auf die Fragen zu finden, die er uns hinterlassen hat. Sicherlich würde er eine Menge administrative und juristische Aktivität entdecken und ein nicht enden wollendes Geschwätz über das Sterben – in medizinischen Zeitschriften, in den Medien, auf der Straße. In den letzten Jahren gab es immer wieder Diskussionen um das Recht auf Sterben bei Schwerkranken. Man bemühte sich auch, die ethische Verpflichtung auszuloten, die moralisch autonom Handelnde – wie wir manchmal genannt werden – dadurch erhalten, dass sie über ihr Sterben entscheiden können.

Viele dieser Aktivitäten sind gut, aber sie reichen nicht aus. Sie sind sicher nicht das, was Becker, Ariès, Gorer und andere im Sinn hatten, als sie eine neue Auseinandersetzung mit dem Tod provozieren wollten. Zutreffend und mit tiefem Ernst wiesen sie darauf hin, dass der Tod das Zentrum des Problems ist. Mit ihm müssen wir uns konfrontieren, über ihn müssen wir nachdenken. Das ist der Kern von zwei Fragen, die Ariès uns hinterließ und die er selbst nicht beantwortete. »Gibt es«, fragt er, »eine permanente Beziehung zwischen der Vorstellung, die man sich vom Tode, und der, die man sich von sich selbst macht?«[23] Die andere Frage war: »Muss dann nicht ... andererseits die Unfähigkeit unserer technischen Zivilisation eingestanden werden, das naive Vertrauen auf das Schicksal wiederzugewinnen, das die einfachen Menschen derart lange unter Beweis gestellt haben, wenn sie starben?«[24]

Die Qual der Wahl

Anstatt über solche Fragen nachzudenken, entdecken wir im Reden über Wahl und Rechte eine andere Art der Ausflucht, kongenial in einer Gesellschaft, die sich sehr schwer damit tut, zwischen ihren Forderungen nach Selbstverwirklichung und nach bürgerlichen Freiheiten zu unterscheiden. Konfrontiert mit zwei verschiedenen Umgangsweisen mit dem Tod in den 60er- und 70er-Jahren, haben wir es kollektiv vorgezogen, noch eine weitere Barriere zwischen uns und einem ruhigen Blick auf den Tod aufzurichten: Wir stellen den Gedanken von der »Wahl« über den Tod als vermeintlich befreiend in den Mittelpunkt, und nicht den Tod selber. Das war zu jener Zeit eine vollkommen vernünftige Antwort. Vielen Menschen wurde tatsächlich das Recht verweigert, ihre Behandlung abbrechen zu lassen, was eine Korrektur notwendig machte. Auch als wirksamer Stimulus für die öffentliche Aufmerksamkeit und Diskussion war dies wesentlich.

Man hatte den Tod in gewissem Sinn aus dem geheimen Kabinett geholt. Aber anstatt ihn in das Zentrum öffentlicher Überlegungen und Erfahrungen zu stellen, wurde er in die Gerichte gezerrt und zum juristischen Objekt der Menschenrechte gemacht. Das ist nicht völlig unangemessen, aber ist es genug? Kann das ganz und gar sinnvoll sein, wenn es verhindert, dass die älteren und tieferen Fragen zur Bedeutung des Todes für die Menschen gestellt werden?

Überlegen Sie unter diesem Aspekt einmal, wie weit wir gekommen sind. Sie fragen: »Was bedeutet der Tod?« Die Antwort: »Das können Sie selbst wählen.« Sie fragen erneut, nicht ganz befriedigt: »Aber was soll ich davon halten?« Die Antwort: »Das können Sie selbst entscheiden.« Sie fragen ein weiteres Mal, jetzt schon beunruhigt: »Was für eine Person müsste ich sein, solche Fragen zu stellen und solche Rechte zu haben?« Die Antwort: »Wer weiß?« Je mehr unser Recht, den Tod zu wählen, öffentlich sanktioniert ist, umso versteckter und verborgener scheint die Bedeutung des Todes in unserem Leben und umso ausgeschlossener von jeder gemeinsamen öffentlichen Diskussion. Je verbreiteter das Eintreten für die Wahl, umso individueller der Inhalt und die Substanz dieser Wahl.

Anstatt dass wir ein kollektives Verständnis unseres Todes zu gewinnen suchen, ist die entscheidende gesellschaftliche und juristische Aktivität darauf konzentriert, Regelungen in Kraft zu setzen, die uns die Verfügungsgewalt über unseren Körper sichern. Das Ziel war natürlich, Patienten zur Ablehnung unerwünschter Behandlungen zu ermächtigen bzw. ihnen zu ermöglichen, die Bedingungen ihres Sterbens auszuwählen, das heißt, mündlich oder schriftlich den Verlauf ihrer medizinischen Behandlung zu bestimmen. Das Ziel dieser (anerkennenswerten und notwendigen) Anstrengungen war es, medizinische und juristische Hindernisse aus dem Weg zu räumen, uns so zu erlauben, unseren eigenen Tod zu gestalten, ihm unseren eigenen Sinn zu geben. Aber unsere Gesellschaft lebt in ständiger Gefahr, dass sie die begrenzte Bedeutung der Gesetzgebung zu leicht mit den umfassenderen und tiefergreifenden Ansprüchen der Ethik verwechselt. Das Ausräumen der Hindernisse für eine Selbstbestimmung muss uns dazu verhelfen, am Ende des Weges eine Deutung zu finden; diese zweite Aufgabe ist vergessen und gering geachtet worden, wir sind dabei von unserer Kultur wie Verhungernde im Stich gelassen worden.

So willkommen die juristischen Entscheidungen auch sein mögen als ein Weg, mit der Medizin umzugehen (und es ist zwingend notwendig, dass sie fortentwickelt werden) – wir müssen erkennen, dass sie, wenn auch unbeabsichtigt, unseren Blick und unsere Aufmerksamkeit in die falsche Richtung lenken. Anstatt offen zu diskutieren, wie wir über den Tod denken und was wir sinnvollerweise wählen sollten, wenn wir sterben – ein unangenehmer und schwieriger Gesprächsstoff –, verwandeln wir das Thema zu oft und zu leicht in die distanziertere und bequemere Sprache von Rechten und Möglichkeiten: nicht wie oder was wir wählen sollten, sondern dass wir ein Recht auf eine Wahl haben. Es ist das eigentliche Ziel einer Wahl, uns den Weg dafür freizumachen, nach unseren eigenen Maßstäben unsere Regelungen und Entscheidungen zu treffen. Jedoch ein Recht zu wählen, das nicht unterstützt und gewappnet ist durch reiche kulturelle und ethische Fundamente und durch den Ansporn, dieses Recht weise zu gebrauchen, kann vergebens sein. Dann kann es nur ein anderer Fluchtweg unserer Gedanken vor dem Tod sein und einen neuen Terror bringen: den von der Notwendigkeit einer Wahl ohne Ratgeber.

In der Tat gibt es eine Art umgekehrter Korrelation zwischen Sinn und substanziellem Gehalt – dem Inhalt der Wahl – und der Betonung des Rechts, eine Wahl zu treffen. Während der Tod seiner kollektiven Bedeutung beraubt wurde, wurde das Recht, die Umstände des Sterbens zu bestimmen, umso mehr hervorgehoben. Die Forderung nach Kontrolle und die Ablehnung eines Todes, wie er sich ereignet, wenn wir ihn unmanipuliert geschehen lassen, sind nicht nur stark, sie sind für viele eine Leidenschaft geworden. Das einzige Übel, das größer scheint als der persönliche Tod, wird zunehmend der Verlust der Kontrolle über diesen Tod.

Ich will jedoch die These aufstellen, dass derzeit zwei gewaltige Illusionen den Wandel beherrschen, den ich gerade beschrieben habe. Eine davon ist der naive Glaube, dass ein aufmerksames Ich, unterstützt von den richtigen Gesetzen und guter medizinischer Praxis, seinen Körper mit sorgfältig kontrollierter medizinischer Technik beherrschen kann. Dieses Selbst kann, so wird geglaubt, die Technik so gut verstehen, dass es weiß, wann und wie es im Prozess des Sterbens medizinisch genau den richtigen Moment zum Innehalten finden und sagen kann: »Nichts mehr, halt!« Die andere Illusion verstärkt die erste: dass wir uns selbst und unsere Wünsche gut genug kennen, um uns mit der gleichen Präzision zu kontrollieren, mit der wir die Technologie beherrschen, dass wir uns selbst gut genug verstehen, um zu wissen, wann wir den Kampf ums Überleben aufgeben sollen. Es ist, als könnten wir uns und unser Inneres mit der gleichen Klarheit sehen und mit der gleichen Präzision beherrschen, wie es uns die Technologie über die äußere Welt ermöglicht.

Aber selbst wenn wir unser inneres Leben besser steuern könnten (wofür es keine überzeugenden Anhaltspunkte gibt), hat sich die Notwendigkeit, das Selbst und die Technik gleichzeitig zu beherrschen, als unerwartet schwierig erwiesen. Denken Sie an die Anstrengungen der letzten Jahre, die Kontrolle im Prozess des Sterbens zu verbessern und medizinische Therapien abzubrechen. Das generelle Problem war schon vor mehr als zwanzig Jahren schnell erkannt: Medizinische Technologie kann Leben über jeden Sinn und Wert hinaus verlängern, doch was kann man tun, um ein solches Resultat zu verhindern? Die Antwort kam schnell. Angeregt durch häufige Klagen, durch die Arbeit von Elisabeth Kübler-Ross und zahlreicher ethischer und juristischer Kommissionen, entstand die »In Würde sterben«-Bewegung in den frühen 70er-Jahren. Diese Redewendung artikulierte die Überzeugung, dass Patienten das Recht haben, lebensverlängernde medizinische Behandlung abzulehnen, wenn sie es wünschen, und sie drückte die Hoffnung aus, dass ärztliche Fürsorge am Ende des Lebens den Patienten als Person und nicht nur als Anhäufung versagender Organe wahrnehmen könne. Ein in den USA bekannt gewordener dreiteiliger Reformplan unterstützte dieses wichtige Vorhaben.

Der erste Teil sollte den Patienten ein größeres Selbstbestimmungsrecht geben, speziell, ihren Willen im voraus festzulegen; am gebräuchlichsten wurden die »Patientenverfügung« und das Beauftragen einer Person mit einem Betreuungsrecht.[25] In der Patientenverfügung können Menschen schriftlich genau festlegen, welche Formen der medizinischen Behandlung sie während ihrer terminalen Erkrankung haben wollen und welche nicht. Mit der Betreuungsverfügung, die in den letzten Jahren bevorzugt wurde, können sie einen Menschen beauftragen, an ihrer Stelle zu handeln. Beide, Patientenverfügung und Betreuungsverfügung, treten in Kraft, wenn der Patient selbst keine Entscheidungen mehr treffen kann. Alle Staaten der USA haben jetzt das Betreuungsrecht eingeführt.[26] (In Deutschland ist seit 1992 die freiwillige Ernennung eines Betreuers für medizinische Behandlung möglich. Anm. d. Übers.)

Der zweite Teil der Reformagenda sollte »Hospiz«-Programme im ganzen Land institutionalisieren. In Anlehnung an die Arbeit der Gründerin Cicely Saunders in England war es ihr Ziel, den Sterbenden Betreuung und Schmerzlinderung anzubieten, und nicht aggressive medizinische Behandlung. Nur spezialisierte Einrichtungen oder spezielle ambulante Dienste mit gut ausgebildeten Mitarbeitern können diese Alternative zur typischen medizinischen Versorgung bieten. Die Hospiz-Idee setzte sich durch.[27] (In Deutschland bestanden Anfang 1997 ca. 70 stationäre Einrichtungen mit ca. 300 Betten und etwa 300 ambulante Hospizdienste. Die Kosten werden in aller Regel von den Sozialversicherungen übernommen. Anm. d. Übers.)

Der dritte Teil der Reformagenda förderte das zentrale Anliegen der Hospizbewegung: dass spezialisiertes Wissen und Ausbildung erforderlich sind, Ärzte und andere Mitarbeiter in Pflege und Sozialarbeit darin zu unterstützen, den Patienten als Individuum im Zentrum zu sehen, um die Erwartungen an technische Dominanz einzudämmen, wenn sie nicht mehr angebracht sind, und um den Tod zu akzeptieren. Viele medizinische Ausbildungsstätten bieten jetzt die Möglichkeit, sich darin zu schulen.[28]

Wie haben sich diese drei Reformpläne ausgewirkt? Die ganz offensichtliche Antwort lautet: viel, viel schwächer, als jedermann erhofft hatte. Aber diese Aussage ist zu oberflächlich. Eine sorgfältigere Antwort muss auf zwei Ebenen gegeben werden, und zwar in Bezug auf die aktuellen Auswirkungen der Reformen auf die medizinische Praxis und auf ihre allgemeinere Wirkung, Ängste in der Gesellschaft abzubauen. Ihr Einfluss auf die medizinische Praxis war, wohlwollend ausgedrückt, bescheiden, besonders wenn man ihn an den hohen anfänglichen Erwartungen misst. Sie haben, und werden das sicher zunehmend leisten, eine enorme Unterstützung für viele Einzelne gebracht, aber es ist unwahrscheinlich, dass sie die Bedingungen unseres Sterbens in großem Rahmen ändern werden.

Auch für die Arbeit der Ärzte am Krankenbett ist ein Fortschritt schwer abzuschätzen. Wenn es eine Verbesserung in der Zuwendung und im Umgang mit Sterbenden gab – und die gab es tatsächlich –, so war sie keineswegs so überzeugend, dass sie eine entschiedene Wende der Dinge gebracht hätte. Ärzte sprechen in der Regel immer noch nicht ruhig und direkt mit ihren Patienten über den Tod. Im Allgemeinen sind sie wenig bereit, ein Gespräch über dieses Thema zu beginnen. Die Angst vor Kunstfehlern, die Faszination durch die Technik, ein tief sitzendes Gefühl der Verpflichtung, Leben zu erhalten, und die Erwartungshaltung von Angehörigen und anderen führen immer noch zur Überbehandlung und zu einem unreflektierten Vertrauen in die Technik.

Haben im Laufe der vergangenen mehr als zwanzig Jahre, die juristische, soziale und medizinische Reformbestrebungen mit sich brachten, die Ängste in der Öffentlichkeit nachgelassen? Ist es leichter geworden, eine Behandlung abzubrechen? Die Antwort auf beide Fragen ist meiner Meinung nach Nein. Die schnelle Befürwortung des assistierten Suizids und der aktiven Euthanasie in der öffentlichen Meinung liefert einen indirekten Beweis für dieses Urteil. Es gibt in der Gesellschaft wenig Vertrauen, dass Schwerkranke der Macht der fortschrittlichen Medizin widerstehen oder dass sie eine ausreichende Mitbestimmung über ihr Sterben haben können. Dies lässt sich nur schwer beweisen, aber es gibt überzeugende Argumente. Fast jedermann kann mehr als eine Geschichte von Freunden oder Verwandten erzählen, die exzessiv und sinnlos behandelt wurden. Diese Menschen können nicht verstehen, warum eine Behandlung unbedingt weitergeführt wurde. Nicht einmal Mediziner sind in der Lage, eine einfache Erklärung zu geben. Viele Ärzte kennen die Wünsche ihrer Patienten genau. Sie wollen für ihre Patienten gar nicht mehr tun, als diese sich wünschen, oder mehr, als ihnen dienlich ist. Trotzdem erzählen mir viele Mediziner, dass sie Entscheidungen zum Abbruch einer Therapie heute schwieriger empfinden als vor über zwanzig Jahren, sowohl ethisch wie technisch.

Viele Patienten und ihre Angehörigen, beruhigt durch den Besitz einer Patientenverfügung, erfahren enttäuscht, dass diese ihnen weniger nützt als erwartet.[29] Manchmal ignorieren Ärzte einfach diese Verfügungen. Häufiger und schwerwiegender ist, dass die Natur der terminalen Erkrankung es fast unmöglich macht, den Zeitpunkt zu erkennen, zu dem die Bedingungen der Verfügung in Kraft treten. Eine befreundete Frau erzählte mir unter Tränen, dass ihre Mutter jahrelang an einer dilativen Herzkrankheit litt; obwohl eine Patientenverfügung vorhanden war, nützte sie der Patientin und den nahe stehenden Menschen nichts. Die Ärzte waren schlicht und einfach nicht in der Lage, trotz wiederholter Krisen, zu dem Urteil zu kommen, dass sie im Sterben lag. In dieser Unsicherheit konnten die Regelungen des Patiententestaments nicht angewendet werden. Wieder und wieder habe ich solche Geschichten gehört und dieser

Eindruck wurde intensiviert durch Berichte und andere Informationen von verschiedenen Tagungen und Gruppenveranstaltungen, bei denen ich im Lauf der letzten Jahre gesprochen habe.

Das technologische Spiel mit dem Feuer

Zur gleichen Zeit intensiviert sich im Zentrum der Schwierigkeiten mit diesen Reformen das, was ich als »technologisches Spiel mit dem Feuer« bezeichnen möchte. Damit meine ich, dass es im klinischen Bereich einen mächtigen Impuls gegeben hat, Möglichkeiten der Technik ganz extensiv zur Erhaltung des Lebens einzusetzen und gleichzeitig eine angemessene Qualität des Lebens zu bewahren. Nun wird richtig erkannt, dass eine übermäßige Anwendung medizinischer Technologie einem Menschen schaden kann, dass es eine Grenzlinie gibt, die man nicht überschreiten sollte. Ich definiere das »Spiel mit dem Feuer« als eine Gratwanderung, bei der man so nahe an diese Grenzlinie herangeht wie nur irgend möglich, bevor eine Therapie abgebrochen oder reduziert wird. Der gesunde Menschenverstand scheint folgendes Vorgehen zu gebieten: mit allen Mitteln Leben verlängern, bis dieses Tun unsinnig oder schädlich wird; dann mit der gleichen Entschiedenheit lebensverlängernde Maßnahmen abbrechen. Aber diese offensichtlich selbstverständliche Strategie setzt die Fähigkeit voraus, Technik und ihre Folgen mit einer Sensibilität und Präzision einzusetzen, die im Medizinbetrieb einfach nicht möglich sind und vermutlich niemals möglich sein werden. Das Bemühen, so nahe an die Grenzlinie zu gehen wie möglich, ist in sich der Kern des Problems, basierend auf naiven Illusionen und falschen Voraussetzungen.

Bedenken Sie, dass das Problem, das ich hier anspreche, nicht der Missbrauch der Technik oder ihr gedankenloser und intensiver Einsatz ist, um Leben über jeden Sinn hinaus zu verlängern. Vielmehr identifiziere ich als das Hauptproblem den Glauben, dass wir unsere Technik und ihre Auswirkungen mit der nötigen Präzision handhaben können, um das Spiel mit dem Feuer zu gewinnen. Dieses Konzept hat sich nicht bewährt und wird sich, so wie es derzeit aussieht, auch nicht bewähren. Das Resultat dieses permanenten Misslingens ist eine Gewalttätigkeit des Todes durch das Hinauszögern mit technischen Hilfsmitteln, ein unmäßiger Einsatz der Technik bis an ihre Grenzen und darüber hinaus, um die Funktion versagender Organe aufrechtzuerhalten, ohne Rücksicht auf das Schicksal der Person, der diese Organe gehören. Die Gewalttätigkeit wird ermöglicht durch die im Übrigen recht gut begründeten Bestrebungen, Technik im Kampf gegen den Tod einzusetzen. Doch das Spiel mit dem Feuer selbst ist gefährlich, nicht die Fehler, die auftreten, wenn es erfolglos ist; das Hazardspiel selbst erhöht die Gefahr des Versagens dramatisch. Es ist darüber hinaus eine der Ursachen der oft beklagten Unpersönlichkeit des Sterbens im Krankenhaus. Da der Schwerpunkt auf der technischen Intervention liegt, werden menschliche Beziehungen oft vernachlässigt, als weniger wichtig und eher entbehrlich als hoch qualifizierte technische Arbeit eingestuft. Maschinen, Laborergebnisse und Monitore stehen im Zentrum der Aufmerksamkeit; sie ersetzen das Gespräch mit dem Patienten.

Das technologische Spiel mit dem Feuer versagt in der Einschätzung von zwei wichtigen Faktoren, die beide dazu beitragen, dass der Punkt so schwierig zu definieren ist, an dem das Hazardspiel beendet werden sollte (im Übrigen ist es genauso schwierig, den Willen in die Tat umzusetzen, wenn dieser Punkt einmal erkannt wurde): Diese zwei Faktoren sind die Undeutlichkeit der Grenze zwischen Leben und Tod, die es so schwer macht zu entscheiden, wann der Einsatz der Technik aufhören sollte, und die nicht endende Ambivalenz von Gesellschaft und Medizin darüber, was im Umgang mit Krankheit und Tod notwendig und wertvoll ist. Die Kombination dieser beiden Faktoren schafft einen enormen Widerstand gegen

Bestrebungen, die Unmenschlichkeit eines technisch verlängerten Sterbens zu bekämpfen. Sie wirken zusammen und verstärken sich gegenseitig.

Die undeutliche Grenze zwischen Leben und Tod

Das wichtigste Kennzeichen der meisten Krankheiten in der Vergangenheit war, wie bereits erwähnt, ihr plötzlicher Beginn und ihr schneller Verlauf. Die Verlaufsmuster von Krankheit und Sterben waren zwischen 1600 und 1870 völlig anders als heute. Die häufigsten Todesursachen bildeten Darminfektionen, Cholera, Virusgrippe, Pest, Pocken, Typhus und Tuberkulose.[30] Wer an diesen Krankheiten nicht starb, wurde wieder gesund. Krankheit trat innerhalb relativ kurzer Zeiträume auf und nicht chronisch. Wenn eine bakterielle Darminfektion tödlich verlief, geschah dies in zwei bis vier Tagen; Erkrankung und Gesundung spielten sich innerhalb einer Woche ab. Bei der Cholera konnte der Tod schon nach wenigen Stunden eintreten, oder diese Krankheit war nach einer Woche ausgestanden. Im Fall von Typhus dauerte die Krankheit wenige Tage bis zu zwei Wochen. Eine Pesterkrankung konnte länger als vier Wochen dauern, aber der Tod trat am häufigsten in der ersten und dritten Woche ein.[31] Gewiss, es gab schleichende Krankheiten (insbesondere Tuberkulose) und einige der langsameren Krankheitsverläufe des höheren Lebensalters (z.B. Krebs), aber die häufigsten tödlichen Erkrankungen dauerten selten länger als acht Wochen.[32]

Wir unterstellen meistens, dass akute und chronische Krankheiten früher häufiger vorkamen, weil die Sterblichkeit höher war und der Tod seine Opfer in jeder Altersgruppe suchte. Das entspricht nicht den Tatsachen: Erkrankungen sind heute viel häufiger. Weil früher die meisten Krankheiten und Todesfälle durch Infektionen, Unfälle und Verwundungen verursacht wurden, waren sie heftiger in ihrem Verlauf und schneller in ihrem tödlichen Ende. Wurde dagegen ein Mensch wieder gesund, war es üblich, dass diese Genesung schneller eintrat und seltener bleibende Schäden oder Behinderungen hinterließ. Ohne wirksame medizinische Behandlung und somit ohne Hilfe musste der Körper seine Gesundung selbst fertig bringen. Wenn er es konnte, tat er es schnell. Konnte er es nicht, kam schnell der Tod.

Der Kampf gegen die Infektionskrankheiten, zusammen mit neuen Möglichkeiten effektiver Therapie, veränderte diese Abläufe. Seit 1870 erhöhte sich die Lebenserwartung rapide, am sichtbarsten in der Senkung der Säuglings- und Kindersterblichkeit. Aber so, wie sich das durchschnittliche Leben verlängerte, nahmen auch die Krankheiten zu. Ein längeres Leben bedeutete auch häufigeres Auftreten von Krankheiten, und früher unheilbare Krankheiten dauerten länger: Der Preis für die längere Lebenserwartung war ein kränkeres Leben.[33] Heute ist der Tod häufig Folge chronischer oder degenerativer Alterskrankheiten. Wenn er plötzlich eintritt, dann meistens durch Unfälle oder Gewalt.

Obwohl natürlich auch jetzt Menschen an akuten Herzattacken oder Schlaganfällen sterben oder an schnell fortschreitenden Karzinomen, entwickeln sich die chronischen Krankheiten typischerweise langsam (die Rückfälle bei Krebs oder Herzkrankheiten häufen sich oft über Jahre) und töten langsam. Die Zeit zwischen der Erstdiagnose einer Krebserkrankung und dem Tod beträgt durchschnittlich drei Jahre, bei der Alzheimerschen Krankheit sind es sieben Jahre. Manche Herzerkrankungen dauern viele Jahre, bevor sie ihr Opfer einfordern. Die Zuckerkrankheit kann zum Tod führen, aber langsam, indem sie allmählich das Gefäßsystem schädigt und die Nieren ruiniert.

Nicht nur der natürliche Verlauf dieser Krankheiten ist langwierig, sondern medizinische Interventionen können die Krankheitssymptome entscheidend bessern und den Tod lange Zeit verhindern: Insulin für die Diabetiker, Dialyse für die Opfer terminaler Nierenerkrankungen, Herzmedikamente und Operationen für Herzkranke, Medikamente und Operationen für Krebskranke. Wenn Organe völlig versagen, kommen künstliche Organe oder Hilfsmittel zunehmend mehr zum Einsatz. Der augenfälligste Erfolg medizinischer Technik ist der starke Trend zu längerem Leben bei schlechterer Gesundheit. Trotz der Anstrengungen, die Belastungen durch Krankheiten zu vermindern, haben sie mit der Erhöhung der Lebenserwartung zugenommen, und beide, sowohl die Dauer der Krankheiten als auch die Zahl bleibender Behinderungen, steigen an.

Wann in diesem Prozess stirbt ein Patient? Es wird immer schwieriger, dies festzustellen. Vorhersagen über den Zeitpunkt des Todes, sofern er nicht schon zum Greifen nahe ist, werden immer problematischer. Wer von uns kennt nicht einen Menschen, der sehr schwer an Krebs oder an einer Herzkrankheit litt, und der Monate oder Jahre nach dem sicher erwarteten Tod noch am Leben und aktiv ist? Der langsame, unberechenbare Verlauf der meisten chronischen Krankheiten lässt nur schwer erkennen, wann der Tod nahe ist. Wenn diese Unsicherheit mit dem ganzen Arsenal lebensverlängernder Maßnahmen, deren Sinn es ist, die Grenzen auszudehnen, und mit der Kunst des technologischen Spiels mit dem Feuer, das fixe Grenzen nicht akzeptiert, zusammentrifft, wird das Tor zwischen Leben und Tod noch undeutlicher.

Ich komme zu der Überzeugung, dass es immer unsinniger wird, als Kriterium zur Beendigung einer Therapie die medizinische Feststellung zu wählen, »dass ein Patient stirbt«. Die Vorhersage, dass eine Krankheit »terminal« sein wird, war immer schon schwierig, sie ist heute noch schwieriger geworden. Aber es ist genauso prob-lematisch festzustellen, dass der Tod »unmittelbar bevorsteht«, das heißt in wenigen Stunden oder Tagen. Viele Regeln der Krankenhausarbeit und viele politische Aussagen berufen sich auf den Unterschied, ob ein Patient schon im Sterben liegt oder nicht. Der verstorbene Theologe Paul Ramsey sprach von Menschen, »die von ihrem eigenen Sterben in Beschlag genommen wurden«, und versuchte so die Definition klarzumachen; eine andere populäre Formulierung unterscheidet zwischen »Lebensverlängerung« und »Verlängerung des Sterbens«.[34]

Aber der medizinische Fortschritt entwertet alle diese Definitionen, für die Entscheidungsfindung sind sie zunehmend unbrauchbar. Der wichtigste Grund, dass Patientenverfügungen ihren Zweck verfehlen, ist meiner Meinung nach die Unsicherheit der Mediziner, wann genau ihre Bestimmungen in Kraft gesetzt werden sollen, viel mehr als der fehlende Wille, sie zu respektieren. Der Grund dieser Unsicherheit, die meiner Ansicht nach wächst, ist zweifach: Erstens sind Urteile, dass Menschen sterben, wie erwähnt ihrer Natur nach immer unsicher – das heißt, sie basieren auf eher zufälligen, sogar gefühlsmäßigen Beobachtungen, dass der Tod jetzt eintreten wird; technische Entwicklungen verwischen solche Wahrnehmungen; neue, verbesserte Behandlungsmöglichkeiten werden es schwieriger machen, bei einer Krankheit ein unausweichlich tödliches Ende vorherzusagen und ob der Tod – selbst wenn er unausweichlich ist – nicht doch für eine nennenswerte Zeit hinausgezögert werden kann. Zweitens spielt die unsichere Natur der Beobachtungen der klinischen Nervosität in die Hände und macht so den Entschluss zum Beenden einer Behandlung schwieriger und bedrohlicher. Ein Arzt kann ganz folgerichtig sagen, dass er unsicher sei, ob ein Patient »im Sterben liegt«, solange nicht noch mehr Versuche gemacht wurden, sein Leben zu retten, und immer noch mehr.

Ein ursächliches Problem kann folgendermaßen beschrieben werden. Wenn es wenig, sagen wir weniger als 5 bis 10 Prozent Chancen gibt, dass eine Maßnahme einem Schwerkranken das Leben retten wird, lässt sich oft nicht feststellen, welcher Patient bei diesen 5 bis 10 Prozent sein wird. Um diesem einen unnötigen Tod zu ersparen, ist es notwendig, alle Patienten so zu behandeln, als wären sie bei der Minorität, die von der Maßnahme Nutzen hat.[35] Ich leugne nicht, dass es einige Fälle mit einer rationalen prognostischen Zuordnung gibt. Ich behaupte nur, dass sie mit dem medizinischen Fortschritt immer seltener werden. Der physiologische Tod als moralische Norm, eine Behandlung zu beenden, wird deshalb immer weniger brauchbar. Man kann ihn als Kriterium möglicherweise heranziehen, wenn der Tod innerhalb von Tagen eintritt. Aber zunehmend werden Behandlungsstrategien schon viel früher entworfen, und gerade dort wächst die Unsicherheit.

Wenn schon die Bestimmung des »Sterbens« immer schwieriger wird – können wir dann alternative Kriterien verwenden? Sie werden in Zukunft vielfältig und komplex sein müssen, sie sollten sowohl Gesichtspunkte der Lebensqualität und des potentiellen Patientenwohles als auch Sicherheiten einschließen, dass Therapien abgebrochen werden, bevor sie selbst den Prozess des Sterbens durch technisches Verzögern deformieren. Am wichtigsten jedoch ist, dass wir unsere Einstellung neu definieren, wo denn die Bürde der Entscheidung ruhen soll – für oder gegen eine Fortsetzung der Behandlung. In den Kapiteln 5 und 6 gebe ich dazu einige Anregungen und Antworten. Bisher lautete die Frage: Wann stirbt ein Patient, wann ist er ein Kandidat für die Beendigung lebensverlängernder Behandlung? Die neue Frage müsste sein: An welchem Punkt oder innerhalb welcher Grenzen sollte eine lebensverlängernde Behandlung zurückgenommen werden, um ein gutes Sterben zuzulassen?

Doch die Schwierigkeit bei der Festlegung, wann jemand »stirbt«, ist noch nicht das ganze Problem. Im früheren Sterben durch Infektionskrankheiten wurden Körper und Geist fast zur gleichen Zeit vom Tod überwältigt. Ein Leben konnte im Koma oder im Delirium enden, aber diese Zustände dauerten nicht lange: eine Pneumonie, ein Harnwegsinfekt, eine Gangrän löschten das körperliche Leben aus. Das geschieht heute nicht mehr. Der Geist kann lange gestorben sein, entweder in der fortgeschrittenen Demenz, in der Schatten von Sprache, Gefühl und Erkennen noch vorhanden sind, oder im apallischen Syndrom (PVS), bei dem das Bewusstsein verloren ist und alle höheren Hirnanteile zerstört sind. (PVS = *persistent vegetative state* = sogenanntes Wachkoma, bei dem vegetative Funktionen wie Atmung und Reflexe in unterschiedlichem Ausmaß vorhanden sind. Anm. d. Übers.) Durch einfache Antibiotika gegen einst tödliche Infektionskrankheiten oder mit komplizierten Apparaten zur künstlichen Beatmung und Ernährung kann der Körper am Leben erhalten werden, als relativ intaktes Gefäß für einen Geist und ein Bewusstsein, die lange erloschen sind.

Genauso wie die Grenzlinie zwischen Leben und Tod des Körpers verschwimmen bzw. so dünn werden kann, dass sie unsichtbar wird, genauso kann die Beziehung zwischen dem Bewusstsein und dem Körper bis zur Unkenntlichkeit zerstört sein. Ohne sehr zuverlässige Tests zur Bestimmung der elektrischen Aktivität der höheren Hirnstrukturen, der Großhirnrinde, können wir zu keinem Zeitpunkt definitiv sagen, wann der Geist, und damit die Person, nicht mehr existiert. Wir glauben, dass diese Trennung sich ereignet, aber wir wissen nicht wann.

Also hat der technische Fortschritt eine Veränderung des Krankseins gebracht; wo früher Intensität und Dauer einer Krankheit auf kurze Zeit zusammengedrängt waren, hat sie sich bis zur beinahe unkenntlichen Grenze zwischen Verlängern eines Lebens und Verlängern eines Sterbens ausgedehnt, und dann – in einem endgültigen Sieg – hat der technische Fortschritt die Grenze zwischen einer lebenden Person und einem biologisch funktionierenden Körper zerstört. Wie Philippe Ariès es vor über zwanzig Jahren ausgedrückt hat: »Der Tod ist in eine Serie von kleinen Teilphasen aufgelöst, zerstückelt, von denen man nicht mit Sicherheit weiß, welche den wirklichen Tod bedeutet, die, in der man das Bewusstsein verloren, oder die, in der man den letzten Atemzug getan hat ... alle diese stillen kleinen Tode haben den großen dramatischen Vorgang des Todes ersetzt und unkenntlich gemacht, und niemand mehr hat die Kraft und die Geduld, über Wochen hinweg einen Zeitpunkt zu erwarten, der einen Teil seiner Bedeutung eingebüßt hat.«[36]

Die verschiedenen Veränderungen können folgendermaßen zusammengefasst werden:

- Längeres Leben und schlechterer Gesundheitszustand.
- Längere Krankheiten und langsameres Sterben.
- Längeres Altsein und häufigere Demenz.

Diese Veränderungen haben eine neue Definition des Sterbens erzwungen, vom Ende der Herz- und Lungentätigkeit bis hin zum Hirntod. Sie haben auch überarbeitete Kriterien des Hirntodes veranlasst und eine enorm breite Diskussion über die Definition (nicht zu sprechen von den ethischen Problemen) des Todes und des Todeszeitpunkts in Gang gebracht. Diese Veränderungen haben auch andere konzeptionelle und definitionsabhängige Fragen komplexer werden lassen, sowohl im politischen als auch im persönlichen Bereich. Wann ist medizinische Behandlung »nutzlos«? Was ist im medizinischen Bereich »sinnlos«? Kaum jemand widerspricht der anscheinend einfachen und logischen Intention, dass medizinische Behandlung aufhören sollte, wenn sie sinnlos wird. Aber wo sind die Kriterien der Sinnlosigkeit? Dass die Behandlung dem Körper nicht mehr nutzt? Aber sie kann trotzdem vom Patienten gewünscht werden und seine Hoffnung am Leben halten. Dann ist sie in diesem Fall gar nicht sinnlos; sie kann dem Patienten als Person nutzen. Ist eine Behandlung sinnlos, wenn sie nur Außenseiterchancen hat? Für einen Patienten kann sich das Glücksspiel lohnen.

Die unsicheren Chancen von etablierten Therapien, die ab und zu in aussichtslosen Fällen Erfolg haben, oder von experimentellen Versuchen, deren Erfolg ungewiss ist, können die Definition der »Sinnlosigkeit« zum Gespenst machen, das im Nebel von Gewiss und Vielleicht kommt und geht. Technische Fortschritte verändern die Chancen therapeutischer Möglichkeiten laufend. Selbst wenn wir das Wohlergehen des Patienten als Kriterium wählen, ändern diese technischen Fortschritte laufend die somatischen Voraussetzungen dieses Vorhabens. Technologie als Spiel mit dem Feuer erweist sich zunehmend als schwer fassbare Fähigkeit, sorgfältig technische Möglichkeiten mit den somatischen Realitäten in Einklang zu bringen, und die Technik selbst hat uns in diesen Zwiespalt gebracht.

Wir können uns fragen: »Warum ist es so schwierig, einen gezähmten Tod zu sterben?« Hier ist die erste Begründung dafür: Die Medizin tut sich immer schwerer, die Grenze zwischen Leben und Sterben zu erkennen und zu wissen, wann Behandlungen beendet werden sollen. Verbesserte Patientenverfügungen werden diese Situation nicht unbedingt ändern.

Worte und Taten, Wünsche und Realitäten

Eine allgemeine und offensichtlich populäre Meinung hat in den letzten Jahren beträchtlich an Boden gewonnen. Die meisten Menschen, speziell die älteren, sagt man, möchten keine aggressiven lebensverlängernden Behandlungen, wenn sie sterben. Sie möchten nur Betreuung und palliative Maßnahmen. Es gibt gute Gründe, diese Aussagen anzuzweifeln, und sie dürfen erst recht nicht als völlig zuverlässige Weisungen für das genommen werden, was Menschen wünschen, wenn sie tatsächlich schwer krank sind. Bestenfalls sind sie einigermaßen zuverlässige Anhaltspunkte gegen negative Verläufe, die man nicht möchte – zum Beispiel große Schmerzen oder langes Koma –, aber sie sind weniger zuverlässig, wenn die Umstände zwiespältiger sind. Allgemeine Feststellungen darüber, was Menschen *sagen*, dass sie nicht möchten, müssen mit anderen Daten verglichen werden, dass Menschen dann, wenn eine bedrohliche Krankheit da ist, meistens viele Arten aggressiver Behandlung haben *wollen*.

Hier muss man zwei Probleme auseinander halten: Erstens ist zu fragen, ob das, was Menschen im Falle einer schweren Erkrankung haben möchten, ein zuverlässiger Indikator dafür ist, was sie wirklich wollen, wenn die Krankheit eintritt. Die zweite Frage ist, was Menschen wirklich *meinen*, wenn sie Aussagen darüber machen, welche Art medizinischer Behandlung sie haben möchten und welche nicht.

Meine These ist: Unsinnige medizinische Therapie ist in der Regel tatsächlich nicht erwünscht, aber hilfreiche Behandlung *wird* erwartet. Das ist einleuchtend, allerdings beinhaltet »hilfreiche« Behandlung ein sehr breites Spektrum und wird sehr oft gefordert, auch wenn ihr Nutzen sehr fraglich ist und die Lebensqualität, die sie einbringt, dürftig ist. In der klinischen Praxis gibt dieser Wunsch nach nützlicher Behandlung, wenn auch mit geringen Erfolgsaussichten, den Ausschlag, und *nicht* die Ablehnung unsinniger Behandlung. Die Konsequenzen des Unterschieds sind gravierend. Die verbesserte Wirksamkeit medizinischer Therapien in der Grauzone zwischen Leben und Sterben und die zunehmenden Probleme, diese Grenze überhaupt zu erkennen, vergrößern natürlich die Ambivalenz und die Unsicherheit von Laien und Medizinern. Ein Resultat davon ist, dass Menschen etwas sagen, solange sie gesund sind, aber ihre Meinung ändern, wenn sie krank werden. Das bedeutet auch, dass man sich entgegen gängiger Meinung nicht darauf verlassen kann, dass sich der Standard medizinischer Behandlung krass ändern würde, wenn man nur den Menschen die Wahl ließe, Behandlungen abzubrechen. Das ist nicht wahrscheinlich.

Welche Wünsche äußern Menschen? Eine Zusammenfassung von Meinungsumfragen ergibt, dass sie in ihrer überwältigenden Mehrheit den Einsatz lebensverlängernder Technik ablehnen oder ihren Abbruch fordern, wenn keine Hoffnung auf Genesung mehr ist oder wenn starke Schmerzen bestehen.[37] Diese Aussagen legen nahe, dass die meisten Menschen, insbesondere die älteren, gegen aggressive, hoch technisierte lebensverlängernde Maßnahmen eingestellt sind. Aber diese Meinungsumfragen über Behandlungsgrundsätze müssen mit anderen Erkenntnissen und anderen Umfragen verglichen werden. Es gibt beachtliche Beweise dafür, dass ältere

Menschen in den letzten Jahren in der Akzeptanz hoch technisierter Therapien eine gravierende Zunahme zeigen. Senioren sind die Patientengruppe, deren Anteil bei den Dialysepatienten am schnellsten zunimmt, und der Anteil steigt, obwohl das Ergebnis oft dürftig ist. »Älter und kränker« ist der allgemeine Trend. Eine parallele Entwicklung zeigt die Zunahme der Operationen am offenen Herzen und in der Bypass-Chirurgie, und das Lebensalter der Empfänger von Organtransplantaten steigt laufend.[38]

Ein weiterer relevanter Anhaltspunkt für meine Ansicht sind Umfragen, die nicht an generellen Meinungen interessiert sind, sondern daran, ob spezielle Behandlungsformen gewünscht werden. Am meisten überraschen Umfragen, dass Patienten, die schon einmal auf einer Intensivstation behandelt wurden, häufig bereit wären, eine erneute Behandlung auf sich zu nehmen, um ihr Leben zu retten. Die überwältigende Mehrheit würde diese Behandlung auf einer Intensivstation wiederholen wollen, auch wenn nur eine geringe Aussicht auf Lebensverlängerung bestünde. In einer Studie lehnten es nur acht Prozent der Patienten völlig ab, zur Verlängerung ihres Lebens die Erfahrungen auf der Intensivstation zu wiederholen. Andere Studien brachten ähnliche Ergebnisse.[39] Hinzu kommt, dass eine Mehrheit für die Anwendung »gewöhnlicher« Maßnahmen wie der Verabreichung von Antibiotika ist, auch wenn sie künstliche Ernährung und künstliche Flüssigkeitszufuhr ablehnt – wobei im Ernstfall Antibiotika bei der Verlängerung des Lebens wohl eher den Ausschlag geben als künstliche Ernährung.

Wie sollen wir diese Aussagen verstehen? Unterschiedliche Interpretationen sind möglich, aber generell zeigen sie, dass Menschen viel stärker bereit sind, Behandlungen auf sich zu nehmen, als ihre ersten, ganz allgemeinen Aussagen vermuten lassen. Der entscheidende Punkt ist, dass Meinungsumfragen über Behandlungswünsche in hypothetischen Situationen generell unzuverlässige Hinweise darauf sind, was Menschen im Ernstfall wirklich wollen. Das ist seit vielen Jahren die Erfahrung von Fachleuten in der Meinungsbefragung.[40] Manchmal äußern Menschen eine Meinung, die sie für akzeptabel halten, und sagen nicht, was sie wirklich denken. Auch können Menschen ihre wirklichen Bedürfnisse in ferner Zukunft nicht leicht erkennen, besonders wenn der Tod zur realen Möglichkeit geworden ist.

Aber es gibt noch andere Möglichkeiten, die Diskrepanzen zu erklären zwischen dem, was Menschen als ihre Wünsche äußern, und dem, was tatsächlich mit ihnen geschieht: Manche mögen argumentieren, dass Patienten aggressive lebensverlängernde Behandlungen vor allem deshalb ertragen, weil die Ärzte ihnen das empfehlen; sie werden beeinflusst oder überredet, ihre ureigenste Meinung preiszugeben, von Ärzten, die ihre Bedürfnisse nicht kennen.[41] Das kann sicherlich geschehen, aber genauso besteht die Möglichkeit, dass die Meinung der Patienten zum gleichen Spiel mit dem Feuer tendiert, das die Mediziner riskieren. Auch Patienten wollen herausfinden, wie nahe sie an die Grenze zwischen Leben und Tod herankommen können, bevor sie eine Behandlung abbrechen müssen.

Nicht alle Patienten wollen das, aber doch die große Mehrheit. Weil die Wahrscheinlichkeit einer geringen Erfolgschance mit den medizinischen Fortschritten immer gegeben ist, möchten die meisten Patienten aktive, lebensverlängernde Maßnahmen, um den Tod abzuwehren. Ein Arzt hat seine Bemühungen um einen 87-jährigen Patienten, Opfer eines Verkehrsunfalls mit einem zerschmetterten Körper und Tage später noch halb bewusstlos, in bewegenden Worten beschrieben: »Er hängt immer noch drin, zum x-ten Mal werden orthopädische Maßnahmen durchgeführt. Die Wahrscheinlichkeit, dass er wirklich überlebt, ist unglaublich gering. So tasten wir uns vorwärts und warten ab, was geschieht.«[42] Das sind solche Fälle, in denen nach dem Tod des Patienten die Angehörigen und das medizinische Personal fragen werden: »Warum um alles in der Welt hat man ihn so lange am Leben erhalten? Warum hat man so viel unnütze Therapie gemacht?« Die Antwort läuft schließlich auf viele unbedeutende, kleine, sich steigernde Schritte hinaus, von denen keiner die Absichten des Patienten oder seiner Angehörigen in offenkundiger Weise verletzt hat und die allesamt auf Hoffnung gebenden medizinischen Möglichkeiten beruhten, bei denen sich Hoffnung und Möglichkeit gegenseitig steigerten.

Allgemeiner ausgedrückt, wir machen uns nicht klar, wie zwiespältig die meisten von uns in ihrem Verhältnis zum Tod sind, nicht nur wegen der Angst vor dem Sterben, sondern weil wir alle Erben derselben Tradition des technischen Optimismus sind, der die moderne Medizin beherrscht. Selbst wenn wir sagen, dass wir den Tod akzeptieren können, glauben wir in unseren Herzen, dass der Stachel des Todes von der Medizin abgebogen werden könne, dass Ergebung in sein Schicksal eine Quelle der tödlichen Niederlage und der Tod eine Art menschlicher Fehler sei. Nicht weniger als die Mediziner haben wir Laien die Überzeugung angenommen, dass ein Teil des Erfolgs der modernen Medizin aus einer Verpflichtung zu fanatischem Einsatz der Technik herrührt, einem Feuereifer, der in ihren Grenzgebieten und ihren Unwägbarkeiten am stärksten zum Tragen kommt. Wir halten es für wertvoll, mit Geist gegen den Tod zu kämpfen. Wir mögen es aufrichtig meinen, wenn wir sagen, dass wir ganz klar nutzlose und sinnlose Behandlungen nicht haben wollen. Aber das ist nicht sehr hilfreich, wenn klinische Unsicherheit oder psychologische Ambivalenz überhand nehmen; dann können wir schwankend werden, unserer selbst nicht mehr sicher sein. Wir alle sind konspirative Mitstreiter im Kampf der Medizin gegen den Tod, mehr als wir denken.

Warum ist es so schwer, einen gezähmten Tod zu sterben? Wir sehen jetzt eine zweite wichtige Ursache: Zu der extremen Unsicherheit, die das Versprechen der Medizin ausgelöst hat, den Tod zu bekämpfen und zurückzuweisen, kommt die tiefe Unsicherheit darüber, was wir in der Auseinandersetzung mit unserer Sterblichkeit wünschen sollten und was nicht.

Warum wir Vergangenes nicht zurückgewinnen können

Ist ein gezähmter Tod noch einmal möglich? Ist er wünschenswert? Ich habe Philippe Ariès' aus zwei Gründen als meinen Ausgangspunkt gewählt: Seine historischen Studien des Sterbens vermitteln uns ein wertvolles Erbe an Informationen und Einsichten über den Tod in früheren Zeiten und machen deutlich, was wir an der Wende zur modernen Form des Todes verloren haben. Nicht weniger wertvoll sind einige der Fragen, die er uns hinterlassen hat, Fragen, die noch beantwortet werden müssen.

Einwände sind nun angebracht. Ariès' Geschichte der Vergangenheit ist unvollständig. Sie erwähnt nicht die Schmerzen, die früher das Sterben oft beherrschten und nicht durch Narkotika und Analgetika gelindert werden konnten. Es gab keine Beatmungsmaschinen gegen die Erstickungsangst bei kollabierenden Lungen, keine Medikamente, die einen Herzrhythmus korrigierten, noch Antibiotika gegen Gangrän oder ausgedehnten Dekubitus (Wundliegen). Wenn auch der Ablauf des Sterbens normalerweise kürzer war, so war das Sterben doch intensiver in seiner Agonie. Ein gezähmter Tod war, so scheint es, möglich und häufig, aber keineswegs gewiss; Glück und Zufall spielten ihre Rolle. Das gleiche wache Bewusstsein, das den gezähmten Tod möglich machte, wach bis zum Ende, konnte unter ungünstigen Umständen auch das Erleiden von Schmerzen einer letzten, tödlichen Krankheit bedeuten.

Der Preis, den der gezähmte Tod im schnellen Sterben der häufigen und weit reichenden Epidemien früherer Jahrhunderte forderte, war das Auslöschen ganzer Familien. Der Friedhof der holländischen Siedler aus dem frühen 17. Jahrhundert, nicht weit entfernt von meinem Wohnort am Hudson River, birgt einen Grabstein mit den Namen von fünf Kindern, alle aus einer einzigen Familie, die innerhalb einer Woche verstorben sind. Der daneben liegende Grabstein der Eltern zeigt an, dass sie viele Jahre später starben. Sie haben sicher nicht die Vorstellung eines »gezähmten« Todes gehabt, wenn sie an den Verlust ihrer Kinder dachten, auch wenn die Kinder selbst vielleicht ohne große Schmerzen gestorben sind. Manchmal wurden ganze Städte durch Krankheiten dezimiert und ganze Regionen von Seuchen überfallen; und das alles bei einer schon hohen Sterberate der Bevölkerung durch die gewöhnlichen Krankheiten und Infektionen. Der allgegenwärtige Tod bedrohte aber nicht nur die Körper. Er konnte dazu führen, dass Verantwortliche der Kommunen und Ärzte aufgaben. Ärzte flohen aus Angst um ihr Leben und mit ihnen Stadtväter, die für die öffentliche Ordnung verantwortlich waren. Chaos und Verzweiflung waren die Folge.

Aber es ist der vorzeitige Tod junger Menschen, der den krassesten Unterschied zwischen früher und heute ausmacht. Als die durchschnittliche Lebenserwartung wenig mehr als 30 Jahre betrug, traf der gezähmte Tod Menschen aller Lebensalter, wenn er auch bei Kindern und Müttern am härtesten zuschlug. Natürlich war der Tod unter diesen Umständen vertraut. Doch wir haben keinen Grund, diese früheren sozialen und medizinischen Lebensumstände zurückzuwünschen, die einen gezähmten Tod zwar möglich machten, es aber auch dem Tod gestatteten, häufig alles andere als zahm zu sein.

Stattdessen tut es not, dass wir den Handel durchschauen, den wir tatsächlich abgeschlossen haben: Wir werden länger leben und besser medizinisch versorgt werden, im Gegenzug wird unser Tod im hohen Alter wahrscheinlich schleichend und wild sein. Können wir unter diesen veränderten Bedingungen eine Antwort auf eine Frage geben, die Ariès formuliert hat: »Muss dann nicht ... die Unfähigkeit unserer technischen Zivilisation eingestanden werden, das naive Vertrauen auf das Schicksal wiederzugewinnen, das die einfachen Menschen derart lange unter Beweis gestellt haben, wenn sie starben?«[43] Ich glaube nicht, dass wir das können, auch wenn ich wünschte, es wäre anders. Die Fähigkeit der Menschen, die Umstände des Sterbens zu verändern und zu manipulieren, die undeutliche Grenze zwischen Leben und Tod und das Fehlen einer allgemein verbindlichen religiösen Kultur – all diese Fakten stehen einer vertrauensvollen Erwartung der »Vorsehung« im Wege.

Einen friedlichen Tod schaffen

Aber wir sind nicht am Ende unserer Kräfte. Es gibt im Zentrum der Idee eines gezähmten Todes und in einer Kultur, in der er gedeihen kann, ein kraftvolles Bild, vielleicht eine Wahrheit: das Bild eines Sterbens, das ohne überwältigende Angst akzeptiert wird, und eines Todes, der seinen Terror verloren hat. Ich möchte nicht die Fragen bagatellisieren, die uns ein gezähmter Tod stellt, ob der Tod als ein Übel verstanden werden soll und ob man im Tod einen Sinn sehen kann. Solche Fragen werden alle Arten des Todes überschatten, auch die gezähmten. Trotzdem, es gibt zumindest einige ermutigende Aspekte eines gezähmten Todes, die wir für uns wiedergewinnen können, wenn auch nicht in genau derselben Art wie in der Vergangenheit.

Ich möchte es einfach einen »friedlichen« Tod nennen, um die Veränderungen zu jenen Zeiten zu verdeutlichen, die Ariès beschrieben hat, und auch um die Unterschiede aufzuzeigen, die die moderne Medizin macht und machen muss in unserer Vorstellung von dem, was Ariès einen gezähmten Tod genannt hat. Was macht einen Tod friedlich? Es ist notwendig, eine Vision zu entwickeln von einem Ich, das in einem existentiellen Sinn dahin gekommen ist, den Tod zu akzeptieren, einem Ich, das einsieht, dass ihm die Kontrolle über sein Schicksal einmal aus der Hand gleiten wird, dass der biologische Tod genau dies bedeutet, bedeuten muss. Es sollte auch ein bewusstes Sterben sein, ein Wahrnehmen, dass man stirbt, dass das Ende gekommen ist – aber, noch zentraler – ein Tod in Selbstbestimmung, mit einem offenen Sinn dafür, dass man seine Tage beendet, wach, teilnehmend, körperlich autark, und nicht als maschinenbetriebener Organismus oder als ein Körper, von dem sich Verstand und Selbstbewusstsein lange getrennt haben. Auch sollte ein friedlicher Tod wieder öffentlich sein. Damit meine ich, dass es eine Zeit geben sollte, in der Freunde und Angehörige näher rücken, Zeit zum Abschiednehmen, wenn die Requisiten der Medizin beiseite gelegt werden dürfen und nur noch die Mittel zur Linderung und Erleichterung gebraucht werden.

Wenn ich solche Vorstellungen eines friedlichen Todes entwickle, den wir wiedergewinnen könnten, zeigt sich, dass ich nur ausspreche, was die meisten Menschen sich schon jetzt wünschen, und was tatsächlich viele Menschen auch bereits erleben. Aber nicht alle. Ein akzeptiertes Sterben, ein waches, bewusstes Sterben, unterstützt von liebevollen Freunden und Angehörigen, sind Ideale, die von vielen ersehnt werden. Aber es ist auch große Angst vorhanden, dass sich solch eine Vision als illusionär erweisen könnte. Wenn ein friedlicher Tod in größerem Rahmen möglich gemacht werden soll – und nicht weniger wichtig ist, dass dies auch für möglich gehalten wird –, muss eine neue Interpretation des Todes gefunden und in Kraft gesetzt werden, eine, die den neuen Bedingungen des Sterbens gerecht wird.

Die wichtigste dieser Bedingungen wird von derselben Medizin gestaltet, die in ihrer modernen wissenschaftlichen Prägung das Ende des gezähmten Todes vergangener Jahrhunderte herbeigeführt hat. Das ist der Grund, warum ich den früheren »gezähmten« Tod von einem »friedlichen« Tod unterscheiden möchte. Es ist eine Medizin, deren großartigstes, wenn auch überhebliches Versprechen die Befriedung und die Verwandlung der Sterblichkeit ist. Der Tod ist immer noch unsere gemeinsame Bestimmung, aber wie und wann diese Bestimmung eintritt, das scheint im Machtbereich dieser Medizin zu liegen – nicht perfekt, nicht unumschränkt, aber immerhin in ihrem Machtbereich. Allein aus diesem Grund können wir nicht mehr »das naive Vertrauen in die Vorsehung« wiedergewinnen, das früher möglich gewesen sein mag. Das entbindet uns jedoch nicht von der Verpflichtung, herauszufinden, wie die komplexere Vorsehung, die uns möglich scheint, am besten in die Realität umgesetzt werden kann.

Zur Erfüllung dieser Aufgabe müssen wir die Dimension der Medizin überschreiten. Was bedeutet uns die Natur, deren Teil wir sind, mit der die Medizin arbeitet und die sie zu ändern sucht, wo es möglich ist? Wie sollen wir die Möglichkeiten der medizinischen Technologie bewerten angesichts ihrer Fähigkeiten, Natur zu formen und zu verändern? Und – im Gegenzug – wie verändern diese Fähigkeiten unser Verständnis der Natur? Verhelfen uns diese Fähigkeiten zu einem erneuerten Verständnis unseres menschlichen Selbst, das sich unruhig und verunsichert zwischen dem realen und überzeugenden Versprechen der Medizin bewegt, unser Leben zu verlängern, und der Erkenntnis, dass trotzdem der Tod am Ende unsere Bestimmung sein wird?

Dieses tief greifende Rätsel ist zwangsläufig verwirrend. Es ist schwer zu begreifen, dass wir trotz aller Fortschritte bezüglich Krankheit und Tod immer noch so verletzlich sind. Warum müssen wir krank werden und sterben, obwohl wir in der Medizin so weit gekommen sind, so viel Geld investiert und so große Hoffnungen in sie gesetzt haben? Es gibt eine tröstliche Antwort auf diese Frage: Die Verwundbarkeit ist den bisher ungelösten Aufgaben der medizinischen Forschung zuzuschreiben – all den Krankheiten, deren Heilung noch erforscht werden muss, all dem Unvermögen, das noch überwunden werden muss.

Aber jeder Fortschritt steigert nur unsere Verletzlichkeit, das ist ironisch und verwirrend. Wir können uns schwer vorstellen, so zu sterben wie Solschenizyns Bauer oder der Soldat früherer Kriege, obwohl diese Art des Sterbens wohl häufiger vorkommt, als man üblicherweise denkt. Wir sollten uns daran erinnern, dass unser größeres medizinisches Wissen nicht nur ein längeres und in mancher Hinsicht gesünderes Leben ermöglicht; sondern durch medizinische Erkenntnisse wird auch das Wissen um die Allgegenwart des Todes eindringlicher und um die Mittel, ihn abzuwenden. Doch das gleiche

Wissen führt uns mit immer größerer Präzision die Möglichkeit vor Augen, dass unser Leben in Demenz endet, in stumpfer Abhängigkeit in einem Pflegeheim, in der Auszehrung durch eine Krebserkrankung. Es zeigt uns gnadenloser als früher, was es heißt, das unglückliche behinderte Resultat zu sein, wenn das Leben eines Frühgeborenen gerettet wurde, das Leben eines Teenagers nach einem Autounfall oder eines älteren Menschen mit einer terminalen Nierenerkrankung an der Dialyse.

Wir haben das frühere Erlebnis von Hilflosigkeit und Ausgeliefertsein an das Schicksal gegen ein höheres Bewusstsein von Wahl und Kontrolle eingetauscht, und trotzdem fühlen wir uns bedroht und besiegt. Sigmund Freud drückte es treffend so aus: »Da ist endlich das schmerzliche Rätsel des Todes, gegen den bisher kein Kräutlein gefunden wurde und wahrscheinlich keines gefunden werden wird. Mit diesen Gewalten steht die Natur wider uns auf, großartig, grausam, unerbittlich, und rückt uns wieder unsere Schwäche und Hilflosigkeit vor Augen ...«[44] Können wir für uns Menschen als Regelfall einen friedlichen Tod zurückgewinnen, nun aber einen, der unser eigener ist und nicht ein vergeblicher Versuch, eine Welt zurückzuwünschen, die nicht mehr existiert? Das wird wohl nicht zu erreichen sein, wenn wir nicht weitere Aufgaben bewältigen. In diesem ersten Kapitel versuchte ich aufzuzeigen, dass der Ausweg, Rechte und Wahlmöglichkeiten zu sichern, die Last nicht tragen kann, die ihm aufgebürdet wurde; das ist nicht genug. Wir treffen unsere Wahl mit einem verzerrten Bild der Natur; dieses Bild hat den Alltag der Medizin geprägt und den Wert, der menschlichem Leben innerhalb dieser Medizin beigemessen wird. Es ist wichtig, diese Verzerrungen zu sehen, ihnen wende ich mich im folgenden Kapitel zu.

2

Der bloßgelegte Tod: Die Natur neu erkennen

Der Tod spielt in unserer Vorstellung zwei gewichtige Rollen: Er erinnert uns auf unmissverständliche Weise daran, dass unserem individuellen Leben früher oder später eine feste Grenze gezogen ist, dass – wie auch immer unsere Hoffnungen und Träume sein mögen – er das letzte Wort haben wird. Und der Tod erinnert uns als Mitglieder einer Familie und einer Gesellschaft auch an den Wechsel der Generationen, an die Vergänglichkeit der Zeit. Zeit bedeutet, dass wir uns von Kindern zu Erwachsenen entwickeln, die die Welt gestalten, Familien gründen, Freunde finden und lieben. Die gleiche Zeit lässt uns zu Alten werden, die keine Macht mehr haben, die bei ihren Kindern beobachten, wie sie Kraft gewinnen und den Platz in der Welt einnehmen, der einmal unser eigener war. Wie unterschiedlich menschliche Lebensläufe auch sein mögen – alle müssen den Tod erleiden. Alle persönlichen Geschichten gehen zu Ende. Alte Familien machen neuen Platz. Das war schon immer das Gesetz der Natur.

Der Ehrgeiz der modernen Medizin lag darin, etwas gegen dieses scheinbar unumstößliche Gesetz zu unternehmen. Sie hat dem Tod den Krieg erklärt, der Zerstörung durch die Zeit, und am meisten der Natur, die Tod und Zerstörung mit sich bringt. Die Medizin will durch Forschung die Ursachen des Sterbens bekämpfen und die Vorstellung eines vorzeitigen Todes laufend neu definieren. Wo einst eine todbringende Natur herrschte, rau und einseitig ihre Macht ausübte, ist technologische Schöpfung an ihre Stelle getreten. Die Medizin hat die Natur an die Kandare genommen, klug nutzt sie die Natur, um die Grenzen zu überwinden, die sie scheinbar unserem biologischen Leben setzt.

Dieser Plan war in seinen wesentlichen Zügen ein Erfolg. Die Lebenserwartung wurde verlängert und der Tod für die meisten ins hohe Alter gerückt. Menschen leben, die einst jung gestorben wären. Aber die Medizin hat an einem kritischen Punkt versagt, bei der Gestaltung des Schnittpunktes von Leben und Tod. Sie kann weder ihre Technik noch ihre emotionale Unterstützung so einsetzen, dass die Chance für einen einigermaßen friedlichen Tod erhöht wird. Ein Teil dieses Versagens ist unvermeidlich, es wird immer Ängstlichkeit und Unsicherheit geben, den Zeitpunkt des Sterbens zu erkennen.

Aber wichtiger ist die Tatsache, dass die moderne Medizin erst noch ein kohärentes und integrierendes Verständnis von der Rolle des Todes als Teil ihrer Anstrengung definieren muss, die Bedingungen für das biologische Leben des Menschen neu zu sehen. Unter dem Erwartungsdruck, die Sterblichkeit zu besiegen, hat die Medizin ihr Verhältnis zur Natur verzerrt; diese Verzerrung wurde von den Erwartungen der Öffentlichkeit begünstigt und unterstützt – sie haben ihrerseits der Konfusion der Medizin Vorschub geleistet. Die Verzerrung ist einfach zu definieren: Die Medizin betrachtet in ihrer Forschung und im klinischen Handeln den Tod oft als korrigierbare biologische Unzulänglichkeit. Diese Haltung hat in der Praxis der Medizin und in der öffentlichen Erwartung einen tief greifenden und oft zerstörerischen Widerspruch ausgelöst. Wir sind zutiefst verunsichert, ob der Tod als Teil des Lebens angenommen oder als vermeidbarer Unfall zurückgewiesen werden sollte.

Diese Verwirrung wurde durch die Medizin noch verschlimmert, indem sie menschliches Handeln und den unabhängigen Verlauf der Natur so eng miteinander verquickt hatte, dass sie menschlichen Wesen eine allumfassende Verantwortung für den Tod aufgebürdet hat. Wir wissen weder, ob der Tod als biologische Realität akzeptiert oder abgelehnt werden sollte, noch – wenn wir uns zum Kampf gegen den Tod entschließen –, wem wir die Verantwortung zuschreiben sollen, wenn er dennoch geschieht. Damit haben wir ein entsetzliches Durcheinander geschaffen, haben Fehler in unserer Selbsteinschätzung mit tief greifenden Fehleinschätzungen im Verhältnis von Medizin und Natur verknüpft. Im Folgenden möchte ich auf diese Fehler eingehen und überzeugende Argumente anführen, die vielleicht auf den ersten Blick extrem fremd erscheinen mögen.

Wie die Medizin ihr Verhältnis zur Natur verzerrt hat

In ihrem gegenwärtigen Kampf gegen Krankheit und Tod hat die Medizin ihre Macht, Krankheiten zu lindern, zu kontrollieren und zu heilen, mit der Macht verwechselt, die Sterblichkeit zu bekämpfen. Zur gleichen Zeit brachte sie es fertig, die Scheidelinie zwischen den Kräften des Menschen und den Kräften der Natur zu verwischen. Bevor ich auf diese Fehler direkt eingehe, muss ich davon sprechen, warum die Medizin ihr Verständnis der Natur verloren hat. Ehe ich weiterschreibe, möchte ich eine Klarstellung treffen: Ich benutze das Wort »Medizin« als ein Kürzel für die Werte und ideellen Hintergründe, aus denen das Denken und das praktische Handeln jener Menschen gewachsen ist, die Medizin ausüben, hier insbesondere die medizinischen Wissenschaften. Das heißt, Medizin entwickelt sich nicht losgelöst von den Menschen, die sie betreiben. Ich muss aber betonen, dass meine Analyse nicht die Medizin anklagen will. Das ist nicht der Punkt. Die grundlegende Logik der Medizin ist fehlerhaft, aber diese Fehler mussten eine lange Entwicklung durchlaufen, um in allen ihren Bezugspunkten deutlich ans Licht zu kommen. Dies ist also keine Abhandlung über eine »böse« Medizin, sondern über eine gute Medizin, die unbeabsichtigt ihren eigenen Weg verloren hat.

Der folgende Bericht beschreibt auf anschauliche Weise den Weg, auf dem das Verständnis der Medizin für die Natur verzerrt wurde. Ich erzähle eine Geschichte in drei Akten: Anfangs wurde der Tod von den Menschen als natürliches Ereignis verstanden, in ihrem Leben so unvermeidlich wie der Tod jeder anderen organischen Kreatur. Zu dieser Zeit wurde der Tod meistens als ein Übel erfahren, als eine Bedrohung des Lebenswillens und des sozialen Lebens. Aber er wurde als religiöses, metaphysisches oder psychologisches Übel interpretiert, nicht als moralisches. Warum war er, mit Ausnahme von Mord, kein moralisches Übel? Weil er sich außerhalb menschlicher Kontrolle befand, über uns verhängt, nicht von uns verursacht. Historisch gibt es gute Belege, dass man es bis ins 18. Jahrhundert gar nicht als Pflicht der Ärzte betrachtete, Leben zu retten.[1] Wie bereits in Kapitel 1 erwähnt, war es wahrscheinlich Francis Bacon, der als Erster diese Idee artikulierte und einforderte. Sie ist zwangsläufig eine moderne Vorstellung: Sie war erst denkbar, als Ärzte tatsächlich Leben retten konnten.

Die Entwicklung zur modernen Medizin, die heute Leben retten und verlängern kann, veränderte das Verständnis vom Tod als einem Übel – und das ist der zweite Akt der Geschichte. Als es mehr und mehr möglich wurde, die Bedingungen des Sterbens zu manipulieren, wurde der Fatalismus verworfen und eine neue sittliche Dimension eingefordert. Diese Dimension geriet schnell zum einfachen Prinzip: Weil der Tod im menschlichen Leben ein Übel ist, haben wir die moralische Verpflichtung, im Kampf gegen ihn die Medizin einzusetzen. Was im Kampf gegen den Tod getan werden kann, muss getan werden. Und das wurde allmählich die gültige moralische Arbeitshypothese der modernen wissenschaftlichen Medizin, voll unterstützt von religiösen und säkularen Autoritäten.

Aber zu Beginn dieser neuen moralischen Einstellung herrschte immer noch die alte Vorstellung, dass der Tod ein natürliches (wenn auch übles) Ereignis sei, im Großen und Ganzen nicht unter Kontrolle des Menschen. Ärzte waren keine Versager, wenn ihre Patienten starben. Der Tod war noch immer der Mächtigere. Bis zur Mitte des 20. Jahrhunderts gelangen jedoch gewaltige Schritte dahin gehend, Sterberaten zu reduzieren und Leben zu verlängern. Die Lebenserwartung hat sich im 20. Jahrhundert fast verdoppelt, die Kindersterblichkeit wurde sehr drastisch gesenkt, und heute sterben die meisten Menschen in einem hohen Alter. Am Ende dieses Jahrhunderts wird der Todeszeitpunkt oft durch die Entscheidung der Ärzte bestimmt, eine Behandlung abzubrechen.

Die Kontrolle über den Tod schien vor einigen Jahrzehnten also fast erreicht. Der neue Anspruch der Moral, den Tod zu bekämpfen, und die neuen Möglichkeiten der medizinischen Technik, die dieses Ziel näher rückten, reichten sich die Hände und schufen unsere gegenwärtige Situation – der dritte Akt der Geschichte. Während die Medizin ihre Herrschaft über den Tod ausbaute, wurde es mehr und mehr zu einem sittlichen Anspruch, gegen den Tod zu kämpfen. Man benutzte die Unantastbarkeit des menschlichen Lebens dazu, diesen Kampf einzufordern, und in der medizinischen Wissenschaft fand sich der perfekte Verbündete: Wir sollen nicht nur verbal den Wert des Lebens betonen. Dank medizinischer Fortschritte können wir jetzt handeln. Und wenn wir die Unversehrtheit des Lebens bewahren können, müssen wir handeln.

Der Tod war nun nicht länger nur ein biologisches Übel, sondern wurde zum moralischen Übel verwandelt. Die grundlegende Spannung zwischen dem, was wir medizinisch tun *können,* und dem, was wir moralisch tun *müssen,* war geschaffen, aber innerhalb dieser

Spannung verlagerte man das gesamte Gewicht auf die Seite des medizinischen Aktionismus, auf den Impuls, die Natur zu ändern und zu manipulieren.

Wie hatte das geschehen können? Eingebettet in die skizzierten historischen Veränderungen ist etwas, das ich die »moralische Logik« des medizinischen Fortschritts nennen möchte. Mit diesem Ausdruck meine ich den Weg, auf dem sich das Konzept des Fortschritts, das sich anfangs nur auf die wissenschaftlichen Möglichkeiten bezog, so entwickelte, dass es die Stärke eines moralischen Imperativs angenommen hat: Was erforscht werden kann, muss erforscht werden, was getan werden kann, muss getan werden.

Zur Erklärung dessen, was ich mit der moralischen Logik meine, müssen wir uns zunächst eine Prämisse der modernen Geschichte des medizinischen Denkens ins Gedächtnis rufen. Obwohl in vielen Dingen eine konservative Disziplin, wurde die Medizin gegen Ende des 19. Jahrhunderts allmählich eine der glühendsten Anhängerinnen der fortschrittsgläubigen Aufklärung. Mit gründlichen biologischen Kenntnissen und ihrer klinischen Anwendung kann die Medizin die Grenzen menschlicher Gesundheit immer mehr beeinflussen, die Möglichkeiten des Fortschritts sind unbegrenzt. Und das wurde nun zum Glaubensartikel der modernen Medizin, getragen von sichtbaren früheren Erfolgen und der berechtigten Erwartung weiterer Entwicklungen. Der Bogen des Fortschritts umspannt jedoch nicht nur erweitertes Wissen und technische Fähigkeiten. Er dringt auch in unsere Vorstellungen von den Grenzen der Medizin ein, in die Definition von Gesundheit und in unsere Vorstellungen von den Möglichkeiten, in denen menschliches Leben gelebt werden kann. In diesem Sinne ist die Idee des Fortschritts eine mächtige Verstärkung und Triebkraft der zuvor beschriebenen historischen Entwicklungsschritte.

Was ist die moralische Logik in diesem Prozess? Der wissenschaftliche Imperativ des Fortschritts, Teil der Idee der wissenschaftlichen Medizin, ist um einen moralischen Imperativ erweitert: Wenn wir den Kampf gegen die Krankheiten nicht fortführen, machen wir uns moralisch schuldig. Menschen werden sterben, die nicht sterben müssten. Wenn wir die neu erworbenen Technologien nicht zur Rettung von Leben einsetzen, können wir für den Verlust dieser Leben verantwortlich gemacht werden. Die versteckte, aber doch unverhohlene Prämisse ist, dass wir die Pflicht haben, Leiden zu lindern und Leben zu retten. Wenn der medizinische Fortschritt dies möglich macht, sind wir *verpflichtet,* an ihm weiterzuarbeiten. Zum Beispiel ist die Arbeit am Genom-Projekt, das Aufdecken der Landkarte des menschlichen Genoms, nicht nur wissenschaftlich hinreißend und deshalb erstrebenswert. Die Hoffnung auf Heilung oder Besserung von Erbkrankheiten erzeugt eine starke moralische Verpflichtung: entweder das Projekt verfolgen oder für alle Zeit daran schuldig sein, die Betroffenen im Stich gelassen zu haben. Wenn wir glauben, dass es sittlich zwingend ist, mit Herztransplantationen Menschen zu retten, die sonst sterben würden, wie sollten wir nicht die Erprobung eines künstlichen Herzens weiterverfolgen für diejenigen, die nicht für eine Transplantation in Frage kommen?

Das Zurückweichen der Natur

Stimuliert durch den moralischen Aktionismus, sind die wissenschaftlichen Bemühungen um Erkennen und Kontrolle der Ursachen von Krankheit und Tod in atemberaubendem Tempo vorangegangen. Aber in diesem Fortschritt tauchen einige Rätsel auf: Ist der Tod immer noch eine Realität, nur weil wir nicht schlau genug waren, ihn zu besiegen? Ist er vielleicht kein fixes und stets gültiges Gesetz, wie früher angenommen, sondern formbar und heilbar? Das Sterben kleiner Kinder wurde früher als Naturgesetz hingenommen. Dieses Gesetz ist aufgehoben worden – immerhin fast aufgehoben – durch biologische Kenntnisse und Technik für Neugeborene. Wenn jeder

Tod durch eine bestimmte Krankheit oder Kondition verursacht ist, warum sollen wir uns nicht aufmachen und sie alle ausrotten? Möglicherweise bleibt dann keine übrig. Wer behauptet, dass wir Sklaven der Natur seien?

Wer sagt in diesem Zusammenhang, dass es überhaupt eine Natur ganz unabhängig von menschlichen Kräften und Schöpfungen gibt? Existiert außerhalb von uns eine *reale* Natur? Die Vorstellung von der Natur als einer feindlichen, unabhängigen Realität hat eine lange Geschichte; sie geht zurück auf den Animismus primitiver Völker, für die die Natur voller Götter und Dämonen war, lebendig und aktiv in der Welt. Die moderne Entwicklung hat zwei große Veränderungen gesehen: Die erste, von den Griechen ausgehend, sah das Verschwinden der Götter und Geister aus der Natur, die auf diese Weise neutral wurde – die Entzauberung der Natur; und danach – stimuliert von der Aufklärung – die wissenschaftliche Entdeckung der Gesetze und Kräfte einer nun unpersönlichen, aber nicht unbedingt unveränderbaren Natur. Bacons berühmtes Wort, dass Wissen Macht ist – die Macht zur Veränderung der Natur –, war lange Zeit das Sinnbild dieses Umbruchs.

Die zweite große Veränderung in jüngerer Zeit war eine neue Frage: Ist es noch sinnvoll, sich die Natur mit einer eigenen Existenz und einer eigenständigen Realität vorzustellen, unterscheidbar von der menschlichen Instanz, Vorstellung und Interpretation?[2] Sollten nicht unsere eigenen Handlungen zur Veränderung der Natur als Teil der Natur betrachtet werden? Und sollten nicht unsere technischen Erfindungen jetzt als Teil der Natur verstanden werden? Wenn sogar unsere Beobachtungen der Natur das verändern, was wir beobachten – wie man heute weithin glaubt –, oder unsere Theorien über die Natur selbst das verändern, was sie erklären, wie können wir da eine Grenze sehen zwischen uns und der Natur? Warum denken wir überhaupt, dass da eine Grenze ist?

Die animistischen Geister der Primitiven, früher in Tieren, Bäumen und Planeten existent, sind nun sozusagen auf uns selber übertragen worden. Es sind unsere Unternehmungen, unsere Handlungen, die die Natur zu dem machen, was sie jetzt ist oder (genauer gesagt) was wir in ihr sehen; eine Natur, die als schöpferische Interpretation verstanden werden soll, eher als ein Werk einer phantastischen Kunst als eine eigenständige Realität, die man beschreibt, wie sie ist. Wie der verstorbene O.B. Hardison so treffend formuliert hat: »Wenn die Wissenschaft eine menschliche Schöpfung ist, haben wir den Geist genau in dem Moment eingefangen, in dem wir die Welt verschluckten; das ist nur eine andere Art, in der wir die Natur bei ihrem Verschwinden beobachtet haben.«[3]

Mit dem Tod konfrontiert, sind wir vielleicht versucht, diese Art des Denkens über die Natur als romantisch und phantastisch abzutun. Die Natur ist überhaupt nicht verschwunden, kann man antworten; ihr Biss ist nur ein wenig gemildert worden. Aber ich möchte einwenden, dass die Idee einer entschwundenen Natur, obwohl ersetzt durch menschliche Kunst und wissenschaftliche Künstlichkeit, machtvoll am Leben ist, wenn auch oft unter der Oberfläche verborgen.

Denken Sie über folgende Alltagssituationen nach:

- Ärzte weigern sich in aller Regel, Beatmungsmaschinen und andere lebenserhaltende Systeme bei unweigerlich sterbenden Patienten abzustellen, weil sie diese Handlung mit einer Tötung des Patienten gleichsetzen. Diese Patienten, so glauben sie, werden als Folge ihres Tuns, des Abstellens der Maschine, sterben und nicht an der zugrunde liegenden Krankheit. Selbst wenn sie ihr Tun für moralisch gerechtfertigt halten, können sie doch unterschwellige Schuldgefühle hegen, dass sie diesen Tod verursacht haben.
- Ärzte sind im Allgemeinen eher gewillt, eine Behandlung bei einem sterbenden Patienten gar nicht erst zu beginnen (eine Behandlung zurückhalten), als eine einmal begonnene Behand-

lung abzusetzen (eine Behandlung abbrechen). Im ersten Fall halten sie die Krankheit für den Tod des Patienten verantwortlich. Im zweiten Fall glauben sie, dass es ihre Entscheidung ist, die das Leben beendet.

- Viele Pflegekräfte und Ärzte zögern oder weigern sich auch, Entscheidungen zu akzeptieren, dass eine künstliche Ernährung bei einem Sterbenden oder einem Menschen mit apallischem Syndrom (jemand, der im Koma liegt) beendet wird. Ihre Argumentation ist, dass der Patient wegen dieser Unterlassung, die sie als aktive Handlung auslegen, am Hungertod sterben wird.
- Verfechter der Forschung argumentieren oft, dass durch die Weigerung, Geld in die Erforschung von Therapien gegen tödliche Krankheiten zu investieren (z.B. Aids, Brustkrebs, Alzheimersche Krankheit), das Blut der Toten, die an diesen Krankheiten sterben werden, an den Händen derer klebt, die diese Gelder nicht geben.
- Zahlreiche liberale Philosophen und Theologen räumen ein, dass kein moralischer Unterschied darin besteht, ob man einen Patienten an seiner Grundkrankheit sterben lässt oder ihn direkt tötet, sagen wir mit einer Injektion. Wenn es in Ordnung ist, dass man einen Patienten sterben lässt, so folgern sie, ist es moralisch genauso akzeptabel – und oft barmherziger – ihn direkt zu töten.
- Zahlreiche konservative Philosophen und Theologen glauben, dass das Sterbenlassen eines Patienten durch das Abbrechen einer Therapie in vielen Fällen ein diskreter Weg zur absichtlichen Tötung dieser Patienten ist. Deshalb folgern sie: Wenn das direkte Töten eines Patienten moralisch schlecht ist, kann es moralisch genauso schlecht sein, einen Patienten absichtlich sterben zu lassen, der durch eine »gewöhnliche« Behandlung hätte gerettet werden können.
- Viele Ärzte glauben, dass ein Patient nicht an dem stirbt, was mit seinem Körper geschieht, sondern weil keine weiteren medizinischen oder technischen Möglichkeiten zur Verfügung ste-

hen, um ihn am Leben zu erhalten. Der Tod wird nicht als unvermeidliches biologisches Resultat gesehen, sondern als medizinischer Fehler. »Der Patient«, so fand eine wichtige Studie heraus, »wird nicht als Sterbender definiert, ehe die Kliniker feststellen, dass keine weiteren Interventionen unternommen werden können, den Zustand des Patienten zu bessern.«[4] Der Tod ist aus der Natur herausgenommen und ganz in den Machtbereich menschlicher Verantwortung gestellt worden.

Natur und menschliches Handeln: Die unsichtbar werdende Grenze

Was ist die Gemeinsamkeit dieser Situationen? Sie besteht in einer Interpretation der Grenze zwischen menschlichen Handlungen und Ursachen auf der einen und den Ursachen und Kräften einer unabhängigen Natur auf der anderen Seite – wenn überhaupt noch eine solche Grenzlinie existiert. Sicherlich wurden lange vor den Zeiten der modernen Medizin Fragen der moralischen und legalen Unterschiede zwischen aktiven Handlungen und passivem Zulassen, Töten und Sterbenlassen, Handeln und Unterlassen diskutiert. Es hat immer Schwierigkeiten bereitet, diese Unterscheidungen zu treffen. Wenn ich aus Trägheit ein Kind ertrinken lasse, das ich hätte retten können, habe ich dann den Tod dieses Kindes verschuldet? Wenn ich als Hausbesitzer defekte Leitungen nicht reparieren lasse, und es bricht deshalb ein schreckliches Feuer aus, bin ich dann verantwortlich für die Toten? Wenn ich es unterlasse, jemanden vor einer Gefahr auf der Straße zu warnen, ist dann der resultierende Unfall meine Schuld?

Das sind alte und bekannte Fragen, jede dreht sich um das Verhältnis menschlicher und natürlicher Todesursachen. Gesetz und Gewohnheit haben für die meisten Fragen eine Antwort gefunden, wie die ausgiebige Literatur und Fallberichte über unterlassene Hilfeleistung beweisen. Aber diese alten Probleme haben auf der Ebene von Tod und moderner Medizin eine neue Dimension angenommen. In früherer Zeit, als die Medizin wenig oder nichts tun konnte, um den natürlichen biologischen Verlauf zu ändern, war es verhältnismäßig einfach, zu sagen, dass ein Patient infolge seiner Krankheit starb, und nicht durch einen Fehler oder eine Unterlassung des Arztes. Als die Mediziner nichts ändern konnten, konnte man sie kaum für das verantwortlich machen, was ihren Patienten widerfuhr. Die unerbittlichen Mächte der Natur töteten Menschen: Unfälle, Krankheiten und Alter.

Das alles änderte sich in dem Moment, in dem medizinisches Handeln eine Änderung herbeiführen konnte. Ein Patient kann leben, wenn das richtige Medikament verordnet wird, aber er kann sterben, wenn ein Fehler gemacht wird. Vor der Entdeckung des Insulins tötete Diabetes die Menschen. Sie können auch jetzt getötet werden (es ist eine moralische und soziale Übereinkunft, das so zu bezeichnen) – durch das schuldhafte Versagen, ihnen kein Insulin zu geben. So machte man für lange Zeit einen Unterschied zwischen Tod »aus natürlichen Ursachen« und Tod als Folge von menschlichem Versagen, Fehlern oder Unterlassung. Die Krankheit wurde zwar immer noch als die physische Ursache des Todes betrachtet, aber man konnte die Ärzte für eine angemessene Therapie verantwortlich machen, wenn eine zur Verfügung stand. Kurz, es war möglich, eine Unterscheidung zu treffen zwischen physischer *Kausalität* (der unpersönlichen unabhängigen Gewalt des biologischen Prozesses) und der moralischen *Schuldhaftigkeit* (der Verantwortlichkeit von Menschen für ihre Handlungen oder Unterlassungen in der Reaktion auf diesen Prozess).

Im Urteil dieser herkömmlichen Interpretation bin ich am Tod eines Kindes moralisch schuldig, wenn ich es versäume, ihm seine Dosis Insulin zu geben, ich trage *Schuld* für meine Unterlassung. Aber die tatsächliche *Ursache* seines Todes wird der Diabetes sein.

Ich habe fehlerhaft diesen Tod zugelassen, aber er wäre nicht eingetreten, wäre nicht der zugrunde liegende physische Defekt gewesen; und es ist dieser Defekt, der die tatsächliche Todesursache ist.

Diese Art der Beurteilung verschwindet allmählich – ein Fehler, wie ich meine – und mit ihr verschwindet das Bild einer Natur, das solche Unterscheidungen logisch und bedeutsam gemacht hat. Manche meinen, das Festhalten an diesen Unterscheidungen sei eine Art Selbsttäuschung, die Ärzten und anderen die Schuldgefühle über jene Leben erleichtert, die sie töten. Wir möchten gern, so sagt man, uns selber vormachen, dass die Natur tötet, und nicht wir. Im Gefolge dieser Veränderungen und Interpretationen wurden Schuldhaftigkeit und Kausalität sehr stark durcheinander gebracht, sind verschlungen in einem verhedderten Knoten, dessen einzelne Stränge kaum mehr einzeln wahrnehmbar sind.
Wie sieht das Resultat aus? Es ist die starke Tendenz, *alles,* was geschieht, der menschlichen Instanz zuzuschreiben, was wir tun und was wir nicht tun, unsere Unterlassungen und unsere Handlungen. Das ist das hervorstechendste Merkmal der verschiedenen »Alltagssituationen«, die ich weiter oben beschrieb. Sie verraten auf unterschiedliche Art den Verlust der Überzeugung, dass die Natur immer noch ihren eigenen Weg geht, dass sie außerhalb von uns existiert. An ihrer Stelle haben unsere Handlungen außerordentliche Bedeutung gewonnen. Mehr noch, sogar unsere Unterlassungen haben eine Macht angenommen und erhalten eine genauso schwerwiegende Bedeutung wie unsere Handlungen; und was wir tun, hat dieselbe Macht und den Status, die einst der Natur vorbehalten waren.

Die Umkehrung der Dominanz der Natur ist jetzt vollzogen. Wo wir menschlichen Wesen als moralische Instanzen einst hilflos vor einer Natur standen, deren Wirken außerhalb unserer Verantwortung geschah, wird nun im gewissen Sinne alles zu unserer Verantwortlichkeit erklärt. Kausalität und Schuldhaftigkeit sind ineinander kollabiert. Die Ärztin, die einen Patienten nicht retten kann, ist schuld an ihrem Mangel an Fähigkeiten oder dem Fehlen einer kurativen Behandlung überhaupt; es hätte anders laufen können. Die Krankenschwester, die die Entfernung einer Ernährungssonde bei einem hoffnungslos Kranken beobachtet, glaubt, dass der Patient am Herausnehmen der Sonde stirbt, und nicht an der Grundkrankheit, die eine Ernährungssonde notwendig machte.

Ein Fürsprecher der Euthanasie meint, dass wir mit unserem Festhalten an der fiktiven Vorstellung vom »Sterbenlassen« an einer bestehenden Krankheit einem Patienten willentlich unnötiges Leiden aufbürden; direktes Töten wäre barmherziger, und der Akt des Tötens sei in keiner Weise verschieden vom Sterbenlassen. Ein Gegner der Euthanasie, argwöhnisch gegen schlecht motivierte Menschen, die die Natur und ihre Wirkungen als Entschuldigungen benutzen, kommt zu dem Schluss, Schuldhaftigkeit in dem Bestreben zu sehen, Sterbenlassen leichter zu machen. Darin liege möglicherweise ein ebenso großes Maß an Schuld wie im direkten Töten, nur sei es unkritischer und versteckter.

Sterblichkeit: Anschuldigung der Opfer

Ich möchte die eben erwähnte allgemeine Einstellung in so vielen Gebieten der Medizin und der medizinischen Moral »technologischen Monismus« nennen. Mit diesem Ausdruck meine ich die Tendenz, den Unterschied zwischen menschlichen Handlungen als Ursache dessen, was in der Welt geschieht, und unabhängigen natürlichen biologischen Prozessen – diesen altmodischen Ursachen für Krankheit und Tod – auszulöschen. Das ist nichts weniger als ein raffinierter Weg, das Opfer zu beschämen, als ob der Tod selbst jetzt unsere Schuld wäre, das Ergebnis menschlicher Wahl, und nicht des unabhängigen Wirkens der Natur.

Aus diesem Grund ist die Natur, wie O.B. Hardison es treffend formuliert, »aus dem Tageslicht verschwunden« in den Machtbereich der Medizin, nun ersetzt durch das, was wir Menschen tun oder nicht tun.[5] Was von der Natur übrig geblieben ist, wurde zum Werkzeug unserer Handlungen und Schöpfungen. Es wurde zum Stoff, aus dem unsere Werke sind – formbar, plastisch, bearbeitungsfähig, transformierbar, von keinem inneren Gesetz kontrolliert. Was wir früher die »grausame Realität« der Natur nannten, ist jetzt in der medizinischen Konstruktion einer neuen Realität verschluckt worden, ist nun unsere eigene Schöpfung und, am bedeutsamsten, unsere volle und unvermeidliche Verantwortung.

Aber wir haben im Prozess dieses Verschwindens der Natur ein neues und tyrannisierendes Problem geschaffen. Wir taten nichts weniger, als die Sterblichkeit selbst zu unserer Schuld zu machen, zu unserer Verantwortung. Indem wir Menschen für alles verantwortlich machen und es als irrelevant betrachten, ob sie durch Handeln oder Unterlassen agieren, haben wir ihnen eine viel zu schwere, untragbare Last aufgebürdet. Wie konnte das geschehen? Sehr leicht. Wenn jeder individuelle menschliche Tod im Prinzip als medizinisch und *menschlich* verursacht und moralisch verantwortet gesehen wird, dann ist der biologische Status des Todes selbst zutiefst unsicher. Er herrscht immer noch, aber zufällig und begrenzt, nicht mit innerer Notwendigkeit. Wir sind immer noch aufgefordert, »den Tod zu akzeptieren«, wenn auch schweren Herzens. Warum eigentlich sollte irgendjemand etwas akzeptieren, was nicht sein muss?

Das mag einfach ein belastendes Paradox sein, nicht zwangsläufig tyrannisch. Die reale Tyrannei tritt auf bei der Entscheidung, wie und wann verfügbare Technik einzusetzen ist, und in der Entscheidung, ob immer noch mehr Technologie entwickelt werden soll. Der Gebrauch medizinischer Technologie ist gewöhnlich der Weg des Handelns: eine Pille verordnen, einen malignen Tumor herausschneiden oder eine Maschine zur Unterstützung der Atmung einsetzen. Unter dem Ethos des technologischen Monismus sind alle wirksamen Aktionen – und somit alle bedeutenden Anlässe – technisch, entweder technische Handlungen oder technische Unterlassungen. Was die Natur macht, ihre zugrunde liegenden natürlichen Bedingungen und Pathologien, wird irrelevant. Kein Tod ist länger »natürlich« – das Wort wird inhaltlos –, keine natürliche Ursache ist zwangsläufig entscheidend, keine Pathologie tödlich, es sei denn, das Fehlen oder Nichtanwenden einer Technologie macht sie dazu.

Tyrannei, früher einer gesetzhaften, unwandelbaren Natur zugeschrieben, außerhalb menschlicher Macht und Kontrolle liegend, ist jetzt in den menschlichen Machtbereich übernommen worden. Die Macht der Technologie verhängt den neuen Determinismus. Während einst die Natur entschied, wer leben oder sterben sollte, spielen jetzt unsere technologischen Mittel diese Rolle. Während einst die Natur beschuldigt werden konnte, den Tod zu bringen, ist es jetzt unsere Entscheidung, Technologie einzusetzen oder nicht einzusetzen, die diese Verantwortung tragen muss.

Warum nenne ich das den »neuen Determinismus«? Üben wir nicht bewusste Kontrolle über die Technologien aus? Die alte, externe, unabhängige Natur war nicht unsere Schöpfung; die neuen Technologien sind es. In einem gewissen Sinne ist das sicher wahr: Es besteht die Möglichkeit, Maschinen abzustellen, und sie werden abgestellt, Medikamente abgesetzt, Operationen nicht durchgeführt. Aber in einem anderen Sinne ist das viel weniger wahr. Der Wandel von einer dualistischen Welt, in der man physische Ursache und moralische Schuldhaftigkeit gut voneinander unterscheiden konnte, hin zu einer Welt, in der beide ineinander aufgegangen sind, schafft einen völlig anderen Handlungsspielraum, der sehr viel eingeengter ist, als es uns erscheinen mag.

Gefangene der Wahl

Im früheren Naturverständnis lagen manche Handlungen und Ereignisse in unserer Verantwortlichkeit, andere wiederum nicht, sogar die meisten nicht. In der neuen Welt der entschwundenen Natur liegen *alle* in unserer Verantwortung. Darüber hinaus liegen sie alle in unserer Verantwortung im Zusammenspiel mit wirksamen und sich weiterentwickelnden Technologien, die die Grenze zwischen Leben und Sterben immer undeutlicher werden lassen und uns gerade deshalb ihre eigenen Handlungsgesetze aufzwingen. Wo Natur war, ist menschliche Handlungsfreiheit. Wo Handlungsfreiheit ist, ist Technologie. Wo Technologie ist, ist die Handlungsfreiheit transformiert worden. Die Illusion wird gefördert, dass wir jetzt als Götter von allem, was ist, die Ursache sind (real oder potentiell) und moralisch verantwortlich sind für alles, was ist oder möglich erscheint. Es ist nicht so, dass wir es nicht besser wüssten. Wir haben einfach aufgehört, nach unserem Wissen zu handeln.

Die Ergebnisse sind befremdend, oft grotesk. Im Namen der Heiligkeit des Lebens lassen sich viele, die sich selbst als konservativ betrachten und Anhänger traditioneller religiöser Werte sind, durch medizinische Möglichkeiten in die Sklaverei zwingen, unterdrückt vom falschen Gott der Technologie. Der Wert des Lebens ist praktisch definiert, nicht durch religiöse oder moralische Grundsätze, wie es die Anhänger der Tradition wünschen, sondern durch technische Kapazitäten. Die römisch-katholische Lehre von der Unterscheidung gewöhnlicher und außergewöhnlicher Behandlungen ist ein gutes Beispiel dafür. Der wichtigste Punkt in der originalen Unterscheidung war nicht, wie allgemein angenommen, technisch einfache und technisch komplizierte medizinische Prozeduren auseinander zu halten; sondern es wurde der Unterschied zwischen Behandlungen betont, die dem Patienten keine große Last an Schmerzen, Kosten und Unannehmlichkeiten aufbürden, und jenen Behandlungen, die das tun. Aber konservative Befürworter der Unterscheidung argumentieren nun, dass es die Last der *Behandlung* ist (wird sie oder wird sie nicht beispielsweise große Schmerzen verursachen?) – das ist der Kernpunkt der Unterscheidung, und nicht die Beschwerlichkeit des Lebens, das der Behandlung folgt. Abgelehnt wird deshalb die Vorstellung, dass eine Beurteilung der Lebensqualität moralisch begründet werden soll oder kann.[6]

Daraus resultiert jedoch das überraschende Problem, dass, solange eine Behandlung nicht beschwerlich und hilfreich darin ist, Leben zu erhalten, eine Verpflichtung besteht, sie anzuwenden. Sie muss genutzt werden, so ist die Interpretation, auch wenn das Resultat darin besteht, ein Leben mit großen Schmerzen oder mit ausgeprägter Demenz oder mit dauernder Bewusstlosigkeit zu verlängern. Wenn ein billiges Antibiotikum – eine schmerzlose Behandlung – das Leben verlängern kann, dann muss es angewandt werden – ohne Rücksicht auf die Art des Lebens, das erhalten wird. Es ist eine gewöhnliche und eine nicht beschwerliche Behandlung: Deshalb muss sie angewandt werden, auch wenn der Patient als Person anschließend schlechter dran ist als vorher, und selbst dann, wenn sie die Wahrscheinlichkeit erhöht, dass ein späterer Tod schlimmer sein wird als der jetzt abgewendete.

Das Ergebnis dieser Argumentation ist unbestritten eine Form der Sklaverei unter der Technologie, so schlimm, wie man sie nur denken kann – und vor allem steht es ironischerweise einem friedlichen Tod im Wege. Die Medizin wird immer erfolgreicher darin sein, weniger beschwerliche Therapien zu finden als Therapien, die einen positiven Effekt auf die Qualität menschlichen Lebens haben. Befürworter sind der Ansicht, dass nur die Beschwerlichkeit einer Therapie in der Entscheidung berücksichtigt werden sollte, sind betört von der Vorstellung, dass die Nichtanwendung medizinischer Technologie mit absichtlichem Töten gleichzusetzen sei, nicht vereinbar mit der Unantastbarkeit des Lebens. Die Logik dieser Position wird sie zwingen hinzugehen, wohin immer die Technologie geht. Maschinen werden nur mit Zögern abgestellt, Ernährungssonden routinemäßig gelegt und nie oder nur selten wieder gezogen, übliche, nicht belastende Antibiotika stets angewendet, und alle Versuche, eine Behandlung auszusetzen, werden mit extremem Misstrauen beobachtet.

Ich will hier keinen logischen Zwang unterstellen, als könnten jene, die die Beschwerlichkeit einer Therapie zum Kriterium machen, zur Technologie nicht nein sagen oder keine Grenzen ziehen. Ich sage nur, dass die Beweislast auf der einen Seite und das Ausmaß des Misstrauens gegenüber den Motiven auf der anderen Seite so groß sind, dass in der praktischen Auswirkung diese Haltung sogar gegenüber legitimen Versuchen verheerend ist, einem Patienten das Sterben zu ermöglichen. Obwohl Ärzte nicht direkt in diese Debatte über die technischen Möglichkeiten eingegangen sind, werden ihre Belange und ihr Gewicht von ihrem ausgeprägten Zögern widergespiegelt, einfache lebensrettende Maßnahmen auszusparen, sogar wenn das Leben, das erhalten wird, schrecklich ist.

Das Problem am anderen Ende des ideologischen Spektrums ist nicht geringer. Diejenigen, die eine Liberalisierung alter Regeln und Verhaltensweisen suchen, erproben das Verschwinden der Unterscheidung von Natur und menschlichem Tun als die Gelegenheit einer endgültigen und totalen Kontrolle des menschlichen Lebens durch Euthanasie und assistierten Suizid: triumphierende Autonomie, gebanntes Leiden, gespartes Geld. Nicht weniger als ihre Gegner werden sie tyrannisiert, in diesem Fall von der Vorstellung, dass sie, wenn sie handeln können, auch handeln müssen. Krankheit muss bekämpft werden, um Leiden zu verhüten; wenn Leiden mit diesen Mitteln nicht zu verhindern ist, dann sollte es durch Euthanasie beendet werden. Die Weigerung, angesichts von Leiden entschieden zu handeln, wenn nötig mit direktem Töten, heißt, für das Leiden verantwortlich zu sein.

Die Natur zurückgewinnen

Die Entstehung des technologischen Monismus, eine Konsequenz des Verschwindens der Natur, verdeutlicht das Dilemma, in dem wir stecken. Wenn wir diesem Monismus die Vorherrschaft lassen, wird unsere medizinische Ethik von der Technologie diktiert werden, und es wird wenig Spielraum bleiben zwischen der Angst, sie einmal nicht anzuwenden, und dem Zwang, sie nur in der gefährlichen Praxis der Euthanasie zu stoppen. Aber es wird schwer sein, in einer simplen Rückkehr zur alten Natur eine Norm unseres moralischen Urteils zu finden. Nachdem die Technologie heute Bestandteil unserer Realität ist, wird eine unberührte und einfache Natur uns nicht mehr klar zu erkennen geben, wann der Tod unausweichlich ist, wann eine erstrebenswerte Lebensqualität nicht mehr erreichbar oder wann eine Behandlung nutzlos ist. In dieser Hinsicht hat die Technologie einen Umbruch herbeigeführt. Wir können nicht mehr zu einer prämodernen Welt zurückkehren, und wir sollten uns das auch nicht wünschen.

Aber wir müssen der Natur den ihr angemessenen Stellenwert zurückgeben, um den Blickwinkel auf die menschliche Verantwortung für den Tod zu korrigieren. Wir brauchen eine schlüssige und sinnvolle Interpretation der Natur, eine, die frei ist von der Einbildung, dass die Natur verschwunden sei, und insbesondere eine, die frei ist von der medizinischen Logik, dass technologischer Monismus keine Grenze mehr für die menschliche Verantwortung für Leben und Tod erkennen kann. Wir werden einen friedlichen Tod nicht finden können, wenn wir dieser Ansicht die Vorherrschaft überlassen. Wie könnten wir eine Rückkehr versuchen? Ich werde in diesem Kapitel einen Teil der Antwort umreißen und im Kapitel 5 dann abrunden.

Zu Beginn müssen drei fundamentale Irrtümer besprochen werden, die sich in der öffentlichen Meinung sowohl bei Medizinern als auch bei Laien breit gemacht haben. Zusammengefasst erzählen sie die Geschichte der Verzerrung der Natur. Der erste ist der sich ausbreitende Glaube dass, *obwohl der Tod unausweichlich sein mag, keine einzige seiner biologischen Ursachen akzeptiert werden muss, alle können prinzipiell geheilt werden.* Der zweite Fehler ist die weit verbreitete Überzeugung dass *es grundsätzlich keinen moralischen Unterschied zwischen dem Töten eines Menschen und dem Sterbenlassen eines Menschen gibt.* Der dritte Fehler ist, dass *eine Anerkennung der Unantastbarkeit des Lebens am besten in der medizinischen Wissenschaft und der technologischen Aggressivität gegen den Tod verwirklicht wird.* Der erste dieser Irrtümer macht verständlich, warum die Ausübenden der modernen Medizin von sich behaupten können, dass sie den Tod als Teil des biologischen Lebens zwar akzeptieren, sie sich aber in der Praxis so schwer tun, einen Patienten an einer bestimmten Krankheit sterben zu lassen – dem einzigen Weg, auf dem ein Patient sterben kann. Der zweite Fehler beleuchtet, warum es für manche eine unerträgliche moralische Belastung ist, einen Patienten sterben zu lassen (wenn es dem Töten gleichgesetzt wird), und für andere das Töten so annehmbar scheint wie das Sterbenlassen. Der dritte Irrtum macht klar, warum ein Zugeständnis an den Wert und die Unantastbarkeit des Lebens oft in der Sklaverei der Technologie endet, der man stillschweigend zugesteht, dass sie moralische Normen diktiert.

Zufällige Krankheit, notwendiger Tod

»Der Tod,« sagte Dr. Otto Guttentag vor über zwei Jahrzehnten zu mir, »hat in der modernen Medizin keinen Platz. Nur Pathologen nehmen den Tod ernst.«[7] Zuerst hielt ich das einfach für einen Witz. Es war aber nicht so gemeint. Der Tod kommt in den meisten modernen Lehrbüchern der Medizin nicht vor, in denen die Wissenschaft gesammelt und für die Anwendung in der Praxis ausgewertet wird. Mit Ausnahme von (üblicherweise unbedeutenden) Vorlesungen über medizinische Ethik hat er auch keinen Platz in der Ausbildung der Ärzte.

Einmal gelang es mir, eine Versammlung von Medizin-Professoren zu dem – wenn auch etwas verlegenen – Eingeständnis zu bewegen, dass in den Seifenopern des TV-Nachmittagsprogramms (wo es ein beliebtes Thema ist) wahrscheinlich mehr über die Entscheidungsfindung bei sterbenden Patienten gesprochen wird als in ihren Hörsälen. Warum? Weil der Tod keinen sinnerfüllten Platz im Denken und in den Zielen der wissenschaftlichen Medizin hat, deren unterschwelliges Ziel es ist, ihn zu besiegen.

Ich beschränke mich auf die »wissenschaftliche Medizin«, mit der ich die Ideologie und die besonderen Methoden in Forschung und Behandlung meine, die das Herzstück der modernen Medizin ausmachen. Klinische Medizin dagegen, in der die Verbindung zwischen Wissenschaft und Patientenbetreuung geschieht und in der Unsicherheit und Zwiespalt als Teil der Praxis stets gegenwärtig sind, ist eine andere Sache. Das Ziel wissenschaftlicher Forschung ist es, Krankheit zu bekämpfen, das zu überwinden, was Krankheit und Tod bringt. So bleibt der Tod aus der wissenschaftlichen Medizin völlig ausgegrenzt. Er ist der Gegner, über den nicht gesprochen werden kann.

Wie konnte das zustande kommen? Die Medizin, so glaube ich, versteht ihr zentrales Anliegen unbesehen darin, einen totalen Krieg gegen den Tod zu führen. Aber was für den wissenschaftlichen Fortschritt in der Medizin gilt, trifft sicherlich nicht im gleichen Maße für die klinische Medizin am Krankenbett zu, auch wenn diese vom wissenschaftlichen Fortschritt getragen wird und ihn ihrerseits ermutigt. Jeder Arzt weiß, dass Menschen sterben, dass für jede wirksame Behandlung von heute später eine Krankheit kommen wird, die nicht geheilt werden kann. Für jeden Patienten wird es eine letzte tödliche Krankheit geben.

Auch wenn dies offenkundig ist – die wissenschaftliche Medizin hat diese Erkenntnis aus ihrem eigenen Forschungsverständnis verdrängt. Wer sagt, dass Patienten sterben müssen? Wer sagt, dass die Ursachen des Sterbens nicht bekämpft werden können? Der Tod bleibt der Feind. Die Kliniker müssen mit ihm leben; sie wissen recht gut, dass der Tod manchmal willkommen ist. Aber die Spannung zwischen der wissenschaftlichen Medizin, der Repräsentantin der höchsten Ideale und des hochfliegendsten intellektuellen Selbstverständnisses dieser Wissenschaft, und der klinischen Medizin ist groß. Die wissenschaftliche Medizin in ihrem Kampf gegen Tod und Krankheit führt auch einen Kampf gegen die klinische Medizin, die täglich ihren Frieden mit ihnen machen muss.

Die tiefsten Wurzeln dieser Spannung betreffen nicht nur den Zwiespalt, den sie im Herzen eines Arztes (oder bei Angehörigen eines Patienten) erzeugen, sondern auch das Verständnis des Zusammenhangs von Tod und Krankheit. Der Tod wird zwar im Grunde schon verstanden als biologische Notwendigkeit, als Teil der Natur, auch wenn das kein Thema medizinischer Lehrbücher ist. Aber jeder Tod wird als abhängig betrachtet, als eine Sache des Zufalls. Mit »abhängig« und »Zufall« meine ich, dass er nicht notwendigerweise sein muss, dass im *Prinzip* und in der medizinischen *Theorie* kein Grund vorhanden ist, warum eine *bestimmte* Krankheit nicht geheilt werden könnte. Der Tod ist in gewissem Sinn biologisch vorprogrammiert, Todesursachen sind es jedoch nicht. Genauso wie die Pocken ausgemerzt wurden und Diphtherie, Fleckfieber und Typhus fast ausgemerzt, so können auch Krebs und Alzheimer bekämpft werden: Das ist der unverrückbare Glaube der wissenschaftlichen Medizin. Keine Todesursache ist außerhalb der Hoffnung; keine könnte es sein. Alle bekannten Ursachen des Sterbens können im Prinzip ausgemerzt werden, eine nach der anderen. All die Kämpfe gegen Krankheiten können zu ihrer Zeit gewonnen werden, nicht nur gegen solche, die uns töten, auch gegen solche, die unser Älterwerden belasten.

Wo bleibt da unsere Sterblichkeit? An einer befremdlichen Stelle, gleichzeitig real und irreal. Sie ist real in dem Sinn, dass es den Tod jetzt und in Zukunft für alle lebenden Wesen geben wird. Sterblichkeit als Teil unseres Schicksals ist unberührt vom Fortschritt. Keiner konnte jemals aufzeigen, wie sie in Theorie oder Praxis aus der menschlichen Existenz gelöscht werden könnte.

Aber Sterblichkeit wird auch irreal in dem Sinn, dass keine einzige konkrete Todesursache zwingend existiert. Der Tod im Allgemeinen ist unvermeidlich, aber der Tod im Einzelfall ist abhängig. Jede mögliche Todesursache kann als Teil eines unglücklichen Zufalls betrachtet werden: ein Unfall, der vermeidbar gewesen wäre, Krebs oder eine Infektion, die man bei rechtzeitigem Eingreifen hätte heilen können, eine Krankheit, die mich nicht getötet hätte, wenn sie Jahre später eingetreten und eine Heilung möglich gewesen wäre, sogar eine Erbkrankheit, die man hätte verhindern können, wenn meinen Eltern rechtzeitig diagnostische Methoden zur Verfügung gestanden wären. In der Generation meiner Eltern starben die Alten an »natürlichen Todesursachen«. Dieses Glück gibt es nicht mehr.

Die Lösung dieses Problems erscheint so simpel wie das Rätsel, das am Anfang stand: Wie kann die Sterblichkeit unser Schicksal sein, wenn es im Prinzip keine einzelne Todesursache gibt, für die eine Heilung nicht möglich erschiene? Die Antwort ist einfach und wird deshalb leicht übersehen: Wenn eine Erkrankung geheilt wurde, wird eine andere auftreten. Die Sterblichkeit arbeitet sozusagen rückwärts. An irgendetwas werden wir sterben, denn unsere Körper werden alt und unfähig, sich zu regenerieren. Wenn uns nicht die eine Sache zur Strecke bringt, wird es die nächste tun. An irgendeiner Krankheit werden wir sterben – wenn nicht an der gegenwärtigen, die vielleicht heilbar ist, dann an einer späteren, die ihren Platz einnimmt. Solange nicht wissenschaftlich bewiesen ist, dass es eine vorstellbare letzte Krankheit gibt, die, wenn sie überwunden wird, keine nachfolgende Krankheit mehr zulässt, bleibt der Tod unser Los.

Töten und Sterbenlassen

Kein philosophisches Problem ist so tief greifend in der modernen Medizin wie die moralische Bewertung der Grenzlinie – sofern es sie gibt – zwischen dem Akt der Handlung und der Unterlassung sowie zwischen menschlicher Instanz und natürlichem Verlauf.[8] Wenn wir es akzeptieren, dass die Natur verschwunden ist, verschwindet auch diese Grenzlinie. Die Unterscheidung zwischen dem Töten eines Menschen und dem Sterbenlassen dieses Menschen, so wird argumentiert, sollte ganz aufgegeben werden. Ich möchte im Gegensatz dazu darauf beharren, dass diese traditionelle, lange gültige moralische Unterscheidung ihren Wert behält. Es wird immer ein gravierender Unterschied sein zwischen dem, was die Natur uns antut, und dem, was wir uns gegenseitig antun. Es gibt keinen überzeugenderen Beweis für die Vorstellung einer verschwindenden Natur als die enthusiastische Forderung nach Beseitigung dieser Unterscheidung.

Warum wollen ihn manche nicht gelten lassen? Ich kann nichts Besseres tun, als den beredtesten der Kritiker dieser Unterscheidung, James Rachels, wörtlich zu zitieren: »Der bloße Unterschied zwischen Töten und Sterbenlassen ist in sich selbst kein moralischer Unterschied. Wenn ein Arzt aus humanen Überlegungen einen Patienten sterben lässt, ist er moralisch in derselben Position, als hätte er dem Patienten aus humanen Gründen eine tödliche Injektion gegeben. Wenn seine Entscheidung falsch war – wenn zum Beispiel die Krankheit des Patienten heilbar gewesen wäre –, müsste man die Entscheidung gleichermaßen bedauern, ganz gleich, mit welcher Methode sie ausgeführt wurde. Und wenn die Entscheidung des Arztes richtig war, ist die angewandte Methode unwichtig.«[9] Als Kritik auf eine Entscheidung eines amerikanischen Ärzteverbandes, der die traditionelle Unterscheidung aufrechterhielt, geht Rachel so weit, zu sagen, dass diese Entscheidung falsch war »in der Leugnung, dass die Beendigung einer Therapie die absichtliche Beendigung eines Lebens ist ... Natürlich ist sie genau das; wenn sie es nicht wäre, gäbe es keine Diskussion.«[10]

Hier gibt es drei Fehler, die meiner Meinung nach alle aus Rachels zugrunde liegendem – aber fehlerhaftem – Verständnis der Natur herrühren. Für einige Überlegungen ist es sicher richtig, dass »die bloße Unterscheidung« irrelevant ist: wenn wir *nur* betrachten, ob die Handlungen oder Unterlassungen eines Arztes moralische Schuld bedeuten. Ein Arzt kann fehlerhaft, entweder durch Unwissenheit oder mit Absicht, einen Patienten sterben lassen – das heißt, er lässt einer tödlichen Erkrankung ihren Verlauf, die er, nach moralischen Maßstäben, eigentlich hätte aufhalten müssen. Aber wenn wir nach der tieferen Bedeutung des Unterschieds zwischen Töten und Sterbenlassen fragen, tauchen wichtige Überlegungen auf.

Da ist erstens die Tatsache, dass in der Realität der Natur töten und sterben lassen ursächlich verschieden sind. »Sterbenlassen« ist physisch nur möglich, wenn eine Grundkrankheit besteht, die zum Tod führt. Wenn Sie mich jetzt, bei guter Gesundheit, an eine Beatmungsmaschine anschließen, wird gar nichts passieren, wenn sie abgestellt wird. Niemand kann mich durch das Abstellen einer Beatmungsmaschine »sterben lassen«, solange ich gesunde Lungen habe. Das ist jedoch völlig anders, wenn mir ein Arzt ein muskelrelaxierendes Mittel injiziert, das meine Atmung lähmt. Gesund oder nicht, meine Lungen werden aufhören zu funktionieren und ich werde sterben. Das ist es, was »töten« im Gegensatz zu »sterben lassen« bedeutet. Formal ausgedrückt: Es muss ein zugrunde liegender tödlicher pathologischer Prozess im Gange sein, wenn Sterbenlassen überhaupt möglich ist. Im Gegensatz dazu schafft das Töten seinen eigenen tödlichen pathologischen Prozess. Nur die Handlung des Arztes, der die tödliche Injektion gibt, ist notwendig, um den Tod herbeizuführen.

Auch wenn das Resultat von Töten und Sterbenlassen in gewisser Hinsicht gleich ist – der Tod des Patienten –, so bedeutet dies nicht, dass die kausale Differenz der beiden Ereignisse moralisch irrelevant ist. Hier liegt Rachels zweiter Fehler: die Unterstellung, dass die Intention im Sterbenlassen normalerweise die gleiche ist wie beim Töten, nämlich jemandem den Tod zu bringen. Es gibt gewiss Fälle, wo wir *vielleicht* den Tod eines Menschen herbeiwünschen und eine Maschine abstellen, um ihn herbeizuführen. Aber es gibt in der medizinischen Praxis weit mehr Fälle, in denen man einen Patienten sterben lässt in der Einsicht, dass es nicht mehr sinnvoll ist – medizinisch und/oder moralisch – lebensverlängernde Maßnahmen fortzuführen. Seit jeher haben Ärzte die Behandlung von Patienten abgebrochen, wenn ihre Kunst am Ende war. Es gibt keinen Grund für die Annahme, dass es in der Regel ihr ursprüngliches Ziel war, die Patienten zu töten.

Zwei Dinge müssen hier auseinander gehalten werden. Das erste ist: Was rechtfertigt – medizinisch und moralisch – die Aussage, dass es sinnlos ist, eine lebensverlängernde Behandlung weiterzuführen? Das andere ist die Bedeutung dieses Urteils, wenn es dazu führt, dass diese Behandlung abgebrochen wird. Hier reicht die Feststellung aus, dass, wenn man einmal zu dem Entschluss gelangte, dass eine Behandlung sinnlos ist, es eine lange geübte medizinische Praxis ist, diese Behandlung abzubrechen. Ärzte sollten nicht gezwungen sein, Sinnloses zu tun. Solche Handlungen wären ein Missbrauch ihrer Fähigkeiten und ihrer Erfahrung, eine Art Hohn auf ihre Berufung.

Aber was ist die *Bedeutung* des Urteils, dass etwas sinnlos ist, welche Intention wird ausgedrückt, wenn man danach handelt? Es ist nicht (und war es in der Regel nie) das Urteil, dass ein Patient tot sein *sollte* oder dass es besser wäre, wenn er tot wäre. Es ist im Prinzip überhaupt kein Urteil über das Leben eines Patienten. Stattdessen ist es eine Beurteilung der medizinischen Möglichkeiten, einem Patienten zu nutzen. Es ist ein Weg, zuzugeben, dass es einem Patienten erlaubt sein sollte, zu sterben, weil die Grenzen medizinischer Möglichkeiten erreicht sind.

Solche Beurteilungen und die resultierende Unterlassung einer Behandlung eine »Intention« zum Töten zu nennen, ist eine Verzerrung dessen, was geschieht. Einige Beispiele sollen das verdeutlichen. Wenn ich ein Rennen laufe und sehe, dass ich nicht gewinnen kann, kann man mir dann die *Intention* zum Verlieren vorwerfen, wenn ich in der Geschwindigkeit nachlasse? Oder wenn ich es aufgebe, in einem heftigen Schneesturm den Weg zu meiner Garage freizuschaufeln, weil ich nicht mithalten kann, habe ich dann die *Intention,* den Weg voller Schnee zu haben? Wenn wir erkennen, dass ein bestimmtes Resultat das Ergebnis unserer Handlungen sein wird, dann nehmen wir es normalerweise hin, dass man uns die entsprechende Intention zuschreibt. Es ist üblich, Menschen für das Ergebnis ihrer Handlungen verantwortlich zu machen, auch wenn sie das Resultat nicht direkt beabsichtigt haben.

Aber diese Logik gilt nicht im Fall eines sterbenden Patienten. Da der Tod früher oder später biologisch unvermeidlich ist – nicht als Resultat unserer Handlungen, sondern außerhalb ihrer –, kann man schlecht sagen, dass wir den Tod »wollen«, wenn wir ihn nicht mehr länger verhindern können. Da Sterblichkeit unser Schicksal ist, biologisch vorgegeben, wird zwangsläufig eine Behandlung an einem gewissen Punkt nicht mehr helfen, uns am Leben zu erhalten. Auch wenn wir viele erfolgreiche Behandlungen durchgemacht haben, eine wird immer die letzte sein, die versagt. Wenn ein Arzt einen Patienten für ein oder zwei Tage am Leben erhalten kann, es aber sinnlos findet, diesen Prozess zu verlängern, heißt das auch nicht, dass er den Tod des Patienten »will«. Die einzige Intention ist es, eine sinnlose Handlung abzubrechen und, positiv ausgedrückt, die Gewalt der Natur geschehen zu lassen, über die wir wenig Kontrolle haben. Ärzte behandeln ihre Patienten in erster Linie, um ihnen zu helfen, um sie wieder gesund zu machen. Sie beenden in der Regel eine Behandlung dann, wenn nichts Aussichtsreiches mehr getan werden kann und nicht, weil sie wünschen oder wollen, dass die Patienten tot sind.

Nirgends wird die schädliche Macht des technologischen Monismus deutlicher als in den Vorstellungen von Kausalität und Intention, die hinter der Annahme stehen, dass der Abbruch einer nutzlosen Behandlung eine Intention zum Töten beinhaltet. Das ist, um es nochmals zu betonen, eine Vermengung menschlicher Handlungen und natürlicher Abläufe, indem die Ersteren die Letzteren verschlucken. Ärzte werden nicht nur für ihre Unterlassungen verantwortlich gemacht, die es ermöglichen, dass der Tod eintritt, man behauptet auch – als ob sie Götter wären –, dass sie wollen, was die Natur einst festgelegt hat. Das sind Gedankengänge, die die Medizin zum perfekten Gefangenen ihrer eigenen Kräfte machen und inzwischen Aktionen und Intentionen mit einschließen.

Rachels dritter Fehler ist die Meinung, dass die Methode, mit der ein Arzt den Tod eines Patienten herbeiführt, »in sich selbst nicht entscheidend« sei. Doch, sie ist entscheidend – und das aus einem offensichtlichen Grund: Beim »Sterbenlassen« ist es die Krankheit, die den Tod eines Patienten herbeiführt, nicht der Arzt; und sein traditioneller Standpunkt, die Tötung eines Patienten zu verweigern, ist nicht geändert worden. Im Fall des Tötens sind Ärzte die Ursache des Todes. Dieser Unterschied löscht den überkommenen moralischen Vorbehalt gegen das Töten durch Ärzte aus, und er führt eine neue Rechtfertigung für das Töten ein, das Beenden von Leiden. Selbst wenn man diese Veränderung bejaht, kann man sie wirklich als »in sich selbst nicht entscheidend« darstellen? Nicht weniger als das Selbstverständnis und die Ziele der Medizin stehen deshalb zur Diskussion.

Ich will nicht leugnen, dass Ärzte fehlerhaft einen Patienten sterben lassen können und auf diese Weise schuld sind an diesem Tod. Deshalb sagt man in der Umgangssprache, dass ein Arzt einen Patienten »getötet« hat, wenn eine Behandlung unter falschen Voraussetzungen abgebrochen wird. Solch eine linguistische Einstufung erlaubt es uns, diesen Arzt in dieselbe moralische Kategorie zu stellen wie jene, die direkt andere Menschen töten; so drücken wir unsere stärkste moralische Verurteilung aus. Aber es ist nicht tatsächlich der Fall, dass der Arzt tötet. Nur die zugrunde liegende Krankheit kann den Tod herbeiführen, wenn eine Behandlung beendet wird.

Warum ein so nachdrückliches Beharren auf den *tatsächlichen* Ursachen des Todes? Welchen Unterschied macht das? Ein Grund ist, dass die psychologische Fähigkeit, natürliche Ursachen klar im Auge zu behalten, die erste Verteidigungslinie gegen die täuschende Vorstellung einer verschwindenden Natur und eines zunehmend omnipotenten menschlichen Handelns sein kann. Es ist ein lebendiger – weil wahrer – Weg, uns selbst daran zu erinnern, dass eine physische Natur außerhalb von uns und unabhängig von unseren Handlungen existiert. Der Tod verschwindet nicht aus der Natur. Jeder stirbt. Es hat den Tod immer gegeben und es gibt ihn auch jetzt.

Wir haben den Tod nicht erfunden und wir können ihn nicht auslöschen. Kausalität und Schuld in eines zu werfen, die Natur zu betrachten, als könnten wir ohne Abhängigkeit von ihr unsere moralischen Urteile fällen, hat zwei gravierende, wenn auch paradoxe Effekte: Diese Haltung verstärkt die Tendenz in unserer Kultur, den Tod überhaupt zu verleugnen, den Tod aus dem Gesichtsfeld zu verbannen: So wie die Natur zurückweicht, so auch der Tod. Aber das steigert die menschliche Verantwortung für den Tod ins Monströse. Wenn die Natur zurückweicht, ist alles, was geschieht oder nicht geschieht, unsere menschliche Schuld. Keine dieser Vorstellungen ist vernünftig oder erträglich.

Aber es gibt noch einen anderen, nicht weniger wichtigen Grund, den Unterschied zwischen Kausalität und Schuld so stark zu betonen: Diese Unterscheidung macht uns das Ausmaß deutlich, in dem moralische Normen und Regeln im Zusammenhang mit dem Tod und der Behandlung schwer kranker Patienten allmählich über die Basis der natürlichen Ursachen gebreitet wurden und sie dadurch verschleierten. Ich möchte damit einfach die Tatsache hervorheben, dass im Umgang mit dem Tod Menschen über die natürlichen Ursachen ein Gespinst aus Moralität geworfen haben, aber so langsam und subtil, dass die Grenze zwischen Natur und Moral verwischt wurde. Dies wiederum macht die Bühne frei für den technologischen Monismus, der uns direkt verantwortlich machen möchte für jene Tode, die jeder Nichtanwendung der Technologie folgen.

Die Debatte über Beendigung einer künstlichen Ernährung und Flüssigkeitszufuhr beleuchtet die Verwirrung, die der technologische Monismus angerichtet hat.[11] Manche Liberale und viele Konservative glauben, dass die Beendigung solcher Behandlungsformen moralisch dem Töten eines Patienten gleichkommt. Die einen halten es für akzeptabel, dies zu tun – nicht jedes Töten ist moralisch verwerflich –, während die anderen es für falsch halten und es tatsächlich als ein grausames Verhungernlassen ansehen. Ich komme zu der Überzeugung, dass beide sich täuschen. Wenn die Unfähigkeit, Nahrung und Flüssigkeit oral aufzunehmen, normale Begleiterscheinungen einer terminalen Erkrankung sind – wie es seit undenklichen Zeiten war –, sollte sie als Symptom (natürlich nicht als immer sicheres Symptom) einer terminalen Erkrankung gewertet werden, eine Art und Weise, in der ein sterbender Körper seine Funktionen einstellt. Dies empfand man bis vor einiger Zeit nie als »Verhungernlassen« des Patienten, denn das suggeriert einen grausamen, qualvollen Tod. Die Todesursache wurde in der Grundkrankheit gesehen und die Unfähigkeit, Nahrung aufzunehmen, als Symptom, in dem sich die tödliche Krankheit manifestierte. Die Unfähigkeit zur Aufnahme von Nahrung und Flüssigkeit beschleunigte das endgültige, normalerweise kurze Koma. Es führte zu einem friedlichen und nicht zu einem grausamen Tod.

All dies änderte sich mit der Einführung der vielfältigen Möglichkeiten künstlicher Zufuhr von Flüssigkeit und Nahrung. Sie waren als befristete Überbrückung für Patienten nach Operationen konzipiert, eine limitierte technische Intervention; dann setzte man sie zunehmend bei Patienten ein, die nicht mehr in der Lage waren, Nahrung und Wasser oral aufzunehmen. Als dies einmal Routine geworden war, wurde es nicht mehr länger als »Behandlung« angesehen. Wir vergaßen schnell, dass das Sterben früher immer durch die natürliche Unfähigkeit, zu essen und Wasser zu trinken, eingeleitet wurde – »natürlich« heißt, dass es in der Regel als Folge eines fortschreitenden Organversagens auftrat. Doch schon bald – in einem Zeitraum von weniger als zwanzig Jahren zwischen 1970 und 1990 – führte man eine neue Kategorie moralisch erforderlicher Behandlungen ein. Die Folgerung schien fast vorprogrammiert: Diese neuen Formen der Behandlung zu stoppen war eine Todes*ursache* und deshalb moralisch unannehmbar. Damit führte man eine ganz neue moralische Regel ein, die den zugrunde liegenden pathologischen Prozess zudeckte. Es ist wichtig zu sehen, dass sie, obwohl sie neu war, als Aussage über die Natur und die Ursachen des Todes getarnt wurde. Wo einst die Natur Menschen getötet hatte, indem sie sie der Fähigkeit zu essen beraubte, war jetzt die Schuld den menschlichen Wesen aufgeladen worden, die es versäumten, für künstliche Ernährung zu sorgen. Diese Art der Argumentation ist ein so gutes Beispiel für den technologischen Monismus, wie es besser nicht sein kann.

Eine Überlagerung durch die Moral

Lassen Sie mich meine Überlegungen hier etwas deutlicher machen. In ihrer Diskussion über die gesetzliche Unterscheidung von Unterlassungen und Handlungen argumentieren die Rechtsgelehrten H.L.A. Hart und Tony Honoré, dass im Lauf der Zeit soziale Gewohnheiten, Regeln und Übereinkommen entwickelt wurden, um Schaden zu vermeiden, falls wir es versäumen, gefährlichen natürlichen Ereignissen entgegenzutreten. »Diese sind«, so schreiben sie »zur ›zweiten Natur‹ geworden und damit zur ›zweiten Norm‹.«[12] Wir können deshalb in der Alltagssprache sagen, dass ein Arzt einen Patienten »tötet«, wenn er es versäumt, einen Patienten mit Atemnot rechtzeitig an eine Beatmungsmaschine anzuschließen. Aber diese

Aussage spiegelt eine moralische Übereinkunft wider, die der Natur übergestülpt wurde. Sie ist Ausdruck der Tatsache, dass im Lauf der Zeit ein moralisches Gesetz entwickelt wurde, das Ärzte für *bestimmte* ihrer Unterlassungen zur Verantwortung zieht, jene, die wir als Unterlassungen unter falschen Voraussetzungen beurteilen.

Das ist nicht schlimm, solange wir im Auge behalten, dass es ein geschaffenes Moralgesetz über die Verpflichtung eines Arztes ist und nicht ein Urteil über den natürlichen Ablauf der Dinge, das uns suggeriert, als wäre es die Unterlassung des Arztes, die den Patienten »tötet«. Wir irren uns jedoch, wenn wir denken, dass der Arzt im wahrsten Sinne des Wortes den Tod verursacht hat. Der Tod resultiert aus der zugrunde liegenden Krankheit, die allein dafür verantwortlich ist, dass die Unterlassung des Arztes für den Ausgang einen Unterschied macht. Es ist lediglich unser im Lauf der Zeit entstandenes, von Menschen geschaffenes moralisches Gesetz über die Verantwortlichkeit der Ärzte, das uns erlaubt, einen Arzt der »Tötung« eines Patienten zu bezichtigen.

Betrachten Sie eine Analogie: Wenn ich auf einem Waldspaziergang ein sterbendes wildes Tier sehe, kann man sagen, dass das Tier »aus natürlichen Ursachen« stirbt, und ich habe keine moralische Verpflichtung, sein Leben zu retten. Ich habe keine Schuld an der ursächlichen Bedingung, die das Tier an den Rand des Todes gebracht hat. Unser Moralgesetz und unsere Verhaltensnormen legen mir keine Verpflichtung auf, ein sterbendes Wild zu retten. Sehe ich jedoch auf dem Weg, dass beispielsweise ein Kind in Lebensgefahr schwebt, trüge ich Schuld, wenn ich es liegen ließe. Unsere Moralgesetze und Normen verlangen, dass ich ihm helfe. Man könnte mich in überzeugender Weise anklagen, dass ich das Kind »getötet« hätte, wenn ich aus Faulheit oder Gleichgültigkeit vorbeigehe. Beachten Sie bitte, dass der einzige Unterschied zwischen diesen beiden Situationen nicht in den zugrunde liegenden physischen Ursachen liegt, die dem Tier und dem Kind den Tod bringen, sondern im Moralgesetz, das wir über beide

Ereignisse gelegt haben und das eine unterschiedliche Verantwortlichkeit aufweist. Aber der Akt der Unterlassung – der Fehler, nicht in den natürlichen Ablauf der Ereignisse eingegriffen zu haben – wäre genau der gleiche.

Die Natur ist keineswegs verschwunden. Am Schluss dominiert der Tod hart und schnell wie immer, deshalb tragen Menschen nur eine begrenzte Verantwortung für ihn. Wir können *nur* in dem Ausmaß zur Rechenschaft gezogen werden, in dem wir ein Gebäude moralischer Gesetze und Prinzipien über der Natur errichtet haben, das unser Verhalten in der Manipulation der Biologie von Krankheit und Tod regelt. Technologischer Monismus – der Zwang zur Anwendung der Technologie aus Angst, dass eine Nichtanwendung uns für einen resultierenden Tod verantwortlich macht – kann nur in der Erkenntnis des willkürlichen Überbaus dieser moralischen Gesetze durchbrochen werden. Wir haben sie geschaffen und wir können sie ändern. Genauer gesagt, es ist ein Trugschluss zu glauben dass, weil wir ein gesellschaftlich errichtetes Gebäude moralischer Regeln und die Macht zur Manipulation des Todes mit technologischen Mitteln haben, wir für den Tod verantwortlich geworden sind, als ob er jetzt eher ein medizinischer Kunstfehler wäre und nicht das, was er immer noch ist: eine unabhängige biologische Realität.

Die Unantastbarkeit des Lebens und der technologische Imperativ

Die Angst vor dem Tod und die Meinung, dass der Tod ein Übel ist, scheinen Grund genug, gegen ihn zu kämpfen. Aber wir wissen auch um die Grausamkeiten der Kriege, Pogrome und politischer Gewaltherrschaften oder von den mehr profanen Greueltaten unserer eigenen zivilisierten Gesellschaft, so dass man gegenüber dem Tod leicht unsensibel werden kann, ihn sogar glorifiziert. Keine zivilisierte

Gesellschaft kann sich allein auf die instinktive Furcht vor dem Tod verlassen, um die soziale Sicherung gegen Gewalttätigkeit zu gewährleisten, ohne einen positiven Impetus zu geben, Leben zu respektieren.

Das macht moralische Regeln und Gebote notwendig sowie gesetzliche Sanktionen und die Forderung nach Tugenden und Gewohnheiten, die das Leben schützen. Der Wert des Lebens muss vor allen Dingen positiv bestätigt und nicht nur die Furcht vor dem Tod wachgerufen werden. In den Vorstellungen von der Unantastbarkeit des Lebens oder der Würde des individuellen Lebens hat diese Bestätigung Ausdruck gefunden.

Aber in der Entstehung und im Fortschritt der wissenschaftlichen Medizin und anderer Kräfte, mit denen wir die Natur kontrollieren und verändern, haben diese Vorstellungen eine tiefe Zwiespältigkeit ausgelöst. Sollte der Tod durch natürliche Ursachen und Kräfte außerhalb des menschlichen Zutuns – Krankheit, Unfall, Naturkatastrophen – als Übel im gleichen Sinn verstanden werden wie der Tod durch Aktivitäten der Menschen? Wenn der Tod ein Übel ist und das Leben ein Gut, sollte man den Tod durch eine Krebserkrankung als genauso schlimm betrachten wie den Tod durch Mord? Wenn eine Gesellschaft es für notwendig hält, auch nur einen einzigen Mord zu verhindern, ist es für diese Gesellschaft vernünftig, einen einzigen Krebstoten als einen zu viel zu betrachten?

Nein. Das eigentliche Übel des Todes liegt darin, dass er unsere Grenzen und unsere Endlichkeit deutlich macht. Es ist ein Fehler, zu denken, dass diese Endlichkeit am besten durch eine Anbetung des medizinischen Fortschritts und eine Verhinderung des Todes bekämpft wird. Die Einbindung dieses Fortschritts in einen unbegrenzten Kampf gegen den Tod durch Krankheiten ist ein grundlegender Fehler. Wenn es in unserer Natur als biologische Kreaturen liegt, dass wir sterben müssen – eine Folge unserer Endlichkeit –, dann ist es dumm zu glauben, dass der Tod mit der medizinischen Wissenschaft zu überwinden ist.

Noch irreführender ist der Glaube, dass wir das Leben ehren oder unser Missfallen am Phänomen Tod ausdrücken, wenn wir ihn stets als Feind betrachten. Er ist *ein* Feind, aber nicht *der* Feind. *Der* Feind ist unsere Endlichkeit, unser letztendlich ungestilltes Verlangen nach mehr, als wir haben. Wir lehnen den Tod ab, weil er die Gefahr in Vollendung symbolisiert und das große enttäuschende Finale eines Lebens ist, das immer gezeichnet ist durch Einschränkungen, Grenzen, Zäune und Verbote. Ich möchte als »medizinischen Trugschluss« den Glauben bezeichnen, dass wir in der Medizin das angemessene Mittel gegen unsere Endlichkeit oder den tiefsten Ausdruck unseres Respektes vor dem Leben gefunden haben. Das ist ein Irrglaube.

Wie kam es zu diesem Irrglauben? Meine Vermutung: Aus welcher Ironie der historischen Entwicklung auch immer, die Ideen des *wissenschaftlichen Fortschritts* und der *Unantastbarkeit des Lebens* halten sich heutzutage in gegenseitiger Gefangenschaft, zum beiderseitigen Schaden. Für ihren Teil hat die medizinische Wissenschaft, indem sie alle Ursachen des Sterbens als vermeidbare Übel behandelte (gleichbedeutende Übel wie den Tod selbst), die Hoffnung genährt, dass man die Todesursachen ausrotten könne – und hat diese Hoffnung zum moralischen Imperativ gemacht. Zum anderen Teil spielt eine weit gefasste Auslegung der Unantastbarkeit des Lebens im wissenschaftlichen Ehrgeiz mit: Wenn das Leben heilig ist und der Tod ein Übel, dann ist es unsere gemeinsame Pflicht, alles zu unterstützen, was den Tod aufhält und das Leben schützt.

Ein Mangel in der medizinischen Versorgung, so scheinen manche zu glauben, ist nicht weniger ein Angriff auf den Wert des Lebens als ein Versäumnis, Gesetze gegen Mord durchzusetzen: Beim Ersten handelt es sich nur um subtilere, eher verschwiegene Wege, Menschen zu töten. Wie Mary Lasker, die hochgeschätzte Lobbyistin für die *National Institutes of Health* in den 50er- und 60er-Jahren, einmal sagte, »Ich bin tatsächlich genauso strikt gegen Herzattacken und Krebs und Schlaganfälle, wie ich gegen die Sünde bin.«[13]

Mit welchem Resultat? Ohne recht zu begreifen, was wir taten, haben wir über die Maßnahmen gegen Krankheit und Tod ein Netz moralischer Verpflichtungen geworfen, fast identisch mit dem, das früher nur zur Beurteilung menschlichen Verhaltens benutzt wurde, um absichtliche Gewalt und Mord einzudämmen. Unsere kulturelle Tradition ist so weit gegangen, der Krankheit als der Ursache des Todes die gleiche Rolle als Übeltäter anzulasten wie dem Mörder, der mit Absicht tötet. Wir können Krankheit nicht ins Gefängnis stecken, aber wir können sie als Übel personifizieren, und wir können jene fast so hart wie Mörder verurteilen, die sich weigern, die volle Macht medizinischer Wissenschaft gegen sie einzusetzen. Auf diese Weise brachten wir die Verantwortung des Menschen in der Auseinandersetzung mit natürlichen Übeln mit der Verantwortlichkeit für absichtlich Schaden bringende menschliche Handlungen durcheinander. Damit haben wir uns selbst ein exzessives Maß moralischer Verpflichtung aufgeladen, täglich sichtbar im Zögern und in den Schuldgefühlen von Ärzten und Familienangehörigen bei der Beendigung von Therapien bei Schwerkranken und Sterbenden.

Wir haben beabsichtigt, den Wert des Lebens zu ehren, indem wir Geld und Forschung gegen den Tod einsetzten. Aber das Leben war schon wertvoll, bevor die moderne Medizin es zu verbessern suchte. Die Verlängerung der Lebenserwartung wurde zum Segen für die Menschen, aber nicht, weil sie den *Wert* des Lebens erhöhte. Ich glaube, dass bezüglich der »Helligkeit des Lebens« weder die tief religiösen noch die nichtreligiösen Traditionen das menschliche Leben als solches für das allerhöchste Gut halten. Diese Ansicht, oft als »Vitalismus« bezeichnet, hat wenige eingeschworene Anhänger. Die religiösen Traditionen halten nur Gott für das allerhöchste Gut, während die meisten nichtreligiösen Traditionen den Respekt vor dem Leben in Verbindung sehen mit dem Bewahren menschlicher Fähigkeiten, zu leben – diese sind die Quellen seines Wertes. Ich möchte aber mit der »Heiligkeit des Lebens« unbedingt zum Ausdruck bringen, dass menschliches Leben grundsätzlich einen hohen und wichtigen Wert hat, aber keinen absoluten oder unbesehen höchsten Wert.

Auf jeden Fall ist das Prinzip verdreht und missbraucht worden. Das konnte nur geschehen, indem das Prinzip ganz in den Versprechungen der medizinischen Macht und des medizinischen Fortschritts aufging. Dieses Versprechen ließ die logische Folgerung zu, dass wegen des Respektes vor dem Leben und der Beurteilung des Todes als ein Übel der Tod ein realisierbares Ende finden muss, seine Eliminierung durch die Wissenschaft. So wurde die perfekte »double-bind« geknüpft: Wenn es uns ernst ist mit der Achtung vor dem Leben und dem Abscheu vor dem Tod, dürfen wir uns der medizinischen Wissenschaft nicht widersetzen – unserer größten Hoffnung, den Tod auszumerzen. Wenn wir zögern, diese Wissenschaft bis an ihre Grenzen auszuschöpfen, sie im Zweifelsfall immer anzuwenden, machen wir uns nicht nur der fehlenden Hoffnung in die Nützlichkeit der Wissenschaft schuldig, sondern wir nehmen auch die Heiligkeit des Lebens nicht ernst genug.

Solche Gedankengänge hätten sich nicht durchsetzen können, wäre da nicht noch eine andere Entwicklung abgelaufen. Die Personifizierung von Krankheiten als üble Vorboten des Todes hat unser Verständnis von der Medizin und ihrer Beziehung zur Natur gestört und korrumpiert. So wie die Unterstellung einer generellen menschlichen Verantwortung für den Tod unser Urteil für das angemessene Maß unserer moralischen Verpflichtung, den Tod zu bekämpfen, getrübt hat, machte genauso unser Entwurf von der Medizin als dem Erzfeind von Tod und Krankheit ihre Rolle und ihr Selbstverständnis zunichte. Wie konnte das geschehen? Indem sich die Medizin das Prinzip von der Heiligkeit des Lebens völlig zu Eigen machte und sich selbst als *einzig* wirksame Verteidigerin dieses Prinzips gegen die Grausamkeit der Natur erklärte, hat sich diese Medizin eine heilige Funktion zugesprochen und wurde von der Gesellschaft darin sanktioniert. So wie das Strafsystem unsere Waffe gegen Mord und Gewalttat ist, die Menschen sich gegenseitig antun, so haben wir der Medizin den Auftrag erteilt, uns gegen Untergang und Zerstörung zu verteidigen, die uns von unserer biologischen Natur auferlegt wurden.

In ihrer geheiligten Rolle als Kämpferin gegen Krankheit und Tod erlaubt die Medizin keine Grenzen in ihren Entwürfen: Jede Krankheit, die geheilt werden kann, soll geheilt werden, und es gibt keine, die im Prinzip nicht geheilt werden kann. Jeder Tod, der abgewehrt werden kann, soll abgewehrt werden, und es gibt keinen Tod, der im Prinzip nicht abgewehrt werden kann. Wie bereits anfänglich erwähnt: Genauso, wie ein Mord für eine zivilisierte Gesellschaft einer zu viel ist, so ist ein Tod durch eine Krankheit für ein ordentliches Gesundheitssystem einer zu viel.

In der Interpretation der starken Bindung zwischen der wissenschaftlichen Medizin und der Heiligkeit des Lebens, die ich hier entwickle, muss man erkennen, dass diese Bindung völlig vereinbar ist mit der klinischen Praxis, tatsächlich Behandlungen abzubrechen. Es ist möglich, einzugestehen, dass – wenn ein Leben nur mehr eine Verlängerung des Sterbens ist, ein Tal von Schmerzen, Leiden und Siechtum – nicht mehr zwingend mit allen Mitteln behandelt werden muss. Im Gegensatz dazu möchte ich hier die Aufmerksamkeit auf das *Ideal* der Medizin lenken, die gelegentlich einen Kompromiss mit der Realität schließen muss: Krankheit und Tod sind die ärgsten Übel und ihre Ausrottung das Ideal und das logische Ziel der wissenschaftlichen Medizin. Und nur dann, wenn im Einzelfall dieses Ideal nicht erreicht werden kann, ist es legitim, den Kampf abzubrechen.

Aber wenn das zutrifft, begreifen wir wieder einmal, warum manche Kliniker und Familienangehörige den Tod als Versagen verstehen und die Notwendigkeit zur Beendigung einer Behandlung als zweitbeste Wahl des kleineren Übels. Dass dies eine Falle ist, wird sehr anschaulich bei der Überlegung, wie die technologischen Möglichkeiten mehr und mehr die Grenze zwischen Leben und Sterben verwischen, wie man bei fast jeder terminalen Erkrankung immer noch eine medizinische Behandlung finden kann, die wenigstens ein bisschen etwas ändert. Unter diesem Gesichtspunkt wird der Abbruch einer Behandlung zu leicht als ein Akt der Unterlassung beurteilt, der den Tod herbeiführt, und die Verantwortlichkeit für diesen Tod wird nicht der Natur und der Krankheit zugeschrieben, sondern sie ist die Schuld dessen, der sich für das Abbrechen entschieden hat.

Worauf will ich hinaus? Mein Ziel ist, die Verbindung zwischen den technologischen Möglichkeiten der Medizin bei der Rettung und Erhaltung des Lebens und dem Wert, den wir dem Leben beimessen, fast ganz zu zerreißen. Ich sage »fast«, denn zweifellos kann medizinische Leistung dem menschlichen Leben dienen, es verbessern und verlängern. Der Fehler liegt in dem Gedanken, dass in der Medizin der beste Verbündete gefunden wurde, den Wert des Lebens zu erhöhen. Das ist falsch. Der Wert des Lebens liegt im Leben selber, nicht in der Möglichkeit, durch die Medizin verlängert zu werden. Die Medizin kann die *Qualität* des Lebens erhöhen, nicht seinen Wert. Mit genau der gleichen Begründung darf man sagen, dass Medizin die Qualität des Lebens beeinträchtigen kann, aber nicht den Wert des Lebens. Der Irrtum liegt darin zu denken, dass medizinisches Wissen unweigerlich das Leben verbessert und damit der natürliche Retter der Heiligkeit des Lebens ist. Es ist keineswegs automatisch und unausweichlich, dass die Medizin das Leben verbessert; sie kann das oder kann es nicht, je nachdem, wie sie eingesetzt wird. Aber dem Glauben an die Medizin und der Verpflichtung, Leben zu respektieren, wurde es erlaubt, sich gegenseitig in einer gefährlichen und verwirrenden Weise zu verstärken.

Warum ist es so schwer, einen friedlichen Tod zu sterben?

Im vorausgehenden Kapitel habe ich die Frage gestellt: Warum ist es so schwierig, einen gezähmten oder friedlichen Tod zu finden? Meine beiden Antworten darauf zeigten die wachsende Schwierigkeit, die Grenzlinie zwischen Leben und Sterben deutlich zu sehen – eine Folge des technischen Fortschritts; sowie die Zwiespältigkeit in der Bekämpfung oder Annahme des Todes, die wiederum durch die medizinische Wissenschaft verstärkt wird. In diesem Kapitel habe ich drei weitere Gründe dargelegt, warum ein friedlicher Tod so schwierig zu finden ist.

Der erste ist die Tatsache, dass die medizinische Wissenschaft ihr Augenmerk fast ganz von der unveränderten biologischen Tatsache der Sterblichkeit abgelenkt und ihre Aufmerksamkeit einseitig den Ursachen des Sterbens zugewandt hat. Dieser Blickwinkel hat einige unglückliche Konsequenzen; am schlimmsten ist die Illusion, dass man die Sterblichkeit durch die Bekämpfung tödlicher Krankheiten auslöschen könne – eine Illusion, die in der Medizin eine Besessenheit ausgelöst hat, Ursachen des Sterbens zu bekämpfen, und gleichzeitig den Glauben bestärkte, dass Tod durch Krankheit unerträglich sei. Ein zweiter Grund liegt in dem weit verbreiteten, tief in der Medizin und der Öffentlichkeit verwurzelten Glauben, dass die alten Kräfte der Natur durch menschliche Kräfte ersetzt worden sind. Tod ist nicht mehr länger von der Natur verschuldet; er liegt allein in menschlicher Verantwortung. Die praktische Konsequenz aus dieser Entwicklung besteht darin, das Beenden einer Therapie zu erschweren und ihm jetzt das gleiche moralische Gewicht und die gleiche Verantwortung wie beim direkten Töten aufzubürden. Der dritte Grund liegt darin, dass sich in der Verquickung des Respekts vor der Heiligkeit des Lebens mit dem technologischen Imperativ Medizin und Moralität zusammengeschlossen und einen machtvollen Widerstand gegen ein Akzeptieren des Todes geschaffen haben. Sowohl die Wissenschaft mit ihrem eigenen Imperativ als auch die Ethik mit einem nicht geringeren Anspruch haben ihre Kräfte vereinigt und den Tod zum Feind erklärt. Den Tod akzeptieren, so denken viele, bedeutet eine Ablehnung sowohl der modernen Medizin als auch der Hochachtung vor dem menschlichen Leben, eine unerträgliche Verneinung alter und neuer Wertvorstellungen.

Wenn irgendeiner dieser Gründe ausreicht, die Suche nach einem friedlichen Tod zu erschweren, dann ist ihre geballte Kraft wirklich bösartig. Sie haben auf die medizinische Praxis einen unheilvollen Druck ausgeübt, ihrem eigenen Auftrag untreu zu werden und ihre Mittel uneingeschränkt dem Kampf gegen den Tod unterzuordnen. Sie haben nutzlose und verwirrende Probleme zum Gegenstand menschlicher Wahl gemacht, indem sie diesen Wahlmöglichkeiten eine Omnipotenz und Macht unterstellten, wie sie einst nur Gott vorbehalten war, nämlich für die Natur verantwortlich zu sein. Sie haben nicht zuletzt der Moralität eine falsche und unerträgliche Last aufgebürdet, indem sie jede Regung, der Ausrottung des Todes in den Weg zu treten, als Angriff auf Wissenschaft und Moral gedeutet haben – eine Unterstellung, die nur wenige Menschen auf sich nehmen mögen.

Ich denke, wir erkennen jetzt besser die Dimensionen des »wilden Todes«, die Philipp Ariès identifiziert hat. Er ist nicht nur wild, weil er in seiner modernen Erscheinungsform außer Kontrolle und Furcht erregend ist, sondern auch, weil er sich – im Auftrag, Sterblichkeit zu besiegen – sowohl die Institution Medizin unterworfen hat, die die Sterblichkeit nicht besiegen kann, als auch die Moralität menschlicher Entscheidungen über Leben und Tod, die eigentlich die Last einer omnipotenten Verantwortung nicht tragen kann.

Im zunehmenden Interesse an Euthanasie und assistiertem Suizid spielt sich der letzte Akt dieses Dramas ab. Ihm will ich mich jetzt zuwenden.

3

Die letzte Illusion: Regelung der Euthanasie

Die Darstellung des Todes als Jäger, der im Hinterhalt auf uns lauert, ist alt und vertraut. In früheren Zeiten suchte er Menschen in jedem Lebensalter heim, aber er ergriff sie häufiger in der Kindheit als im hohen Alter. In neuerer Zeit haben wir immer mehr gelernt, ihn von den Jungen wegzudrängen in Richtung der Alten. Während er uns immer noch gnadenlos verfolgt, haben auch wir gelernt, ihn zu verfolgen. Indem wir gesünder leben und von den Errungenschaften der Medizin Gebrauch machen, versuchen wir, den Tod in seinem Versteck festzuhalten, ihm anzutun, was er sonst uns antun würde.

Dieser Versuch misslingt am Ende immer. Es ist ein ungerechter Kampf. Der Tod vermag uns zu töten, aber wir können den Tod nicht töten. Wir können ihn nur eine Zeit lang fern halten. Aber es gibt noch etwas anderes, was wir versuchen können: herausfinden, ob wir auf eine Art und Weise sterben können, die uns friedlich und erträglich erscheint. Es ist jedoch ein Irrtum zu glauben, dass wir

Leben mit einem maximalen technischen Aufwand erhalten und gleichzeitig einen friedlichen Tod erwarten können. Die vorhandenen Technologien lassen sich nicht mit der dazu erforderlichen Souveränität und Präzision gebrauchen. Obwohl die Patientenverfügungen mit verständlichem Enthusiasmus eingeführt wurden, erwiesen sie sich meist als ungeeignet, die Umstände des Sterbens wirklich zu bestimmen. Und es ist zu befürchten, dass das auch in Zukunft so bleibt. Obwohl sie als Ausdruck unserer Wünsche sehr wertvoll sind, haben sie weder die Angst der Menschen vor dem Tod im Rahmen der modernen Medizin beruhigen können, noch konnten sie die tiefen Verstrickungen aufbrechen, die die technologische Medizin mit der Beendigung therapeutischer Maßnahmen hat.

Die Euthanasie-Bewegung setzt sich mit aller Kraft dafür ein, aus dieser Sackgasse herauszukommen und den letzten, definitiven Schritt zur vollen Selbstbestimmung zu tun. Sie möchte uns versichern, dass wir nach unserer eigenen Wahl sterben können, und will eine technisch entscheidende Lösung dafür zur Verfügung stellen. Wie sehr sie sich in ihren Forderungen und ihrem Engagement auch irrt –, und ich werde darlegen, dass sie sich irrt – die Forderung nach Euthanasie ist eine vollkommen verständliche, vernünftige Antwort auf einen Tod, der immer seltener friedlich ist, der immer stärker in den Fallstricken der Technologie und der Moral gefangen ist. Einerseits existieren all die Hindernisse auf dem Weg, einen Menschen einfach an einer Krankheit sterben zu lassen: die Konfusion der Unantastbarkeit des Lebens mit dem technologischen Imperativ, die ein Akzeptieren des Todes moralisch suspekt erscheinen lässt. Andererseits gibt es jetzt einen starken Ansporn zur letzten und endgültigen Kontrolle über den Prozess des Sterbens, denn jeder Tod wird mehr und mehr zur menschlichen Verantwortlichkeit erklärt, für die ein Unterschied zwischen Handeln und Zulassen nicht mehr besteht. Anscheinend geben uns Euthanasie und assistierter Suizid genau diese Kontrolle über das Sterben in die Hand.

Die Euthanasie-Bewegung basiert auf zwei grundlegenden Forderungen, sekundär wird sie noch durch andere Überlegungen unterstützt. Diese Forderungen sind unser Recht auf Selbstbestimmung und die Verpflichtung zur gegenseitigen Hilfe bei der Linderung von Leiden, speziell die Verpflichtung der Ärzte, das zu tun. Im Kern kann sie vielleicht einfach folgendermaßen verstanden werden: Wenn wir der Krankheit nicht trauen können, dass sie unser Leben schnell und friedlich beendet, und wir uns nicht auf die Ärzte verlassen können, dass sie den richtigen Zeitpunkt erkennen, eine Behandlung abzubrechen, und genau das geschehen lassen, dann haben wir das gute Recht, direktere Mittel anzuwenden. Im Namen der Barmherzigkeit sollte man den Ärzten erlauben, unser Leben nach unserem freien Verlangen zu beenden oder, alternativ, uns etwas in die Hand zu geben, damit wir uns selbst töten können. Dann wäre uns ein friedlicher Tod sicher, einer, den wir selbst gestaltet haben. Anstelle des gezähmten Todes, den uns (wenn er je zuverlässig und gezähmt war) die Natur nicht mehr gewährt, müssen wir unseren Tod selber formen, nach unserer eigenen Wahl, mit eigenen Mitteln.

Es ist gefährlich, auf der Suche nach einem friedlichen Tod in diese Richtung zu gehen. Denn es geschieht in der Illusion, dass eine Gesellschaft die Macht zum direkten und willentlichen Töten beruhigt in die privaten Hände der Ärzte legen kann. Es ist bedrohlich, dass zu der jetzt schon traurigen Geschichte, in der einem Menschen die Gewalt gegeben wird, einen anderen zu töten, noch ein weiteres trauriges Kapitel angefügt wird. Die gleiche Ideologie der Kontrolle, der völligen Beherrschung von Leben und Tod, die für die Probleme der modernen Medizin von Anfang an verantwortlich ist, wird damit verselbständigt und ins Extrem gesteigert. Anstatt die Medizin zu ändern, die das Problem eines intolerablen Sterbens schafft, werden damit nur die Symptome angegangen, während die Ideologie der Kontrolle bestärkt wird und wir immer tiefer in sie verstrickt werden.

Im nächsten Kapitel werde ich eine Alternative zu dieser Ideologie aufzeigen, aber vorab möchte ich die Argumente zugunsten der Euthanasie näher untersuchen. Diese Argumente sind eindrucksvoll und bewegend. Sie haben eine besondere Anziehungskraft, die manchmal übersehen wird: Sie nehmen allgemein akzeptierte, keineswegs radikale Anliegen auf und führen sie nur einen Schritt weiter. Im Zentrum dieser Anliegen steht die Forderung, dass Menschen das Recht haben sollen, angesichts der Übel der Natur ihr Schicksal selbst zu bestimmen. Der britische Earl of Listowel drückt dieses Anliegen in geläufigen Worten aus, wenn er schreibt, dass »sozialer Fortschritt an dem Ausmaß von Kontrolle zu erkennen ist, die der Mensch über seine Umwelt ausübt, seinen rationalen Willen gegen blinde und irrationale Naturgewalten durchsetzend. Im menschlichen Lebenszyklus sind wir sehr weit gekommen, den Prozess der Reproduktion zu beherrschen. Aber der Prozess des Sterbens wird immer noch weitgehend dem Zufall und der Zerstörung des Körpers überlassen.«[1]

Die Angst vor dem Sterben ist mächtig. Doch manchmal kann die Angst vor dem Nicht-sterben-Können noch mächtiger sein, davor, dass man seiner Familie zur Last fällt, dass man zermürbende Schmerzen ertragen oder ein langes, sinnloses Leiden ohne Erleichterung aushalten muss. Manchmal scheint die Herausforderung fast zwingend, dass man sich den Ruf nach Euthanasie zu Eigen macht: lang dauernde Agonie, das Gefühl äußerster Nutzlosigkeit, Schmerzen, die man nur um den Preis der Bewusstseinstrübung lindern kann, ein verzweifeltes Ringen um Atem, dem nach jedem Atemzug wieder und wieder dasselbe Keuchen folgt; oder, vielleicht noch schlimmer, Monate oder Jahre im Pflegeheim. Die Möglichkeiten eines unmenschlichen Leidens sollten deutlich gesehen werden, und ich möchte meinen Widerstand nicht an irgendeiner Verharmlosung festmachen. Ich kann mir gut Situationen vorstellen, die mich solch eine Erlösung suchen lassen oder mich dahin bringen, sie für andere zu wünschen. Es fällt nicht leicht, zu solch einem verlockenden, praktikablen Ausweg mit seiner Möglichkeit, unsere Angst zu lindern, nein zu sagen. Und die öffentliche Meinung sagt nicht Nein, sondern enthält eine starke Tendenz, Ja zu sagen.[2]

Die Bewegung zur Legalisierung der Euthanasie und des assistierten Suizids ist eine deutliche, und anscheinend historisch unvermeidliche Antwort auf die Angst, die ich beschrieben habe. Sie bezieht einen Teil ihrer Kraft aus dem Versagen der modernen Medizin, uns zu versichern, dass sie unser Sterben mit Würde und teilnehmender Pflege gestalten wird. Sie bezieht einen anderen Teil ihrer Kraft aus unserem Wunsch, Lenker unseres Schicksals zu sein. Warum müssen wir etwas ertragen, das nicht ertragen werden muss? Wenn uns die Medizin mit ihren Fähigkeiten nicht immer jene Art Sterben verschaffen kann, die wir uns wünschen, warum kann sie nicht ihre Fähigkeiten nutzen, uns eine schnelle und barmherzige Erlösung zu verschaffen?

Die Linderung von Leiden: Tugenden und Pflichten

Kein moralischer Impuls scheint uns tiefer eingegraben zu sein als die Verpflichtung zur Linderung menschlichen Leidens. Sie ist ein Dogma aller großen Weltreligionen. Sie ist ein Eckstein für die Praxis der Medizin und bildet das Herzstück aller Wohlfahrtsprogramme und Gesundheitsfürsorge-Gesetze der zivilisierten Nationen. Wenn wir nicht brutalisiert wurden, unsere Gefühle nicht durch Grausamkeit oder systematische Gleichgültigkeit abgestumpft sind, dann können wir es nicht ertragen, einen anderen Menschen leiden zu sehen. Die Tränen eines anderen, auch eines total fremden Menschen, können auch uns zum Weinen bringen. Im Zentrum der Tugend des Mitleidens liegt die Fähigkeit, mit einem und für einen anderen zu fühlen. Bei sehr nahe stehenden Menschen bringt uns diese Tugend dazu, die Schmerzen des anderen so zu fühlen, als wären sie unsere eigenen. Manchmal wird das Mitgefühl noch stärker: Es ist eine Quelle intensiver Qual, weil wir einem anderen die Schmerzen nicht abnehmen können, die wir gern selber ertragen würden, wenn das möglich wäre. In dieser Art fühlen Eltern beim Leiden ihrer Kinder und Partner oder Freunde beim Leiden des geliebten Menschen.

Aber trotz unserer tief empfundenen gemeinsamen Antwort auf Leiden, trotz der generellen Übereinstimmung einer zivilisierten Gesellschaft, dass Leiden gelindert werden muss, ist die Reichweite und Tiefe der sittlichen Verpflichtung nicht klar, insbesondere nicht für Ärzte. Das Problem Euthanasie zwingt uns, eine schwierige Frage zu beantworten: Soll die generelle Verpflichtung des Arztes zur Linderung von Leiden das Recht zum Töten eines Patienten beinhalten, wenn dies nach dem Urteil des Patienten gewünscht wird und notwendig erscheint? Die Frage kann auch vom Standpunkt des Patienten aus gestellt werden: Ist es eine moralisch gerechtfertigte Forderung für einen Patienten, von seinem Arzt den Tod zu verlangen oder seine Assistenz beim Suizid?

Dazu sind einige einleitende Klarstellungen notwendig. Es ist Teil unserer Umgangssprache, von der Linderung von »Schmerzen und Leiden« zu sprechen, so als ob sie identisch wären. Dr. Eric J. Cassell hat uns darauf aufmerksam gemacht, dass sie nicht das Gleiche sind, auch wenn sie sich beträchtlich überschneiden können. Schmerz bezieht sich auf eine hochgradig belastende, unerwünschte Empfindung oder Erfahrung, die meistens eine somatische Ursache hat.[3] Eine präzise Definition ist fast unmöglich. Es gibt viele Arten von Schmerz – »brennend«, »stechend«, »bohrend« sind nur einige der vielen Ausdrücke, mit denen man Schmerzerfahrungen beschreibt – und es werden dem Schmerz viele unterschiedliche Bedeutungen zugeschrieben. Schmerz kann nicht unabhängig von diesen Bedeutungen verstanden werden, sie beeinflussen die Wirkung des Schmerzes auf die Person, nicht nur auf den Körper dieser Person.[4]

Leiden bezieht sich im Gegensatz dazu meist auf die psychologische oder spirituelle Verfassung eines Menschen und ist häufig gekennzeichnet durch Gefühle wie Angst, Grauen, böse Vorahnungen, Nutzlosigkeit, Sinnlosigkeit oder durch andere Gefühle, die mit dem Verlust von Sinn oder Kontrolle oder beidem verbunden sind. Nicht jeder Schmerz wird zum Leiden (die Schmerzen des siegreichen Langstreckenläufers erzeugen Lust), noch erfordert Leiden einen Schmerz als Ursache (z.B. die Qual zu wissen, dass man die Alzheimersche Krankheit hat). Chronische, nicht gelinderte Schmerzen sind oft eine Quelle von Leiden, aber die Bedeutung, die man den Schmerzen zuordnet, entscheidet darüber, wie belastend man sie empfindet. Das intensivste Leiden tritt vielleicht dann auf, wenn Schmerzen oder eine tödliche Krankheit die Integrität und Unversehrtheit einer Person bedrohen, wenn die Auflösung und der Verlust der Wahrnehmung eines geordneten Selbst drohen.[5]

Wie kann man mit solchem Leiden umgehen? Ist es einfach eine »Nettigkeit«, Leiden zu lindern, wenn wir können, eine lobenswerte Geste von Hilfsbereitschaft oder Freundlichkeit?[6] Man kann es gut finden, wenn wir unser Mitempfinden kultivieren und ausdrücken; vielleicht geht es uns allen besser, wenn wir dieses Ideal in unserem Zusammenleben pflegen. Oder steckt mehr dahinter? Kann es sein, dass die Linderung von Leiden eine moralische Pflicht ist, nicht nur ein nobles Ideal, an das wir gebunden sind, auch wenn unser Mitgefühl nur schwach ist, sogar wenn die erwartete Hilfe bei uns selbst Leiden verursachen kann? Das heißt, wie weit und unter welchen Umständen besteht unsere Verpflichtung zur Hilfe beim Leiden anderer, und welche Art von Leid ist in dieser Verpflichtung eingeschlossen?

Eine gängige Antwort auf solche Art Fragen ist, dass wir zumindest verpflichtet sind, Leiden anderer zu lindern, wenn wir das ohne große Nachteile für uns selbst tun können, und dass wir Leiden, das unnötig ist, lindern sollen. Aber diese Antwort ist nicht sehr hilfreich, auch wenn es sicher wichtig ist, uns und andere immer wieder an solche Verpflichtungen zu erinnern. Die schwierigen Fälle treten stets dann auf, wenn die Forderungen an uns moralisch oder psychologisch belastend sind, und dort, wo uns die Bedeutung des Leidens unklar ist.

Es ist hilfreich, zwei Arten von Belastungen zu unterscheiden: Die erste stellt an uns die Anforderung zu handeln, etwas Besonderes zur Linderung des Leidens zu tun. Das kann heißen, dass wir bei einem Menschen bleiben, der Schmerzen hat, der Beistand und Nähe braucht, oder dass wir vielleicht Geld zur Verbesserung der Pflege für sterbende Eltern bereitstellen; oder dass wir uns vielleicht die Mühe machen, einen besseren Arzt oder eine bessere Klinik für den Partner zu suchen, der schlecht betreut ist. Ansprüche dieser Art können schwer sein, unser Pflichtgefühl bis zum Äußersten belasten, und manchmal bleibt unklar, wo die Grenzen der Pflicht sind.

Die zweite Belastung ist subtiler: zu wissen, wann Leiden nicht ganz vermieden werden kann oder vermieden werden sollte, und dass es vielleicht unsere Pflicht ist, das Leid eines anderen Menschen zu akzeptieren, genauso wie der Betroffene es akzeptieren muss. Viele legitime moralische Anforderungen schließen die Möglichkeit des Leidens ein, man sollte ihnen deshalb nicht ausweichen. Eine unpopuläre Position einnehmen, seine Rechte verteidigen, treu zu seinen Versprechungen und Bindungen zu stehen – das alles kann unvermeidliches Leiden verursachen. Die Verpflichtung der Eltern, für das Wohl ihres Kindes zu sorgen, kann und wird möglicherweise um seiner Entwicklung willen die Notwendigkeit ergeben, dass das Kind für seine eigenen Entscheidungen und Fehler auch Strafen hinnehmen muss und darunter leidet. Dasselbe kann man von vielen anderen menschlichen Beziehungen sagen – Freunde und Liebende, Ehepartner. Als Beobachter des Leidens müssen wir die Unausweichlichkeit für den Betroffenen akzeptieren. Wir können dieses Leid nicht lindern. Manchmal tut es Not, das Leid zu akzeptieren, das ein anderer erdulden muss, und nicht davon wegzulaufen. Geduld, Treue, Standfestigkeit und Kraft sind im Umgang mit einem leidenden Menschen notwendig, Hilfe und die Bereitschaft, dass der Leidende tun kann und sein kann, was er muss, wie schwer auch die Bürde ist, die auf ihm und anderen lastet. Wir sind dazu aufgerufen, mit dem anderen zu leiden und unterstützend gegenwärtig zu sein.

Genau aus diesen Gründen ist die Behauptung nicht völlig korrekt, dass unsere höchste moralische Pflicht gegenüber anderen die Linderung von Leid sei. Präzise gesagt ist es unsere Pflicht, dass einer für das Wohl des anderen sorge. Die Linderung von Leid ist normalerweise ein wichtiger Weg, dies zu tun, aber nicht immer. Wir müssen unterscheiden können, ob ohne dieses Leid ein anderer menschlicher Wert nicht verwirklicht werden kann; und genau das ist der Fall beim Leid, das durch moralische Verpflichtungen oder durch die Ideale eines Lebens entsteht.

Darin liegt die Zwiespältigkeit des Begriffs »unnötiges Leiden«, häufig genannt als die Art Leiden, das durch Euthanasie vermieden wird. Leid ist sicher »unnötig«, wenn es keinem Zweck dient, wenn es nicht ein unvermeidbarer Teil einer Anstrengung ist, wichtige menschliche Ziele zu erreichen. Unvermeidliches, notwendiges Leid ist im Gegensatz dazu ein wesentliches Mittel oder eine Begleiterscheinung wertvoller menschlicher Selbstverwirklichung; nicht alles Leid dient diesem Zweck. Das wirkliche Problem ist hier die Entscheidung über unsere Ziele, und die härteste Wahl wird es sein, zu entscheiden, ob und wie man Ziele verfolgen soll, die Leid auslösen können. Wenn wir die Linderung von Leiden selbst zum höchsten Ziel machen, gehen wir das große Risiko ein, andere menschliche Bestimmungen zu opfern oder zu bagatellisieren. Das Leben wäre dann auf die Verhinderung von Leid zentriert, auf die Verkleinerung von Risiken, und ein bohrender Argwohn würde demzufolge alle Lebensentwürfe und Ziele auf ihre Wahrscheinlichkeit überprüfen, Leid zu verursachen.

Wenn dies schon für unser individuelles Leben nicht erstrebenswert ist, so ist es als Maßstab einer Gesellschaftspolitik nicht weniger problematisch. Eine Gesellschaft sollte, so weit sie das kann, sich für die Linderung von Schmerzen und Leiden stark machen; damit spricht man nur ein einfaches sittliches Prinzip aus. Wir brauchen jedoch ein komplexeres Prinzip: Eine Gesellschaft sollte nur jene Leiden lindern wollen, die kein unvermeidlicher Teil einer Lebensauffassung sind, welche andere Werte und Ambitionen verwirklichen möchte. Das heißt, sie muss einerseits fragen, was diese Werte sind oder sein sollten, und andererseits, welche Maßnahmen zur Linderung von Leiden diese generellen Werte untergraben.

Als Nächstes müssen wir die grundsätzliche Frage stellen: Wenn Leiden durch Krankheit und Tod eine tiefe Bedrohung unserer Integrität und Selbstbestimmung bedeutet, wie können wir – als Pflegende, als Menschen, die einem anderen gerecht werden wollen – diese Integrität am besten bewahren? Der Anspruch der Euthanasie-Befürworter ist es, dass der Angriff einer terminalen Erkrankung auf das Selbst legitim, sogar barmherzig und ehrenvoll aufgefangen werden sollte, indem das Recht auf Selbstbestimmung und persönliche Wünsche – ein vorsätzlich gewählter Tod, gegeben (oder assistiert) von anderen – ein angemessener Weg zur Linderung dieses Leidens ist.

Betrachten Sie bitte genau, was wir hier akzeptieren. Es ist die Vorstellung, dass unsere Integrität *ausschließlich* durch eine Selbstbestimmung zu bewahren ist, die den Tod bringt, durch eine direkte Einbeziehung eines anderen Menschen und durch das Bejahen der impliziten Annahme, dass dieses Leiden »unnötig« – ohne Bedeutung, vermeidbar ist. Diese Ansicht grenzt an die Behauptung, dass Leben nur dann einen Sinn hat, wenn es selbstbestimmt ist – in der Tat eine befremdliche Einstellung, beinahe ein Hohn für andere menschliche Erfahrungen. Diese Erfahrungen lehren, dass ein nobles und heroisches Leben auch von denen gelebt werden kann, die wenig oder keine Kontrolle über die äußeren Bedingungen ihres Lebens haben, die aber Weisheit und Würde besitzen, ein sinnvolles Leben ohne diese Kontrolle zu gestalten.

Wir würden damit auch erklären, dass ein Leben ohne Kontrolle und Selbstbestimmung sinnlos ist, sobald es von ungewolltem Leiden belastet wird. Nicht umsonst hat die moderne Medizin in ihrem Streben nach Heilung – daran hat uns Stanley Hauerwas erinnert – sich selbst der Idee verschrieben, dass alles Leiden sinnlos ist, weil es nicht mehr Leben und seine natürlichen Bedingungen darstellt. Gleichzeitig wird dadurch das Versagen der Medizin deutlich gemacht, diese natürlichen Bedingungen zu überwinden oder zu lindern.[7]

Darf man als Antwort darauf nicht behaupten, dass eine Legalisierung der Euthanasie eben nicht eine allgemein gültige Antwort auf die Frage nach dem Sinn des Lebens, des Todes, des Leidens festlegt, sondern nur dem Individuum und dem begleitenden Arzt die Befugnis gibt, diese Entscheidung selbst zu treffen? Nein, das ist nicht richtig. Die Euthanasie als gesellschaftlichen Konsens zu etablieren bedeutet erstens, es mit denen zu halten, die manches Leiden für so sinnlos und unnötig erachten, dass man es so entschieden wie möglich beenden sollte und dass nur Individuen bestimmen können, welche Arten von Leiden unter diese Definition fallen; und zweitens drückt man damit aus, dass eine so höchst variable, höchst subjektive Angelegenheit am besten dem unwiderruflichen Urteil von Arzt und Patient überlassen wird.

Das ist keineswegs eine neutrale Politik, sondern sie gibt ein endgültiges Urteil über die Bedingungen eines angemessenen, gesellschaftlich akzeptablen Sterbens ab – eine gegenseitige Zustimmung zum Töten eines Menschen sowie über gesellschaftliche Politik – die Legitimation des direkten Tötens als Antwort auf erkennbare Bedrohungen durch Leiden und den Verlust der menschlichen Integrität.

In diesem Denkansatz liegt die große Versuchung, dass er einige Formen menschlichen Leidens – solche, die von Menschen individuell und sehr unterschiedlich so gesehen werden – als außerhalb menschlicher Hilfe und Fürsorge stehend definiert, die nur durch den Tod zu erlösen sind. Dr. Timothy E. Quill, der seine Patientin Diane in ihrem Entschluss zum Suizid unterstützte, berichtet über seine Befürchtung, »dass die ständige Beschäftigung mit ihrer Furcht vor einem schleichenden Tod Diane so lange daran hindern würde, die ihr verbleibende Zeit zu leben, bis sie ein Mittel gefunden hatte, das ihr sicher zum Sterben verhelfen würde«[8]. Er macht klar, dass er ihr Streben nach Kontrolle und nach ihrer besonderen Art zu leben so wichtig nahm wie ihre somatischen medizinischen Bedürfnisse. Er wurde sozusagen zum Arzt für ihre Seele, nicht nur für ihren Körper. Aber warum musste er ihre »ständige Beschäftigung« oder ihr Verlangen nach Kontrolle als endgültig oder unveränderbar annehmen, ihren besonderen Weg, ihr Leben zu gestalten und zu bewahren. Warum konnte er diese Probleme nicht als *Arzt* mit ihr klären? Nur weil eine Patientin in dieser Art ihre Wertordnung definierte?

Es ist ein eklatanter Bruch mit den medizinischen und moralischen Traditionen der Medizin, die Bedürfnisse und Wünsche von Patienten so zu behandeln, als gäben sie allein die Legitimation für die Handlungsmöglichkeiten eines Arztes. Diese Auslegung macht Ärzte zu Handwerkern in der Lebensgestaltung eines Patienten – in diesem Fall in der Gestaltung des Todes –, eine Rolle, die weit entfernt ist von der traditionellen und rationalen Aufgabe der Medizin, Gesundheit wiederherzustellen oder zu erhalten.

Es gibt wenig Diskussion über die Verpflichtung des Arztes, körperlichen Schmerz zu bekämpfen, auch wenn es einige bemerkenswerte Diskussionen darüber gibt, wie weit diese Anstrengung gehen sollte. Von größerer Relevanz für mein Anliegen hier ist jedoch das Ausmaß der Verpflichtung des Arztes, Leiden zu lindern – das heißt, die psychologische oder spirituelle Not eines Menschen zu lindern, der als Folge einer Krankheit leidet (ob mit oder ohne Schmerzen). Ich behaupte, dass diese Verpflichtung wichtig, aber begrenzt ist.

Zwei Ebenen des Leidens

Wir können zwei Ebenen des Leidens unterscheiden: Auf der ersten ist das prinzipielle Problem von Furcht, Bedrohung oder Qual eines kranken Menschen in der Auseinandersetzung mit der Krankheit und ihrer Bedeutung für die Kontinuität des Lebens und die Intaktheit der Person zu sehen – der psychologische Schatten der Krankheit. Auf der zweiten Ebene berührt das Problem die Bedeutung des Leidens für das Leben selbst. Die Frage ist hier fundamental: Welchen Sinn sehe ich grundsätzlich in meinem Leiden für die Frage nach dem Zweck und dem Ende der menschlichen Existenz, ganz besonders meiner eigenen? Diese Fragen sind nicht mehr psychologischer Natur, sondern es handelt sich um fundamentale philosophische und religiöse Auseinandersetzungen.

Ein Arzt sollte in seinem Beruf alles erdenklich Mögliche tun, um auf der ersten Ebene zu helfen, aber ich behaupte, dass ihm nicht der Versuch zusteht, mit tödlichen Mitteln jene Probleme zu lösen, die auf der zweiten Ebene bestehen. Was bedeutet diese Unterscheidung in der Praxis? Sie besagt, dass ein Arzt durch Gespräche, Schmerzbehandlung und Zusammenarbeit mit Familie und Freunden das Größtmögliche tun sollte, um das Gefühl von Angst und Bedrohung, den Schmerz um den Verlust des Selbst angesichts des drohenden Todes zu mildern. Der Arzt soll für Pflege und Linderung sorgen und Teilnahme anbieten. Aber wenn der Patient dem Arzt sagt, dass das Leben keinen Sinn mehr für ihn habe oder dass das Leiden unerträglich sei, weil es sinnlos scheine, oder dass der Verlust der Selbstkontrolle vom Patienten als unerträgliche Beleidigung seiner eigenen Würde erlebt wird – dann muss der Arzt an diesem Punkt eine Grenze ziehen. Denn diese Probleme können von der Medizin nicht gelöst werden, es wäre sogar ein Fehler der Medizin, dies auch nur zu versuchen.

Aufgabe der Medizin ist es nicht, alle Probleme der menschlichen Sterblichkeit zu lösen, deren zentralstes und schwierigstes die Frage ist, warum wir überhaupt sterben müssen oder auf eine Art und Weise sterben, die uns sinnlos erscheint. Es ist nicht Aufgabe der Medizin, uns eine Kontrolle über unsere menschliche Bestimmung an die Hand zu geben oder uns zu helfen, ein Leben nach unseren privaten Vorstellungen auszurichten – speziell nach den Vorstellungen, die heute am höchsten bewertet werden: den Wünschen nach Kontrolle des Todes und der Umstände des Sterbens. Das ist nicht die Rolle der Medizin, denn sie hat nicht die Kompetenz, die Bedeutung von Leben und Sterben zu manipulieren – die tiefsten und ältesten menschlichen Fragen –, sondern nur einige der physischen und psychologischen Manifestationen dieser Probleme.

Wir müssen die Rolle der Medizin auf das begrenzen, was sie leisten kann, und das ist die Linderung von Schmerzen und Hilfe für jene, die psychisch wegen einer Krankheit leiden. Das ist alles, und das ist genug. Wenn ein Arzt sein medizinisches Wissen, das ihm bei dieser Aufgabe helfen soll, dazu verwendet, direkt zu töten, um damit die Probleme eines Patienten mit dem Leben und der Sterblichkeit selbst aus dem Weg zu schaffen, dann geht er zu weit – er überschreitet seine eigenen professionellen und sittlichen Rechte und die des gesamten Berufsstandes, dem er angehört. Es gibt einen sehr alten, historisch begründeten Widerstand, den Ärzten das Recht zum Töten zu geben, gerade wegen der Kenntnisse und Fertigkeiten, die sie für diese Aufgabe mitbringen würden; wenn ihre technischen Fähigkeiten zu töten oder beim Suizid zu assistieren moralisch oder legal autorisiert würden, dann wäre der Weg für eine Korrumpierung ihrer Berufung offen.

Ich behaupte nicht, dass die Trennung zwischen den beiden genannten Ebenen immer scharf und klar gezogen werden kann, sondern nur, dass wir mit einiger Wahrscheinlichkeit erkennen können, wann ein Arzt sich zu weit in das Dickicht der zweiten Ebene vorwagt. Im Allgemeinen wird die Aufgabe des Arztes angemessen damit umschrieben, dass er »Schmerzen und Leiden lindern soll«; das gilt aber nur, solange es so verstanden wird, dass er die durch Krankheiten bedingten Probleme behandeln soll und nicht die Probleme des Lebens selbst. Was das Leben uns am Ende möglicherweise gibt, kann ein Sterben sein, das so viel Leiden mit sich bringt, dass es keinen Sinn macht. Das ist ein *schreckliches* Problem, aber es ist ein Problem des Patienten, nicht des Arztes. Der Arzt kann bestehende Schmerzen lindern, für Trost und Erleichterung sorgen und als Mensch präsent sein. Darüber hinaus jedoch muss der Patient oder die Patientin für sich allein bestehen. Außer unserer eigenen Person haben wir in dieser Situation nichts mehr einzubringen.

Es gibt noch einen weiteren Gesichtspunkt: Wenn Euthanasie verlangt wird, muss der Arzt aufgrund des subjektiven Leidens eines anderen Menschen handeln – unterschiedlich von Mensch zu Mensch, von außen nicht objektivierbar, und im Prinzip immer reversibel –, und zwar mit einer Tat, die objektiv und irreversibel sein wird. Wie uns menschliche Reaktionen auf Elend und Leiden lehren, gibt es keine Belastung im Leben, auch kein Ausmaß des Leidens, die *zwingenderweise* und *unausweichlich* den Wunsch erzeugen, tot zu sein, noch weniger den Willen, zu töten. Dieser Wunsch wird – und muss es bleiben – von den Wertvorstellungen des Patienten bestimmt und von der Art, in der dieser Wunsch von der Kulturgemeinschaft, der dieser Patient angehört, legitimiert oder abgewiesen wird. Leiden an sich ist klinisch kein guter Indikator dafür, ob ein Mensch wirklich tot sein möchte; Depression ist ein wesentlich zuverlässigerer Anhaltspunkt für drohenden Suizid als Krankheit, Schmerz oder hohes Alter.[9] Eben deshalb haben wir es mit einer schwierigen, zweischneidigen Herausforderung zu tun: ob wir unter solch zwiespältigen Gesichtspunkten einem Menschen erlauben sollten, einem anderen den Tod zu geben; und, falls wir das erlauben, wo die moralischen Normen für denjenigen liegen sollen, der das Töten ausführt.

Selbstbestimmungsrecht und privates Töten

Wahrscheinlich ist es das überzeugendste Argument zugunsten der Euthanasie, dass sie eine völlig logische, überfällige Erweiterung eines Rechts ist. Vor gut einem Jahrhundert erkannte 1891 der Oberste Gerichtshof im Prozess Union Pacific gegen Botsford: »Kein Recht ist dem Rechtssystem heiliger oder wird sorgfältiger bewacht als das Recht des Individuums auf den Besitz und die Verfügung über seine eigene Person.«[10]

Aber wenn es uns nicht gelingt, unseren eigenen Tod auf so einfache Weise herbeizuführen, wäre es dann nicht vernünftig, einen anderen Menschen, speziell einen Arzt, zu bitten, dass er uns hilft zu sterben? Wäre es nicht darüber hinaus für den Arzt ein Akt der Barmherzigkeit, uns solch eine Erlösung zu geben? Ist nicht die Erlösung von Leiden ein hohes moralisches Ideal?

Auf solche Fragen mit Nein zu antworten klingt sowohl herrschsüchtig als auch grausam. Denn sie appellieren an unsere viel gepriesenen politischen Wertvorstellungen von Freiheit und Selbstbestimmung. Sie mahnen uns an die überlieferte und tiefe moralische Verpflichtung, Leiden zu lindern. Sie zeugen von unseren uralten Anstrengungen, über den Tod zu triumphieren, einen Weg zu finden, ihn zu heilen.

Dennoch: Wir sollten als Gesellschaft Euthanasie und assistierten Suizid ablehnen – und das sehr nachdrücklich. Wenn ein Sterben mit Schmerzen oder Leiden ein widerlicher Tod ist, ein natürliches biologisches Elend einer extremen Art, dann sind Euthanasie und assistierter Suizid falsche und verhängnisvolle Antworten auf dieses Elend. Einen anderen Menschen direkt zu töten – im Namen der Barmherzigkeit und der Selbstbestimmung dieses Menschen (so, wie ich Euthanasie definiere) – oder einem Menschen dabei zu helfen, Suizid zu begehen (logischerweise nur wenig anders als Euthanasie), würde einer Gesellschaft, die bereits mit vom Menschen gemachten Übeln überfrachtet ist, ein neues hinzufügen.[11]

Euthanasie wird fälschlicherweise als rein persönliche Angelegenheit im Sinne der Selbstbestimmung verstanden, als Kontrolle über unseren Körper, nur einen kleinen Schritt über unser jetzt schon legales Recht auf Selbstmord hinausgehend. Aber anders als der Suizid, der vom Betroffenen selbst ausgeführt wird, sollte Euthanasie ihrer Natur nach als interpersonaler Akt verstanden werden. Er erfordert die Mithilfe eines anderen Menschen und kann ohne ihn nicht ausgeführt werden. Eine Legalisierung der Euthanasie würde auch der gesellschaftlichen Sanktionierung dieser Praxis großen Vorschub leisten, sie stillschweigend gutheißen und manche Aspekte unseres gesellschaftlichen Lebens ändern, die über die Erlösung eines leidenden Individuums hinausgehen. Sie würde die traditionelle Rolle des Arztes verändern. Sie würde Regelungen und Aufsicht durch staatliche Behörden erfordern. Sie würde den gesellschaftlich erlaubten Situationen des Tötens eine neue Gelegenheit hinzufügen, in der ein Mensch das Leben eines anderen nimmt. Wir können uns dafür entscheiden, dass wir als Gesellschaft so weit entwickelt sind, dass wir mit diesen Verflechtungen leben können. Aber wir sollten uns selbst nicht betrügen: Euthanasie und assistierter Suizid bedeuten einen radikalen Schritt in einen völlig anderen Bereich der Ethik, den vom Töten eines Menschen durch einen anderen.

Alle zivilisierten Gesellschaften haben Gesetze entwickelt, um die Situationen zu begrenzen, in denen das gegenseitige Töten von Menschen erlaubt ist. Alle haben der Versuchung widerstanden, private Abmachungen zu legalisieren, die einem Menschen erlauben, das Leben eines anderen im Interesse von einem oder von beiden Beteiligten zu beenden. Traditionell sind nur drei Begründungen des Tötens allgemein akzeptiert: Töten in Selbstverteidigung oder in Verteidigung eines anderen Lebens, im Verlauf eines erklärten Krieges und durch die Todesstrafe. Manche Menschen lehnen das Töten im Krieg und durch die Todesstrafe ab; sie ist in zahlreichen Ländern abgeschafft worden, vor allem in Westeuropa.

Abgesehen von diesen seit langer Zeit geführten Debatten gibt es überraschenderweise für das gesetzlich erlaubte Töten historisch schon immer strenge Bedingungen: 1. dass Töten nur erlaubt sein kann, wenn einigermaßen objektive Voraussetzungen erfüllt sind – eine ernsthafte Bedrohung des Lebens oder vitaler Güter bei der Selbstverteidigung bzw. im Krieg, das Fehlen irgendeiner alternativen Handlungsmöglichkeit zur Abwendung der Gefahr sowie eine strikte Begrenzung auf das Töten; und 2. dass es einem öffentlichen, nicht allein einem privaten Interesse dient. Im Falle der Selbstverteidigung stärkt zum Beispiel die Erlaubnis zu töten das Gefühl der öffentlichen Sicherheit angesichts persönlicher Bedrohungen.

Die Forderung nach Legalisierung der Euthanasie und des assistierten Suizids bedeutet nichts weniger, als den akzeptierten, gesellschaftlich legitimierten Bedingungen des Tötens eine neue Kategorie hinzuzufügen. Das würde eine Umkehr des seit langer Zeit sich entwickelnden Trends zur Begrenzung des gesetzlich erlaubten Tötens bedeuten (am besten erkennbar in den Kampagnen gegen die Todesstrafe und gegen den freien Verkauf von Handfeuerwaffen). Zivilisierte Gesellschaften erkennen mit der Zeit immer besser, dass es praktisch unmöglich ist, das legal zugelassene Töten zu kontrollieren. Selbst wenn man sehr sorgfältig Sicherheitsmaßnahmen plant, drohen dennoch Missbrauch und Korruption.

Die Euthanasie würde privates Töten wieder aufleben lassen. Mit »privatem Töten« meine ich eine Vereinbarung zweier Menschen, dass einer den anderen tötet, sie wird privat von diesen zwei Menschen getroffen, und nicht vor einer öffentlichen Institution (auch wenn diese Vereinbarungen gesetzlich erlaubt sind und Sicherheiten vor Missbrauch beachtet werden). Wollen wir wirklich einem Menschen das Recht geben, einen anderen zu töten, um ihn von Schmerzen und Leiden zu erlösen? Vor dieser Frage stehen wir.

Man sollte bedenken, dass es das Gesetz nicht erlaubt (weder in den Vereinigten Staaten noch sonst irgendwo), dass ein Mensch einen anderen tötet, sogar wenn dieser verlangt oder zustimmt, dass es geschieht. Alle zivilisierten Staaten haben privates Töten für ungesetzlich erklärt – sowohl im Namen der Ehre (etwa das Duellieren) als auch zum Ausgleich privaten Unrechts (etwa um ehebrecherische Beziehungen zu rächen). Aber wenn wir generell in unserer Gesellschaft das Recht geltend machen, unser Leben und unseren Körper selbst zu kontrollieren, warum ist dann die Ausdehnung dieses Rechts auf das private Töten verweigert worden?

Der offensichtlichste Grund ist das Zögern, einem Menschen eine absolute und unwiderrufliche Gewalt über das Leben eines anderen zu geben, ob dieser nun zustimmt oder nicht. In dieser Verweigerung kommt zum Ausdruck, dass die gesellschaftlichen Barrieren bei der Legitimierung des Tötens extrem hoch sind. Man muss bedenken, dass eine Gesellschaft – zum gegenseitigen Schutz aller – äußerst zurückhaltend sein sollte, irgendjemandem das Recht zum Töten zu übertragen, vor allem nicht, um die Ziele derer vorwegzunehmen, die getötet werden sollen, wie verständlich oder bewegend diese Ziele auch sein mögen.

John Stuart Mill schrieb in seinem klassischen Essay *Die Freiheit*, dass zivilisierte Staaten ihren Bürgern nicht das Recht geben, sich selbst in die Sklaverei zu verkaufen, selbst wenn diese Weigerung eine Einschränkung des Selbstbestimmungsrechts ist. »Das Prinzip der Freiheit«, schrieb er, »kann nicht den Sinn haben, daß es ihm freistehen soll, nicht frei zu sein. Es heißt nicht Freiheit, jemandem zu erlauben, sich seiner Freiheit zu entäußern.«[12] Aber problematisch ist nicht nur die Aufgabe der Freiheit. Die absolute Gewalt, die in die Hände eines anderen gelegt wird, so möchte ich anfügen – das Recht, ein Sklavenhalter zu sein –, ist nicht mit unserer Menschenwürde vereinbar. Beide, der Sklavenhalter und der Versklavte, werden durch diese Beziehung korrumpiert, selbst wenn beide das Wohl des anderen als ihr Motiv nennen. Der eine gibt zu viel auf, dem anderen wird zu viel gegeben.

Ähnliche Überlegungen treffen für die Erlaubnis zum Töten im Namen der Barmherzigkeit zu: Sie gibt einer Person eine absolute

Macht über eine andere. Unser Recht auf Selbstbestimmung, so hat Joel Feinberg es formuliert, kann mit absoluter Souveränität verglichen werden. Unser Leben gehört uns selbst, nicht irgendjemand anderem: »Es gibt keine ›unbedeutenden Eingriffe‹ in unsere persönliche Souveränität; noch ist sie einfach ein neuer Faktor in einer Kosten-Nutzen-Analyse. In dieser Hinsicht, vielleicht noch in anderen Bezügen, ist ein unbedeutender Eingriff in die Souveränität wie ein unbedeutender Eingriff in eine Virginität: Die Logik dieser Vorstellungen ist von der Art, dass ein Wert in seiner Ganzheit respektiert wird oder überhaupt nicht.«[13]

Einerseits ist dies genau die Argumentation, die traditionell zur Rechtfertigung der Euthanasie angeführt wird. Ich jedoch ziehe eine genau entgegengesetzte Konsequenz (obwohl Feinberg das nicht tut). Ich glaube, wir können unsere Souveränität nicht an einen anderen abtreten, ohne sie ins Gegenteil zu verkehren. Eine Souveränität, die man legal und moralisch gerechtfertigt abgeben kann, ist brüchig und fragwürdig, sie ist überhaupt keine Souveränität. Einem anderen Menschen erlauben, uns zu töten, ist die totalste vorstellbare Preisgabe unserer Souveränität, und nicht eine andere Art und Weise, sie zu gebrauchen. Unser Leben ist nicht mehr unser Eigen, sondern gehört in diesem Moment dem Menschen, dem wir die Macht gegeben haben. Kein Mensch sollte diese Art Macht über einen anderen haben, ob freiwillig gewonnen oder nicht. Kein Verfechter bürgerlicher Freiheiten und des Rechts auf Selbstbestimmung sollte diese Möglichkeit verwirklicht sehen wollen.

Macht es nicht einen Unterschied, dass die absolute Macht nicht übertragen wird, um jemanden zu unterjochen (wie in der Sklaverei), sondern für einen Akt der Barmherzigkeit, um Erlösung von Leiden zu bringen? Nein. Auch wenn das Motiv ehrenwerter ist als im Fall der Sklaverei, wie wir sie uns gewöhnlich vorstellen, spielt dieses Motiv eigentlich gar keine Rolle. Das Ziel in der Ablehnung der Euthanasie ist es, zu verhindern, dass in die Gesellschaft die heimliche Korruption des legitimen privaten Tötens eingeführt wird. »Jede

Macht korrumpiert,« schrieb Lord Acton, »und absolute Macht korrumpiert absolut.« Es ist diese wichtige Einsicht – eine Betrachtung des menschlichen Despotismus, der üblicherweise ursprünglich aus guten, einfühlbaren Motiven erwächst –, die wir bedenken sollten, wenn wir einem Menschen das Recht übertragen, einen anderen zu töten.

Die unlimitierte Logik des privaten Tötens

Wir kommen hier zu einer verblüffenden Fallgrube in der Argumentation zugunsten von Euthanasie und assistiertem Suizid. Wenn die Grundsätze dieser Argumente einmal akzeptiert sind, wird es in Zukunft keinen vernünftigen Grund geben, 1. die Euthanasie irgendjemandem zu verweigern, der sie aus welchem Grund auch immer verlangt, terminale Erkrankung oder nicht; und 2. sie leidenden, aber nicht voll selbstverantwortlichen Menschen zu verweigern, auch wenn sie nicht danach verlangen. Wir können zwar rechtliche Hindernisse in Kraft setzen und einen bestimmten Verfahrensweg vorschreiben, um diese Dinge zu verhindern. Doch im Laufe der Zeit werden die rechtlichen Beschränkungen nur wenig Schutz bieten, wenn die Logik ihrer moralischen Voraussetzungen völlig verwässert worden ist. Sie werden zwiespältig und fadenscheinig, und sie verführen zu heimlicher Umgehung oder offener Ablehnung.

Welches sind die Schwachstellen in diesem Fall? Erinnern Sie sich, dass es zwei klassische Argumente zugunsten der Euthanasie und des assistierten Suizids gibt: unser Recht auf Selbstbestimmung und unser Anspruch auf das Mitgefühl anderer, speziell der Ärzte, die unsere Leiden lindern sollen, wenn das möglich ist.[14] Diese zwei Argumente werden immer zusammengenommen und als eine einzige Forderung vorgetragen. Aber wenn sie unabhängig voneinander gesehen werden – und es gibt keinen vernünftigen Grund, sie eng zu verbinden –, enthüllen sich schwerwiegende Probleme. Denken

Sie als Erstes an unser Recht auf Selbstbestimmung. Man behauptet, dass eine selbstverantwortliche erwachsene Person das Recht auf Euthanasie zur Erlösung von Leiden haben sollte. Aber warum muss dieser Mensch leiden? Gefährdet nicht schon diese Übereinkunft das Recht auf Selbstbestimmung? Kann die Selbstbestimmung überhaupt Grenzen haben? Warum sind die Wünsche und Motive der Menschen nicht ausreichend, wie immer sie sein mögen? Wie können wir die willkürliche Begrenzung unseres Selbstbestimmungsrechtes rechtfertigen? Die Standardargumente für die Euthanasie bieten keine Antwort auf diese Fragen.

Betrachten Sie als Nächstes einen Menschen, der leidet, aber nicht kompetent ist, vielleicht dement oder mental zurückgeblieben. Das Standardargument verweigert diesem Menschen Euthanasie. Aber warum? Es scheint äußerst unfair, einem auf diese Weise behinderten Menschen die Euthanasie zu verweigern, nur weil er inkompetent ist. Haben die Inkompetenten weniger Recht auf Erlösung von Leiden als die Kompetenten? Werden es nur wohlhabende Leute der Mittelklasse sein, mental wach und leistungsfähig, die sich qualifizieren können? Darf man den inkompetenten, aber leidenden Menschen etwas verweigern, was denen zugänglich ist, die intellektuell und emotional besser dran sind? Wäre das fair? Leiden sie weniger, weil sie inkompetent sind? Das geläufige Argument unserer Verpflichtung, Leiden zu lindern, bietet auch für diese Art Fragen keine Antwort.

Ist es fair gegenüber den Befürwortern der Euthanasie, das zu tun, was ich getan habe, nämlich die zwei Argumente zugunsten der Legalisierung der Euthanasie zu trennen und individuell zu betrachten? Der tiefere Grund, sie zusammenzusehen, ist ohne Zweifel der Wunsch, Missbrauch zu vermeiden. Das Motiv, den Nachweis von Leiden und terminaler Erkrankung zu fordern, ist es, gesunde Menschen daran zu hindern, von anderen im Namen der Selbstbestimmung aus privaten Gründen ihren Tod zu verlangen. Das Motiv, mentale Kompetenz zum Gebrauch des Selbstbestimmungsrechtes zu verlangen, ist es, das unfreiwillige oder unabsichtliche Töten der Depressiven, der Minderbegabten, der Dementen zu verhindern.

Ich erhebe den Einwand, dass die Verbindung dieser zwei Bedingungen völlig willkürlich ist, eine zusammengeflickte Kombination par excellence. Jede Bedingung hat ihre eigene Logik, und jede kann benutzt werden, um Euthanasie zu rechtfertigen. Es liegt in der Natur der Sache, dass diese Logik wenig Widerstand bietet, einem Menschen das Recht zu verweigern, getötet zu werden, ob krank oder nicht; und sie bietet wenig Widerstand gegen das Töten der Inkompetenten, solange man gute Gründe für die Vermutung hat, dass sie leiden. Es gibt kein Prinzip, nach dem man diese Logik ablehnen könnte, und es gibt keinen Grund für die Annahme, dass durch eine willkürliche gesetzliche Forderung, dass beide Voraussetzungen, Leiden und Kompetenz, vorhanden sein müssen, die Konsequenzen verhindert würden.

Ein weiteres Problem verdient Beachtung: So wie der Akt der Euthanasie im konventionellen Verständnis das Verlangen und die Zustimmung des Patienten erfordert, verlangt er genauso von dem Menschen, der das Töten ausführen soll , dass er nach seinem eigenen unabhängigen moralischen Urteil der Forderung zustimmt. Der Arzt muss seine Integrität bewahren. Wie kann ein Arzt, der freiwillig den Tod eines anderen Menschen herbeiführt oder das Instrument dazu liefert, dies vor sich selbst rechtfertigen? Ist das bloße Verwirklichen des Selbstbestimmungsrechts auf der anderen Seite ausreichend: »Doktor, das ist mein Körper, und ich verlange, dass Sie mich töten«? Es gibt einen historisch gewachsenen Widerstand gegen solche Forderungen, und Ärzte hatten schon immer eine Abneigung, Wünsche von Patienten zu erfüllen, wenn es eben nur willkürliche Forderungen waren. Denn das würde die Rolle der Ärzte zu der von Automaten reduzieren, die ihre Integrität den Wünschen und Forderungen der Patienten unterordnen. Die Angst ist berechtigt, dass, wenn solche Forderungen einmal sanktioniert sind, es keinen Grund mehr für das Verbot geben wird, dass zwei kompetente Menschen ein Abkommen schließen, um sich gegenseitig zu töten – eine Form des Doppelselbstmords. Vielleicht erwächst diese Angst auch aus der Vorstellung, dass Ärzten eine Position gegeben wird, in der sie um der Selbstbestimmung des Patienten willen Leben töten dürfen, völlig losgelöst von medizinischen Begründungen.

Doch die überzeugendste Ursache für das Zögern, das Selbstbestimmungsrecht als Standard zu betrachten, ist die Tatsache, dass in unserer Kultur traditionell die Rolle des Arztes so verstanden wird, dass er Gesundheit fördert und wiederherstellt. Auch unter den Fürsprechern der Euthanasie ist es üblich, an dieser traditionellen Funktion des Arztes festzuhalten. Deshalb ist die bloße Berufung auf das Selbstbestimmungsrecht, ohne jeden Zusammenhang mit einer Erkrankung, nicht genug. Ein Arzt wird mir nicht meinen gesunden Arm amputieren, nur weil ich behaupte, meine Autonomie und mein Wohlbefinden würden dadurch gefördert.

Was können wir aus diesen noch immer gültigen Traditionen ableiten? Wenn ein Arzt den Akt der Euthanasie durchführt und rechtfertigt, muss er dazu seinen unabhängigen moralischen Standpunkt finden, um seine Integrität zu wahren. Wie sollten seine Wertvorstellungen sein? Der Arzt hat dafür keine medizinischen Grundlagen. Die Entscheidung für eine Euthanasie ist eine moralische, keine medizinische. Der Arzt muss davon überzeugt sein, dass ein Leben mit subjektiv intensivem Leiden nicht mehr lebenswert ist, ehe er sich das Recht nimmt, diesen Patienten in einem endgültigen, unwiderruflichen Schritt zu töten. Er muss seine moralische Entscheidung treffen und nicht die Vorstellungen des Patienten übernehmen (auch wenn beide zusammentreffen können). Aber wenn er davon überzeugt ist, dass ein Leben mit einem bestimmten Ausmaß an Leiden nicht mehr lebenswert ist, wie kann er das gleiche Recht auf Erlösung einem Menschen verweigern, der die Erlösung nicht mehr verlangen kann oder dessen Kompetenz angezweifelt werden muss? Es gibt keine aus sich selbst zwingende Begründung, warum die vermeintliche Pflicht zur Linderung von Leiden auf geistig kompetente Menschen beschränkt sein sollte, die ihr Selbstbestimmungsrecht einfordern; oder warum Patienten, die im Namen der Selbstbestimmung ihr Recht auf den Tod fordern, entweder Leidende oder Sterbende sein müssten.

Darüber hinaus besteht die Gefahr, dass das, was als Töten durch einen Arzt unter speziellen Bedingungen beginnt, bald eine Verpflichtung zum Töten sein wird. Mit welcher Begründung könnte ein Arzt die Forderung eines kompetenten Menschen nach Euthanasie ablehnen? Ist es nicht ausreichend, die Vereinbarung zu treffen, dass kein Arzt Euthanasie ausführen muss, wenn das sein eigenes Gewissen verletzt? Die Begründung für das Recht eines Arztes, Euthanasie auszuführen – die zweifache Verpflichtung, das Selbstbestimmungsrecht des Patienten zu respektieren und Leiden zu lindern –, steht im Mittelpunkt der Berufung des Arztseins. Wie könnte man solch schwerwiegende Verpflichtungen wegen »Gewissen« und »persönlichen Wertvorstellungen« beseite schieben?

Solche Überlegungen machen klar, dass sich die moralische Situation radikal ändert, sobald unser Selbstbestimmungsrecht die Mitwirkung oder Assistenz eines Arztes erfordert. Dann ist es kein einsamer Entschluss mehr, sondern ein Zwei-Personen-Stück, ein soziales Geschehen. Das ethische Gewissen und die Integrität eines Arztes sind vom Akt der Euthanasie genauso stark betroffen. Wir können uns also fragen, welche moralischen Voraussetzungen bei einem Menschen vorhanden sein sollten, der aufgefordert wird, einen anderen zu töten. Welche Tugenden und welche Sensibilität werden von ihm erwartet? Wie sollte dieser Mensch sein eigenes Leben empfinden, und welchen Platz nimmt in diesem Leben das Töten eines anderen Menschen ein? Wenn wir davon sprechen, dass jemand mutmaßlich das Recht zu töten hat, um Leiden zu lindern, lassen wir Fragen dieser Art im Dunklen.

Ich kann mir vorstellen, dass jemand, der meine Überlegungen gegen die Euthanasie bisher nachvollziehen konnte, nun trotzdem den Einwand hat: »Ist nicht unsere Verpflichtung zur Linderung von

Leiden so gewichtig, dass wir auch Risiken eingehen müssen? Warum sollten wir uns bei einer endgültigen Erlösung von Leiden durch Gefahren einschüchtern lassen? Ist nicht die gegenwärtige Situation, in der der Tod langsam, mit starken Schmerzen und großem Leid kommen kann, eine klare und reale Bedrohung?«

Unsere Verpflichtung zur Linderung von Leiden – keineswegs ohne Einschränkungen – kann nicht die Einführung neuer Übel in unsere Gesellschaft rechtfertigen. Die Gefahr, dass wir mit der Legalisierung der Euthanasie genau dies tun, ist übergroß, zumal die Zahl der Menschen, die auf keine andere Weise von Schmerzen und Leiden befreit werden können, niemals sehr hoch ist (wie selbst die Verfechter der Euthanasie zugeben). Die Gefahr ist zu groß, denn es wäre ein überproportional großer gesellschaftlicher Umbruch notwendig, der die Belange der Kranken und Sterbenden weit überschreitet, der in die Praxis der Medizin und in die Sphäre des gesellschaftlich sanktionierten Tötens hineinreicht. Die Gefahr ist zu groß, weil, wie die Geschichte des 20. Jahrhunderts deutlich zeigt, Töten eine ansteckende Krankheit ist, nicht leicht zu stoppen, wenn sie einmal in einer Gesellschaft ausgebrochen ist. Die Gefahr ist zu groß, denn Euthanasie würde der Medizin einen bequemen Weg auftun, einige ihrer härtesten Probleme zu lösen, solche, bei denen auch ein weiter Handlungsspielraum für andere, nicht tödliche Reformen besteht. Wir sind weit davon entfernt, unsere Mittel zur Behandlung von Schmerzen ausgeschöpft zu haben (sie werden oft, sogar routinemäßig, nicht ausreichend genutzt), und noch weiter davon entfernt, angemessene psychische Therapie denen zur Verfügung zu stellen, die unter Verzweiflung und dem Gefühl der Sinnlosigkeit ihres Lebens leiden, wenn auch nicht notwendig unter körperlichen Schmerzen.

Die Legalisierung der Euthanasie ist schließlich ein zu hohes Risiko, weil sie der irrigen Vorstellung Vorschub leisten würde, dass ein selbst gewählter Tod ein »rationaler« Weg ist, mit Leiden umzugehen. Es ist möglicherweise kein Zufall, dass die Römer, die den Suizid mit der Begründung rechtfertigten, dass unser Körper eine Form des Eigentums sei, mit dem gleichen Gedanken die Sklaverei rechtfertigten, wonach ein Mensch den Körper eines anderen besitzen dürfe. Der große Philosoph Immanuel Kant argumentierte, »wenn die Freiheit die Bedingung des Lebens ist, so kann sie nicht dazu dienen, das Leben aufzuheben, denn sonst zerstört und hebt sie sich selbst auf; dann braucht der Mensch das Leben, um das Leben aufzuheben. Das Leben soll gebraucht werden, um die Leblosigkeit hervorzubringen, welches sich aber widerstreitet.«[15]

Ich möchte hier die Frage des Suizids nicht weiter verfolgen, sondern als Ergänzung zu Kants wichtiger Argumentation gegen den Suizid nur wiederholen, dass der einzige *zuverlässige* Indikator eines drohenden Suizids eine depressive Erkrankung ist. Im Übrigen geschieht Suizid nicht aus *rationalen Verhaltensmustern*, das wäre eine Bedingung, wenn man von »rationalem« Suizid sprechen will.

Körperliche Schmerzen und seelisches Leiden bei Schwerkranken und Sterbenden sind ein großes Unglück. Der Versuch, sie durch Euthanasie und assistierten Suizid zu lindern, ist ein noch größeres Unglück. Diese Praktiken bedrohen die zukünftige Sicherheit der Lebenden. Sie bedrohen nicht weniger die Sterbenden selbst. Wenn eine Gesellschaft einmal erlaubt, dass ein Mensch das Leben eines anderen auslöscht, und zwar aufgrund einer gegenseitigen privaten Vereinbarung darüber, was ein lebenswertes Leben sei, dann gibt es keine sichere Möglichkeit mehr, das eingeführte tödliche Virus in Schach zu halten. Von da an wird es seinen eigenen Weg gehen.

Erfahrungen in Holland

Die Erfahrungen der Holländer mit der Euthanasie – in diesem Land jetzt über ein Jahrzehnt praktiziert – liefern uns Hinweise dafür, was sich vermutlich ereignen wird. Die Ähnlichkeit der moralischen und politischen Voraussetzungen in den Niederlanden und in den Vereinigten Staaten macht den Vergleich in seiner Bedeutung nur noch eindringlicher. Euthanasie und assistierter Suizid sind in Holland immer noch illegal. Während der späten 70er- und frühen 80er-Jahre entschieden jedoch holländische Gerichte in einigen Fällen, dass Euthanasie durch Ärzte nicht strafrechtlich verfolgt werden sollte, wenn drei Bedingungen erfüllt wären.[16] Erstens musste die Person, die Euthanasie forderte, ein selbstverantwortlicher Erwachsener sein, der dieses Verlangen über längere Zeit hinweg geäußert hat. Zweitens musste der Patient »unerträgliche« Schmerzen oder Leiden haben. Drittens musste das unabhängige Urteil eines zweiten Arztes eingeholt werden, dass die ersten beiden Bedingungen erfüllt waren. Zusätzlich zu diesen drei Bedingungen fordern gültige Gesetze, dass der Arzt einen genauen Bericht über die Ursache des Todes abgibt.

Wie war das Ergebnis? Einige holländische Studien, darunter eine von der Regierung in Auftrag gegebene, liefern aufklärende Informationen. Die Schätzungen ergeben, dass es zwischen 2300 und 4000 Fälle pro Jahr gibt.[17] Ein großer Teil ereignet sich vermutlich zu Hause, seltener im Krankenhaus. Es gibt einige Gründe, über die holländischen Erfahrungen beunruhigt zu sein. Trotz der großen Zahl von vermuteten Euthanasiefällen werden – entgegen den gesetzlichen Vorschriften – nicht mehr als 300 jährlich gemeldet. Das heißt, *es gibt überhaupt keinen Weg zu erfahren,* ob die anderen Bedingungen des Obersten Gerichtshofes der Niederlande wirklich erfüllt werden. Ist immer eine freiwillige Zustimmung vorhanden? Sind alle Patienten kompetent? Wird ihr Leiden für unerträglich gehalten? Wird immer eine zweite Meinung eingeholt?

Niemand kann diese Fragen mit einiger Sicherheit beantworten. Da die Erfahrungen in Holland oft als Beispiel dafür angeführt werden, auf welche Weise eine sensible, sichere Regulierung der Euthanasie durchgesetzt werden kann, ist dies ein sehr schwerwiegender Mangel. Es bedeutet in der Realität, dass trotz der Bedingungen des Gerichtshofes keine legale Aufsicht über die Euthanasie in Holland besteht und kein Nachweis geführt wird, dass die Bedingungen des Gerichtshofes ernst genommen werden. Es werden auch von der Strafverfolgung keine Anstrengungen gemacht, diejenigen herauszufinden, die Euthanasie praktizieren, ohne Berichte abzugeben. Wenn Ärzte keine eklatanten Verstöße begehen, können sie offensichtlich straflos die Bedingungen des Gerichtshofes ignorieren.

(1996 wurden neue Umfragen aus Holland veröffentlicht: Die Zahlen für aktive Euthanasie und durch Ärzte ermöglichten Suizid waren 1991–95 mit ca. 2,4 % aller Todesfälle etwa konstant. Die Forderung nach Meldung dieser Aktivitäten durch die Ärzte wurde wesentlich öfter erfüllt als früher. Ärzte schätzen die Zahl der Todesfälle, die durch Nichtanwenden oder Abbruch einer lebensverlängernden Therapie früher eingetreten sind, auf ca. 20 %. Anm. d. Übers.)

Am stärksten beunruhigt hat mich in dieser Hinsicht jedoch die scheinbar gleichgültige Haltung gegenüber dieser Situation, die ich Ende 1990 anlässlich eines Besuchs in Holland bei einer Gruppe von prominenten Befürwortern und Lobbyisten der Euthanasie kennen lernte.[18] Sie gaben zu, dass die geringe Zahl gemeldeter Fälle grundsätzliche Zweifel an der Durchsetzungsfähigkeit der Vorschriften des Gerichtshofes erlaubte, aber das schien niemanden zu stören. Sie stimmten mit mir überein, dass es gut wäre, bessere Daten über die tatsächliche Praxis zu haben, und sagten, dass eine Studie dazu unterwegs wäre – der Remmelink-Report; aber sie waren bereit, die augenblickliche Unkenntnis darüber zu tolerieren, ob die eingeforderten Schutzbestimmungen für Patienten wirklich ausreichen. Sie

gaben auch zu, dass es möglicherweise einige Fälle einer nicht freiwilligen Euthanasie (bei Kindern und dementen alten Menschen) gegeben hat. Und der Remmelink-Report mit seiner Feststellung, dass es etwa 1000 nicht freiwillige (nicht geforderte) Fälle pro Jahr gibt (0,8 % aller Todesfälle), hat diese Vermutung später statistisch erhärtet.
In Bezug auf die geforderte Diagnose eines »unerträglichen« Leidens einigte man sich darauf, dass dies keine rein medizinische Feststellung sein kann; sie hängt von den Vorstellungen des Arztes wie des Patienten ab. Ein Arzt einer niederländischen Tumorklinik berichtete, dass es üblich war, Patienten, die im Rahmen der Schmerzbekämpfung in ein morphin-induziertes Koma gerieten, ein Muskelrelaxans zu injizieren, um sie ohne ihre vorherige Zustimmung oder die ihrer Angehörigen (die in keinem Fall über diese Praxis informiert waren) zu töten. Kurz gefasst: Die Erfahrungen lassen den Schluss zu, dass die gegenwärtige Praxis in den Niederlanden bestenfalls die Voraussetzungen für eine Gratwanderung an einem sehr steilen Abhang geschaffen hat. Schlimmstenfalls – ich bin davon überzeugt, dass dies bereits eingetreten ist – hat der Sturz über diesen steilen Abhang schon begonnen.[19]

Wir können vom Versuch, die Anwendung der Euthanasie zu organisieren, nichts anderes erwarten. Ihrer Natur nach ist die Euthanasie unter jeglichen Bedingungen schwierig zu regeln. Sie beginnt mit einem Gespräch zwischen Arzt und Patient in der Intimität der Arzt-Patient-Beziehung. Ihr Übereinkommen wird keinem Menschen bekannt werden, wenn sie es nicht selbst aufdecken. Die Möglichkeit einer Regelung der Euthanasie hängt grundsätzlich von der Bereitschaft der Ärzte ab, sie freiwillig zu berichten. Sie sind die Wächter über die notwendigen Informationen in der Ausführung. Die Angst vor Bestrafung oder vor beruflichen Sanktionen könnte für Ärzte ein überzeugender Beweggrund sein, solche Berichte zu geben; in Holland hat sie jedoch diese Wirkung nicht gehabt. Aber wenn Ärzte ein geringes Risiko einer Bestrafung eingehen, wenn keine strengen Aufsichtsmechanismen bestehen und wenn es den Behörden gleichgültig ist, zu erfahren, was im Privaten vor sich geht, dann werden Vorschriften bedeutungslos. Die Regelungen in Holland sind ein Potemkinsches Dorf, eine große Fassade, hinter der sich Gesetzlosigkeit verbirgt.

Verfechter der Euthanasie, die das Selbstbestimmungsrecht als ihr Hauptargument anführen, können wohl fragen: Welches Recht hat ein Staat, sich in das Verhältnis von Arzt und Patient einzumischen oder einem Patienten vorzuschreiben, welche Bedingungen erfüllt sein müssen, dass der Arzt eine Euthanasie ausführen kann? Der Umgang mit der Euthanasie in Holland beweist, dass diese Einstellung bereits wirksam ist. Ärzte und Patienten treffen ihre Entscheidungen privat und handeln im Privaten. Sie melden niemandem, was geschehen ist. Warum sollten wir davon überrascht sein? Euthanasie kann durch gesetzliche Maßnahmen nicht effektiv kontrolliert werden. Nachdem man nicht in jedes Sprechzimmer einen Polizisten stellen will, gibt es keinen praktikablen Weg zu erfahren, was Ärzte und Patienten vereinbart haben, außer sie wollen dies selbst mitteilen. Es ist ein Fehler, etwas anderes zu erwarten.

Es liegt eine besondere Ironie in der Behauptung, dass im Fall eines schweren Leidens unsere menschliche Würde nur dadurch bewahrt werden kann, dass ein anderer uns tötet oder mit einem Mittel versorgt, dass wir uns selber töten. Damit geben wir zu, dass wir unter manchen Umständen unsere Würde selbständig nicht wahren können, sondern dass wir uns an die Gemeinschaft wenden müssen, zumindest an einen Menschen, der uns physisch dabei hilft, und an die Gesellschaft, um das legal möglich zu machen. Aber es ist eine sehr eigenartige Gemeinschaft, die eine Übereinstimmung zu einem Mord braucht, um die individuelle Würde ihrer Mitglieder zu gewährleisten. Tatsächlich würde das dem Individuum und der Gemeinschaft Schaden zufügen. Es würde dem Individuum schaden, weil es seine Würde und letzte Selbstbestimmung von dem Recht abhängig macht, von einem anderen getötet zu werden. Es würde der Gemeinschaft schaden, wenn sie Töten auf Verlangen zum Werkzeug der Befreiung von Leiden macht.

In der Vorstellung, dass die Befreiung von Leiden ein so wichtiges Ziel ist, dass Töten erlaubt sein muss, um es zu erreichen, korrumpieren wir die Vorstellung von dieser Linderung als sozialer Aufgabe und Pflicht. Wir hören auf, gegenseitig unser Leid mitzutragen, sondern wir löschen den Menschen aus, der leidet. Damit gefährden wir sowohl die Zukunft unseres Selbstbestimmungsrechts als auch den Geist der Gemeinschaft, die ihre Mitglieder darin bestärken sollte, dass einer des anderen Last mitträgt. Warum etwas ertragen, was man vollkommen beseitigen kann? Für das Ziel, die Bedingungen des Sterbens kontrollieren zu können, würden wir eine fundamentale Veränderung in den Bedingungen für unser Leben herbeiführen. Für das Ziel, unsere Sterblichkeit zu kontrollieren, würden wir die Forderung erheben, das Wesen der zwischenmenschlichen Beziehungen zu verändern.

Welche Art Person möchte ich sein?

Für mich sind die angeführten Argumente gegen die Euthanasie überzeugend. Aber eine Unterbrechung ist notwendig. Im Laufe der Jahre habe ich mit der Ablehnung der Euthanasie genügend Erfahrungen gesammelt, um einen, wie ich glaube, sehr wichtigen Punkt zu verstehen. Menschen reagieren sehr unterschiedlich auf das Thema, weil sie unterschiedliche Vorstellungen haben und in Bezug auf das Selbst, das Leiden und die Frage, was wir Menschen einander schuldig sind, von unterschiedlichen Traditionen geprägt sind. Ich weiß, dass jene nicht leicht zu überzeugen sind, die glauben, dass man im Namen der persönlichen Freiheit und Selbstbestimmung mit der Einführung der Euthanasie einige gesellschaftliche Risiken eingehen muss. Wenn man eindringlich genug fragt, geben sie die

Risiken zu. Sie weisen selbst mit Nachdruck darauf hin, dass Freiheit stets Gefahren birgt – ob Freiheit der Rede, der Religion, der Gedanken oder die Freiheit der Wahl. Sie betonen, dass jede gesellschaftspolitische Entscheidung eine Grenzziehung an einem steilen Abhang bedeutet, jede Politik ist ein gefährlicher Pfad in irgendeine Richtung.

Auch wenn mich diese Argumente letztendlich nicht überzeugen, halte ich sie nicht für unbedacht und ich weise die apokalyptischen Befürchtungen einiger Euthanasiegegner zurück, dass damit ein schmutziger Todeszug ins Rollen kommt, der dazu bestimmt ist, die Armen, die Behinderten, die Dementen und die geistig Zurückgebliebenen auszulöschen. Diese Ansicht wird der Ernsthaftigkeit jener Menschen nicht gerecht, die Euthanasie für moralisch erlaubt halten; sie vernachlässigt auch die zahlreichen intakten kulturellen Kräfte, die einen solchen Trend kontrollieren würden. Doch es sollte klar geworden sein, dass ich dieses Risiko nicht eingehen will, andere Menschen wollen es.

So hat auch diese Debatte eine vertraute Qualität: Sie stellt unterschiedliche Bilder der Welt und des Menschen und unterschiedliche Sichtweisen sozialer Errungenschaften und Verluste feindlich gegeneinander. In diesem Fall haben zwei konkurrierende Meinungen ihre Wurzeln in unterschiedlichen Anteilen von ein und derselben Tradition. Es ist nie einfach, solch grundsätzliche Differenzen aufzulösen.

Ich möchte aber eine andere Frage in den Vordergrund stellen. Zwar werde ich sie im Kapitel 4 ausführlicher behandeln, aber sie sollte in diesem Zusammenhang zuvor einmal gestellt werden: Welche Art von Mensch sollte ich sein *wollen*, um Fragen über mein Recht auf Leben und Sterben stellen zu können? Eine solche Frage zu stellen kann uns dabei helfen, für uns selbst einen ziemlich wichtigen Punkt klarer zu sehen: Was wir uns selbst wünschen, was wir uns selbst wünschen *sollten*, spiegelt mit Sicherheit ein Bild oder eine Ahnung dessen wider, wie wir uns selbst als Person sehen. Wenn das nicht so ist, dann besteht mit Sicherheit eine große Dissonanz. Denn dann wünschen, fordern oder verlangen wir etwas, das wir in der Person, die wir sein möchten, nicht ganz fest verankert haben. Dann steht es abseits, isoliert vom Rest unseres Lebens, von dem, was wir sein möchten.

Doch ich habe derzeit den Eindruck, dass die meisten Menschen gar nicht versuchen, bewusst ihre Forderungen an andere oder an die Gesellschaft – ihre Forderung oder ihre Ablehnung der Euthanasie eingeschlossen – in Beziehung zu einem kohärenten, ganzheitlichen Bild von sich selbst als Person zu setzen. Ich selbst habe das bis vor einiger Zeit auch nicht getan. Erst als ich ein ungutes Gefühl wegen der konventionellen Grenzen der Debatte in der Öffentlichkeit bekam, machte ich mir Gedanken darüber, ob man das Thema nicht von einem anderen Bezugspunkt betrachten müsse: nämlich, dass wir nicht nach unseren Rechten fragen, sondern danach, welche Art Menschen wir sein wollen. In den meisten Bereichen meines Lebens wünsche ich und fordere ich weitgehende Kontrolle. Sollte ich sie deshalb nicht auch im Sterben wünschen? Fast immer erwarte ich von anderen, dass sie mir Schmerzen und Leiden ersparen, sofern sie dies ohne großen Nachteil oder ohne große Mühe machen können. Warum dann nicht von einem Arzt erwarten, dass er mich direkt von meinem Leiden erlöst, wenn ihm das möglich ist?

Allmählich fühlte ich – auch wenn es mir anfangs nicht voll bewusst war –, dass ich mir vielleicht nicht wünschen sollte, diese Art Person zu sein. Ich stellte fest, dass in anderen Bereichen meines Lebens der Wunsch nach maximaler Kontrolle nicht immer zu meinem Besten gewesen ist. Er hatte mich nicht zu einem Menschen gemacht, mit dem ich völlig einverstanden war. Auch meine Erwartung, dass andere Menschen meine Bedürfnisse befriedigen würden, wie immer ich sie auch definierte, schien nicht ganz in Ordnung zu sein. Soll es mir gleichgültig sein dürfen, welche Art von Menschen sie sind? Welche meiner Bedürfnisse und Forderungen sollten sie bereitwillig erfüllen? Die Antwort darauf ist nicht selbstverständlich. Und wie würde der Kern meiner Wünsche, der eine bestimmte Art ausdrückt, wie ich mich selbst als Person sehe, am besten in das Leben eines anderen Menschen integriert werden, der sich selber fragen muss, welche Art Mensch er sein möchte, wenn er meine Wünsche erfüllt? Auch auf diese komplexe Frage gibt es keine selbstverständliche Antwort.

Nachdenken über einen friedlichen Tod: Fallstricke und Zwangslagen

Zu Beginn dieses Kapitels habe ich behauptet, dass die Forderung nach Euthanasie eine verständliche, sogar eine voraussehbare Antwort auf die vielfältigen Hindernisse war, die die wissenschaftliche Medizin und die von ihr beeinflussten Wertvorstellungen einem friedlichen Tod in den Weg gelegt haben. Das Resultat dieser Hindernisse ist oft ein gewalttätiger Tod durch eine Verzögerung des Sterbens mit technischen Hilfsmitteln, ein Leben und ein Sterben, das durch medizinische Interventionen und unter moralischem Druck über jedes Maß hinaus verlängert wird. Das sind ernst zu nehmende Hindernisse, die sehr wahrscheinlich nur in manchen Fällen durch Patientenverfügungen und andere Formen der Selbstbestimmung der Patienten auszuräumen sind. Aber eine Bewegung zur Legalisierung der Euthanasie wird nur eine andere Form der Gewalttätigkeit einführen, die des Tötens auf Verlangen – ein zu hoher Preis, um die Gefahren eines technisch verzögerten Sterbens abzuwehren. Euthanasie macht den Zwang zu kontrollieren, der schon jetzt eine Quelle der Fehlentwicklung in der Medizin ist, zur Quelle einer Fehlentwicklung im sozialen Leben.

Wenn ich Euthanasie als akzeptablen Weg zu einem friedlichen Sterben ablehne, weise ich dann nicht einen sicheren Weg zurück, dem Individuum einen friedlichen Tod zu sichern? Gerät damit ein schneller, schmerzloser Tod außer Reichweite, der eintreten kann, solange ein Mensch bei Bewusstsein und im Besitz seiner Eigenverantwortlichkeit ist? Schneide ich mir damit nicht den Zugang zu meinem eigenen Ziel, zu einem friedlichen Sterben für alle Menschen ab? Ich gebe zu, dass meine Ablehnung der Euthanasie eine Art eines friedlichen Sterbens ausschließt. Aber die sollte ausgeschlossen bleiben. Der friedliche Tod einzelner Menschen sollte nicht um den Preis eines gesellschaftlichen Schadens erkauft werden, das Risiko ist extrem hoch, wenn nicht sogar sicher.

Versteckter, wenn auch nicht weniger gefährlich, ist das Risiko, dass ein friedlicher Tod erkauft wird um den Preis, ein jetzt schon exzessives Verlangen nach Kontrolle noch zu verstärken. Das schafft seine eigenen pathologischen Entwicklungen. Auch bei unserer dringenden Suche nach einem friedlichen Tod dürfen wir nicht übersehen, dass manche Schritte zu diesem Ziel in sich selbst ein Unrecht sind.

So stehen wir vor einem schrecklichen Zwiespalt: Der medizinische Fortschritt macht es immer schwieriger, dass Patienten als natürliche Folge ihrer Grunderkrankung einfach sterben dürfen; und Euthanasie ist ein gefährlicher Weg, dieses Problem lösen zu wollen. Die Suche nach einem friedlichen Sterben wird meiner Meinung nach noch schwieriger, als dies anfangs erkennbar war. Ich möchte im restlichen Teil dieses Buches einen Weg aus diesem Dickicht heraus finden – es ist kein leichter Weg, aber ich hoffe, ein verständlicher und gangbarer Weg. Er erfordert eine existentielle Auseinandersetzung mit der Bedeutung des Todes, mit dem Selbst und mit der medizinischen Technologie.

4

Leben mit dem sterblichen Selbst

Jede Kultur trägt in sich ein Bild des idealen Menschen. Es ist normalerweise schmeichelhaft und überhöht, ein Bild von dem, was wir werden sollen und zu werden hoffen, nicht von dem, was wir noch sind. Es ist ein Selbstporträt, das aus genau dem richtigen Blickwinkel gemalt ist, in einem gedämpften Sonnenlicht, das durch ein Fenster kommt und den Porträtierten in die vorteilhafteste Mischung von Licht und Schatten taucht.

Was war das ideale Selbst unserer aufgeklärten medizinischen Kultur? Es war ein Selbst, das den Früchten des medizinischen Fortschritts vertraute und auf die noch größeren Triumphe in der Zukunft hoffte. Es zählte sich selbst zu den Glücklichen mit seinen Fähigkeiten, den Fatalismus zu überwinden und über die altmodische, abergläubische Vorstellung hinauszuwachsen, dass die Natur, speziell die menschliche Natur, dauerhaft festgelegt und unveränderbar ist. Es zeigte einen berechtigten Stolz auf den Sieg über die Infektionskrankheiten, die Verlängerung der durchschnittlichen Lebenserwartung, die Tatsache, dass Lahme gehen können, Blinde sehen, Taube hören und die Sterbenden gerettet werden.

Das ideale Selbst ist darüber hinaus zuversichtlich in seine Fähigkeit, die Technologie des medizinischen Fortschritts meistern zu können. Es weiß, dass nicht alles perfekt ist, dass Technologie nicht immer Gutes bewirkt und dass das Gute nicht immer preiswert oder ausreichend genug für alle Menschen ist. Aber es ist völlig überzeugt davon, dass es, wenn man ihm genügend Chancen gibt, gerade das richtige Maß an Technologie zur richtigen Zeit mit den richtigen Methoden zur Verfügung stellen kann, zum richtigen Preis, nie in Zweifel ziehend, dass es – weil die Technologie seine eigenste Erfindung ist, sein Vasall – immer noch Nein sagen, immer stoppen, immer den Schalter abstellen kann.

Dieses ideale Selbst hat sehr viel aus der Schatztruhe moderner Meinungen und moderner Sensibilität übernommen. Keine Kostbarkeiten aus der Truhe sind so hoch geschätzt worden wie Selbstkontrolle und Selbstbestimmung, und diese Ideen machen uns sehr empfänglich für das Selbstbild des medizinischen Ideals. Wir sind zu der Überzeugung gelangt, dass wir als Individuen unsere eigene Erfindung sind, nicht Schöpfungen des Staates, der Konvention oder der Vergangenheit. In der Idee der Selbstbestimmung – geformt auf dem Grundstein unantastbarer Menschenrechte und dem Bruch sklavischer Bindungen an Wertvorstellungen vom Wohl des Menschen – haben wir das endgültige Manifest der Freiheit geschrieben: Unsere Körper gehören uns, unser Leben gehört uns, unser Schicksal ist unser eigenes. Niemand, überhaupt niemand hat ein Recht, unseren Körper zu kontrollieren, unser Leben zu bestimmen oder unser Schicksal als Teil eines gemeinschaftlichen Besitzes zu beanspruchen.

Diese Vorstellung vom idealen Selbst beruht auf zwei Überzeugungen: Die erste und ältere davon, die ins 18. Jahrhundert zurückgeht, besagt, dass die Natur unter menschliche Kontrolle gebracht werden kann, dass sie tun muss, was wir von ihr erwarten. Die zweite ist später aufgetaucht und im ausgehenden 20. Jahrhundert zu einem Kulminationspunkt gelangt; sie besagt, dass wir ein autonomes Recht darauf haben, unseren individuellen Weg ausfindig zu machen, unser Leben und unser Sterben zu kontrollieren. Im Bestreben, unsere Technologien zu besitzen und zu regeln, sie durch Patientenverfügungen in unsere eigenen Hände zu nehmen oder sie abzulehnen, üben wir unsere Macht über sie aus. Sie sollen uns das Beste nicht stehlen. In der Befürwortung der Euthanasie sehen wir den endgültig letzten Schritt. Wir versichern uns unserer Macht über die Natur, geben uns selbst das letzte Wort, wenn die medizinische Kunst versagt; und wir geben uns selbst das letzte Wort in unserer Selbstbestimmung, behalten uns das Recht vor, dass unser Leben beendet wird, wenn wir den Zeitpunkt für gekommen halten.

Das sterbliche Selbst wieder entdecken

Ich halte dieses Bild des Selbst für falsch. Man kann es nicht unterstützen, man sollte es nicht tun. Der Gedanke, dass wir die Natur völlig unserem Willen oder die Realität unseren technologischen Möglichkeiten unterwerfen können, ist nichts weniger als töricht. In der Tatsache der menschlichen Sterblichkeit behält die Natur ihre eigene großartige Unabhängigkeit. Wenn das Idealbild des Selbst bankrott ist (auch wenn es in Einzelheiten immer noch zahlreiche Werte bewahrt), dann brauchen wir ein neues, das der Sterblichkeit in der betörenden Gegenwart der medizinischen Technologie besser standhalten kann. Es muss neu sein, denn unsere historische Situation ist ohne Beispiel, unsere wissenschaftlichen und technologischen Möglichkeiten zum Guten und zum Bösen sind unbegrenzt und unsere bisherigen Anstrengungen so erfolglos.

Aber es kann nicht völlig neu sein. Wir müssen aus der Vergangenheit alles Wertvolle retten, aus der Gegenwart alles Vielversprechende nehmen und aus unserer Vision von der Zukunft das hereinnehmen, was tragfähig und erstrebenswert scheint. Wir müssen auf alle Fälle mit dem Selbst anfangen. Die Art, in der wir ein persönliches Bild unserer individuellen Möglichkeiten gestalten, eine Erklärung für die Mysterien von Schmerz, Leiden und Tod finden und eine Ahnung davon entwickeln, wie wir in der Gemeinschaft mit anderen leben möchten bei dem Versuch, die medizinischen und sittlichen Bezüge unserer Sterblichkeit zu verstehen, schafft den Rahmen für alles Übrige.

Im Folgenden möchte ich einige Grundzüge für ein neues Ideal des Selbst darlegen; ich nehme dafür große Anleihen bei einigen längst totgesagten Werten, aber ich reichere sie mit Erkenntnissen über die Art an, in der neue medizinische Entwicklungen uns Chancen eröffnet haben, die wir nicht leichtfertig ausschlagen werden oder sollen. Wenn es überhaupt eine Möglichkeit gibt – für die meisten, und nicht nur für einige von uns –, einen friedlichen Tod zu erreichen, dann geht dies nur über ein erneuertes Bild des Selbst und seiner Auseinandersetzung mit Kontrolle, und zwar nuancierter, bescheidener, realistischer als dasjenige, das uns unsere gegenwärtige Kultur nahe legt.

Ich schlage vor, dass wir diese Aufgabe mit der Klarstellung von zwei Grenzen, zwei Beschränkungen des Selbst und seiner Träume beginnen: Die erste ist sozialer Natur, die zweite persönlich. Die soziale Beschränkung zeigt dem Selbst, dass seine Ansprüche auf Gesundheit und sein Verlangen, den Tod zu vermeiden, für andere keine ruinöse Belastung bedeuten dürfen, weder für Familienmitglieder noch für die Öffentlichkeit. Die Bereitstellung medizinischer Versorgung wird mehr und mehr zu einer öffentlichen Aufgabe. Wir sind medizinisch und ökonomisch voneinander abhängig. Wir brauchen deshalb ein Bild von unserem Selbst, das diese gegenseitige Abhängigkeit ernst nimmt. Mein Wunsch zu leben sollte nicht so hohe Kosten verursachen, dass die Ansprüche anderer bzw. die Bewältigung anderer wichtiger öffentlicher Aufgaben neben der Gesundheitsfürsorge dadurch gefährdet werden. Diese sind ihrerseits auf gleiche Weise limitiert.

Die persönliche Beschränkung muss als Basis des Selbstbildes ein Verständnis der menschlichen Natur haben, das eine fundamentale Realität begreift und ernst nimmt: Mensch sein heißt sterblich sein. Was bedeutet das? Sterblich sein heißt, ein Leben zu führen, das von Krankheit, Verletzung, Altern, Hinfälligkeit und Tod gekennzeichnet ist. Das ist eine alte und bleibende Geschichte, aber nicht die ganze Wahrheit. Eine andere Realität bildet ein Gegengewicht: Wir können heute von der Medizin erwarten, dass sie uns Krankheiten vermeiden hilft, dass sie uns heilen kann, wenn uns eine Krankheit befällt, und dass sie Symptome lindern kann, wenn eine Heilung nicht möglich ist. Wir können unseren gesunden Menschenverstand benutzen, um Unfälle zu vermeiden, aber von der Medizin dürfen wir erwarten, dass sie die Folgen lindert, wenn ein Unfall geschehen ist. Wir können vernünftigerweise hoffen, dass das Nachlassen unserer Kräfte im Alter gemildert, verzögert und ausgeglichen wird. Obwohl wir sterben werden, können wir die Hoffnung haben, dass wir nicht früher als notwendig sterben müssen, dass unser Tod nicht vorzeitig eintritt.

Der Zusammenprall dieser beiden Realitäten – unserer Sterblichkeit und der Reduzierung der Last dieser Sterblichkeit durch die Medizin – definiert unser Problem. Wie können wir ein Selbst entwickeln, das mit den Spannungen dieses Zusammenpralls gut leben kann? Wie können wir Hoffnung in die Medizin setzen, dass sie uns hilft, besser zu leben, während wir doch wissen, dass unser Leben endlich ist?

Unsere erste Aufgabe ist es gegenwärtig, unsere Sterblichkeit wieder anzunehmen, ihr mit unserem Leben wieder einen Sinnzusammenhang zu geben. Der Tod muss wieder an die Oberfläche gebracht werden, seinen berechtigten Platz einnehmen, er muss in die Mitte des Lebens zurückgeholt werden. Die Tatsache seines unabwendbaren Sieges – seiner letzten Notwendigkeit – muss wieder in das eigene Selbstverständnis der Medizin aufgenommen werden, muss ein Teil ihrer Aufgabe werden, eine Begrenzung ihrer Kunst, die aber gleichzeitig die Natur dieser Kunst definiert. Auf der anderen Seite muss die Sterblichkeit wieder in das grundsätzliche Verständnis des Selbst integriert werden – eines Selbst, das unsere Vorfahren einst mit einiger Klarheit verstehen konnten, das aber heute angesichts einer Medizin verwirrt ist, die fortwährend Erfolge im Kampf gegen die Ursachen des Sterbens erzielt, die wieder und wieder ihre gegenwärtige Zufälligkeit revidiert. Zufälligkeit kämpft gegen Notwendigkeit.

Die Verletzlichkeit des Lebens

Die alten Griechen können uns hier Wegweiser sein. Der Klassizist William Arrowsmith vermittelt uns sehr anschaulich, wie sie mit der Spannung zwischen Zufälligkeit und Notwendigkeit umgingen: »Notwendigkeit scheint mir der Scheidepunkt der griechischen Tragödie zu sein, genauso wie die griechische Tragödie für mich einmalig ist in ihrer Kraft und Schärfe, mit der sie Notwendigkeit in das menschliche Handeln hinein verfolgt ... Nenne es Schicksal, nenne es Bestimmung, nenne es die Götter, das macht fast keinen Unterschied. Notwendigkeit ist zuallererst Tod; aber sie ist auch das hohe Alter, der Schlaf, die Unbeständigkeit des Glücks und der Tanz des Lebens; sie schließt deshalb das Leiden genauso ein wie die Freude, denn so wie wir tanzen und schlafen müssen, so leiden wir auch, altern und sterben.«[1]

In einer allgemeinen Lesart ist der Weg der Weisheit für die Griechen das Annehmen der Notwendigkeit und mit ihm das Annehmen der verletzlichen, ungesicherten Natur unseres Lebens. Verletzlichkeit, Zufälligkeit, Sterblichkeit, Schicksal – in allen drückt sich Notwendigkeit aus – sind die Bedingungen menschlichen Lebens. Notwendigkeit ist »das Gewebe unabänderlicher, nicht manipulierbarer Tatsachen, das wir die *conditio humana* nennen«.[2] Martha Nußbaum drückt sehr schön aus, wie das Annehmen des

Unausweichlichen Sinn erhalten kann: »Ein Teil der Schönheit, die *menschliche* Besonderheit ausmacht, *ist* gerade ihre Verletzlichkeit. Die Weichheit einer Pflanze ist nicht die glänzende Härte eines Edelsteins ... Zufälligkeit, die man so schwer gutheißen kann, ist auf noch undeutliche Weise ein Beitrag zu dem, was man bejubeln kann ... Zufälligkeit, ein Objekt für Terror und Abscheu, kann sich gleichzeitig als wundervoll erweisen, ein Baustein zu dem, was ein menschliches Leben schön und aufregend macht.«[3] William Arrowsmith sieht einen ähnlichen Zusammenhang: »Wenn Menschen vom Joch der Unabänderlichkeit befreit werden, hört ihr Leben auf, tragisch zu sein, und mit dem Ende des Leidens hören auch Würde und *sophia* [Weisheit] auf. Denn im Kampf mit der Unabänderlichkeit wird das Heldentum geboren, und sogar der Held muss Notwendigkeiten akzeptieren, wenn er sein Menschsein annimmt.«[4]

Mehr als zweitausend Jahre später tun wir uns schwer damit, Unabänderlichkeit so bereitwillig anzunehmen, und ganz besonders die unausweichlichste von allen, unseren eigenen Tod. Das ist nicht nur deshalb so, weil wir arroganter oder überheblicher sind als die alten Griechen, obwohl auch das zutreffen mag. Entscheidender ist, dass die moderne Wissenschaft und die technologische Veränderung der Natur uns davon überzeugt haben, dass »Notwendigkeit« selbst formbar geworden ist. Christopher Lasch hat das treffend ausgedrückt, indem er »das ganze moderne Projekt« als »Niederlage der Unabänderlichkeit und das Austauschen der blinden Kräfte der Natur durch menschliches Wollen« charakterisiert.[5] Oder, wie die Schriftstellerin Mary Gordon unsere eigene Kultur gekennzeichnet hat: »Die Geschichte Amerikas ist die Geschichte der Flucht vor dem Schicksal. Europäer haben den Atlantik überquert, um davon befreit zu werden ... Die Freiheit und die Autonomie, für die Amerika vermeintlich steht, ist der Versuch, das Selbst zu definieren als außerhalb der Reichweite der zerstörenden Autorität des Schicksals stehend.«[6]

Wir müssen Kindersterblichkeit durch Infektionskrankheiten nicht heroisch hinnehmen. Das ist nicht Teil der biologischen Notwendigkeit, auch wenn unsere Großeltern das glaubten. Wir müssen bei einem 80-Jährigen keinen Herzinfarkt tolerieren. Der Infarkt kann vielleicht abgewendet werden, und auch wenn er eintritt, kann die Angioplastie oder die Bypass-Chirurgie diesen Menschen vor einem (in früheren Zeiten sicheren) Tod bewahren. Was aber sind dann die »unabänderlichen, nicht manipulierbaren Tatsachen« unserer Krankheiten? Sicherlich nicht, dass sie unabänderlich und unvermeidbar sind. Theoretisch darf man gar keine für nicht behandelbar halten. Das ist der heroische Beitrag der Medizin, jener, der mehr dem Edelstein als der Pflanze gleicht.

Aber in unserem eigenen Leben können wir dem Selbst diese Art Heroismus nicht verleihen. Wir werden sterben, und zwar an etwas, was noch nicht besiegt ist, *was immer* das sein mag. Auf den visionären Grundlagen der wissenschaftlichen Medizin können wir weder unser Leben leben noch unser Selbst gestalten. Wir sehen heute den Preis, den es kosten wird, das zu tun: die wachsende Angst vor dem Tod aus der Hand dieser Medizin. So werden wir darauf zurückgeworfen, das ernst zu nehmen, was wir vergessen wollten: die Notwendigkeit, unsere Sterblichkeit anzunehmen, aber jetzt unter veränderten Bedingungen, unter denen des medizinischen Fortschritts.

Bilder der Sterblichkeit

Gibt es ein alternatives Bild unserer Möglichkeiten? Gibt es einen noch unbenutzten Weg des Ausgleichs zwischen Chance und Notwendigkeit, Fortschritt und Sterblichkeit, Annahme des Schicksals und der Forderung, ihm zu widerstehen? Es gibt ihn, aber ich benutze das Wort »Bild« hier mit voller Absicht. Wir bewegen uns damit auf einer Ebene unseres Bewusstseins, die tiefer als diejenige liegt, die von unserem logischen Denken und Argumentieren beherrscht wird. Der Anspruch richtet sich an unsere Hoffnungen und Wünsche genauso wie an unser Denken. Die Macht der modernen Medizin beruht auf ihrem fast magischen Vermögen, uns eine Erlösung aus biologischen Notwendigkeiten anzubieten, uns in der Auseinandersetzung mit unserem Schicksal und der Vorsehung neue Kräfte zur Verfügung zu stellen, uns ein Bild von fast unbegrenzter Hoffnung, genialem Wissen und großem Fortschritt zu zeigen. Sie erweckt die Vorstellung, dass die Natur und deren Möglichkeiten beherrscht, manipuliert und neu definiert werden können. Das ist ein mächtiges und überwältigendes Bild für ein Selbst, das sich seiner Verletzlichkeit nur allzu bewusst ist.

Aber das Bild wird leicht zur Illusion und zum Irrtum, nicht weil es völlig unbegründet wäre, sondern weil es ein Bruchstück ist und halb blind. Was kann an seine Stelle treten? Gibt es ein alternatives Bild von gleicher Überzeugungskraft und Herausforderung, das gleichzeitig so beruhigend und beschützend wirkt? Nein. Das wäre zu schön, um wahr zu sein, und wir brauchen auch keinen Ersatz dieser Art, noch sollten wir ihn uns wünschen. An seiner Stelle möchte ich das Bild eines Selbst beschwören, das anpassungsfähiger ist, weniger durch Manipulation beeinflusst, das reiche Beziehungen zu anderen hat, das offener ist für Risiken – ein Selbst, das einem friedlichen Tod angemessen ist. Dieses Bild ist weniger hochgeschraubt in seinen Erwartungen, aber anspruchsvoller in seinen Verflechtungen; weniger starr in seiner Selbstbestimmung, aber fordernder gegenüber der Kraft des Selbst, seine Stellung in der Natur zu definieren und nicht andauernd dem Zwang zu unterliegen, sie zu beherrschen.

Diese Vorstellungen möchte ich in fünf Aussagen darlegen, die ich für wahr halte:

1. Selbstachtung und Integrität des Menschen erfordern keine Verfügungsgewalt über unser Leben und unsere Sterblichkeit, sie sollten sie idealerweise auch nicht fordern.
2. Schmerz und Leiden können ein Leben zur Qual machen, aber der zwanghafte Versuch, sie zu verhindern und davon erlöst zu werden, kann uns korrumpieren.
3. Das reichste Selbst ist nicht eines, das stets eine optimale Lebenslage sucht, sondern es ist wandlungsfähig genug, sich jeder Lebenslage anzupassen, ganz gleich, wie diese ist.
4. Menschen werden und müssen einander eine Last sein; eine Flucht aus der gegenseitigen Abhängigkeit ist eine Flucht aus der Menschlichkeit.
5. Es gibt keine zwingende Korrelation zwischen einer Kontrolle über den eigenen Tod und der Würde dieses Sterbens.

1. Der Verlust der Kontrolle: Das ruinierte Selbst. Gute, beständige Gesundheit verschafft zweierlei Zufriedenheit. Eine davon ist oberflächlich: Unser Körper behindert uns nicht in unserer Lebensgestaltung. Ein gesunder Körper ist sozusagen leicht durchschaubar. Er ist da, ein unaufdringlicher Diener, der ruhig und treu unsere Befehle ausführt. Die andere Zufriedenheit verschafft eine noch stärkere Beruhigung: Gute Gesundheit gibt uns ein Gefühl der Unbesiegbarkeit, eine feste Überzeugung, dass das Chaos einer Krankheit, die Schwäche eines krank gewordenen Körpers fern gehalten werden. Krankheit ist ein Problem anderer Leute, nicht mein eigenes. Andere Körper funktionieren nicht richtig, meiner ja.

Aber Krankheit an sich ist nicht unbedingt die größte Gefahr. Ihre schlimmste Drohung liegt in ihrer Bedeutung: Sie beweist uns unleugbar, wie sehr wir am Leben hängen. Sie erinnert uns daran, dass wir Menschen sind, nicht Götter, dass wir aus Staub gemacht sind und zu Staub werden. Der vordergründige Terror einer Krankheit ist, dass Schmerz und Leiden uns zugrunde richten. Ihr endgültiger Terror aber zeigt uns unsere letzte Bestimmung: dass wir die Kontrolle über unser Leben verlieren werden, dass dieses Selbst, unser eigenster Besitz, das Zentrum unseres Daseins, so vergänglich ist.

Der englische Dichter John Donne hat im 17. Jahrhundert eine aufrüttelnde Sichtweise dieser Bedrohung unserer Integrität aufgezeichnet. Die Zeit, so legt er dar, scheint uns anfangs gut gesinnt. Im Mutterleib, bei der Geburt, im frühen Wachsen und Entwickeln scheint die Natur es gut zu meinen. Wir sind wie aufbrechende Blumen, unsere Möglichkeiten unbegrenzt und die Kraft zum Wachstum unerschöpflich.

Aber bald merken wir, dass die Zeit doch nicht immer so freundlich ist. Vorübergehende Krankheiten, von denen wir wieder genesen, lassen uns die schlimmeren ahnen. Wandel, der uns Leben und Hoffnung gab, bekommt ein anderes Gesicht, das von Verfall, Auflösung und möglichem Tod. Die Zeit ist nicht mehr länger auf unserer Seite und bringt keine neuen Möglichkeiten mehr. Sie wendet sich gegen uns und wird uns zerstören.[7] Unsere »Auflösung ... ist empfangen worden in den frühen Verwandlungen, gewachsen in den Krankheiten und wird geboren im Tod, der aus diesen frühen Verwandlungen herrührt.«[8] Donnes Empfindung ist zeitlos: »Ach, wie vielfältig und überraschend, wie mutwillig und schillernd sind doch *Ruin und Zerstörung.*«[9] Genau. Die gegenwärtige Zunahme degenerativer Krankheiten in einer älter werdenden Bevölkerung hat die vielfältigen, mutwilligen und bunten Formen von Ruin und Zerstörung vermehrt.

Wie können wir mit der Bedrohung des Selbst durch Krankheit und Tod umgehen? Wie ertragen wir unsere angeborene Verletzlichkeit, die in der Bedrohung offenkundig wird? In einem anderen Zeitalter hätten wir uns vielleicht in den Fatalismus gerettet oder in den gar nicht weit entfernten Stoizismus: das Unabänderliche anzunehmen. Wir aber sind zu einer anderen Reaktion erzogen worden. Die moderne Medizin hat die Botschaft ausgesandt, dass man die Hoffnung nicht aufgeben soll. Krankheit und Tod sind nicht unausweichlich, zumindest nicht in der jetzigen Krankheit zum jetzigen

Zeitpunkt. Aus unserer Tradition der Freiheit und einer Verpflichtung zur Selbstbestimmung kommt eine ergänzende Botschaft: Unsere menschliche Größe, das sichere Zeichen unserer Überlegenheit über die tumbe Natur, liegt darin, dass das Selbst immer noch uns gehört, sogar in seiner Auflösung. Viktor Frankl nannte diese Kapazität die »letzte der menschlichen Freiheiten – seine eigene Haltung zu wählen gegenüber jeglichen äußeren Umständen, seinen eigenen Weg zu wählen«[10].

Aber auf unsere moderne Art sind wir davor zurückgeschreckt, nach dem Sinn und dem Gebrauch dieser Freiheit zu fragen. Wir fordern die Freiheit, beanspruchen in ihrem Namen unser Recht auf Selbstbestimmung, doch oft versäumen wir dann, danach zu fragen, wie wir die Freiheit am besten verstehen sollen, wenn wir sie gewonnen haben. Da ist insbesondere die ständige Verwechslung unseres Rechts auf Selbstbestimmung mit dem Recht zu handeln, obwohl sie keineswegs dasselbe sind. Unser modernes Verständnis des Selbst konzentriert sich, wie Frankl betont, typischerweise nicht auf die Möglichkeit, eine *Haltung* zu finden, wenn wir physisch nicht handeln können. Was gegenwärtig zu hoch bewertet wird, ist, dass unsere Entscheidungen eine *Wirkung* in der Welt erzielen; wir sind völlig ratlos, wenn wir nichts erreichen.

Hier offenbart sich das Zusammentreffen der modernen Medizin mit unserem modernen Temperament am deutlichsten: Beide scheuen Passivität, beide lehnen es ab, Probleme um Krankheit und Tod durch eine innere Haltung des Akzeptierens zu lösen, sondern sie wählen Aktivität und Beherrschung. Unsere Fähigkeit zum Handeln, etwas zu *tun,* wird gepriesen – bevorzugt etwas, das die äußere Welt der Natur ändert und nicht die innere Welt des Selbst.

Die Idee eines Rechts auf Selbststimmung und Selbstverständnis soll sicher nicht ausschließen, dass wir unser inneres Leben formen. Keineswegs. Es ist ein Teil des Privilegs, das uns dieses Recht verschafft. Aber die Fähigkeit, eine innere Einstellung zu formen, wird nicht als interessanter, wichtiger oder sinnvoller Beitrag empfunden. Sie wird als Domäne des völlig Subjektiven, der Übersensibilität gesehen, fast als eine Geschmacksfrage, sicher nicht als Aufgabe einer gemeinsamen öffentlichen Diskussion.[11] Wir reden nicht bereitwillig darüber, wie wir im Angesicht des Todes unser inneres Leben formen, denn seinen Sinn betrachten wir als etwas Privates, das wir nicht gern mit anderen teilen oder gemeinsam entdecken. Der Tod ist jedoch eine universelle menschliche Erfahrung, und seine Bedeutung erwächst genauso aus dieser Universalität wie aus den unterschiedlichen Bedingungen unserer individuellen Lebensläufe und Todesumstände.

Wir tun uns selbst großen und doppelten Schaden an, wenn wir Selbstbestimmung und Formung unseres Selbst nur als die Fähigkeit sehen, nach außen zu handeln, zu agieren. Eines unserer gegenwärtigen Übel ist, dass wir kollektiv, mit aller Kraft und oft wie besessen Aktionen zu einem unheilvollen Ziel vorantreiben; wir arbeiten mit hohen Kosten an der Verbesserung unserer medizinischen Möglichkeiten, denn wir sind nicht willens oder haben eine verkümmerte Fähigkeit, mit den Begrenzungen unserer Medizin besser zu leben.

Den anderen Schaden sehe ich mehr in der Zukunft; er besteht in der Versuchung, das Begreifen unserer Sterblichkeit noch stärker zu blockieren, indem wir die Erlaubnis zur Euthanasie davor stellen. Mit der Euthanasie können wir aus dem aggressiven Aktionismus der medizinischen Herrschaft über die Realität zur moralischen Herrschaft über das bedrohte Selbst übergehen. Wenn in unserer Zeit nicht so viele unserer Versuche zur Kontrolle und Beherrschung der Natur schlecht oder zwiespältig ausgegangen wären – denken wir neben medizinischen Beispielen auch an die Umweltkrise –, könnten wir mit dem Gedanken zufrieden sein, dass der Schlüssel zum Recht auf Selbstbestimmung die Macht ist, zu handeln, die Welt durch Aktivität zu formen und zu manipulieren. Aber inzwischen sollte uns klar geworden sein, dass gerade diese Einstellung viele unserer gravierendsten Probleme schafft. Wir haben von unserem Recht zum Handeln Gebrauch gemacht, und wir sehen all die

Resultate rings umher: eine Verwüstung der medizinischen und ökologischen Landschaft mit dem Schutt unseres Erfolgs.

Natürlich gibt es eine schnelle Antwort auf solche Eingeständnisse: Medizin und Technologie haben so viel Segen gebracht, dass ruhig ein hoher Preis dafür bezahlt werden kann. Diese Antwort muss man gelten lassen – wenn nichts anderes zählen würde, als in diesem Handel die richtigen Kompromisse, die Balance zwischen äußeren Nachteilen und Vorteilen zu finden. Doch wenn wir die weit verbreitete Angst vor dem Tod aus den Händen der fortschrittlichen technisierten Medizin betrachten, die Angst, dass wir die Kontrolle über unser Selbst verlieren, dann mögen wir uns wohl fragen, ob diese Balance zu unserem Vorteil ist. Arthur W. Frank schrieb über seine eigenen Erfahrungen mit einer Krebstherapie: »Jeden Tag lässt uns die Gesellschaft Botschaften zukommen, dass der Körper kontrolliert werden kann und kontrolliert werden sollte ... Kontrolle ist gutes Benehmen und moralische Pflicht ... Ärzte denken verständlicherweise, dass es ihre Pflicht ist, im Namen der Gesellschaft die Kontrolle wiederherzustellen, die die Kranken angeblich verloren haben.«[12]

Dieses Urteil mag zu schroff sein, aber der Anspruch der Medizin, dem Ärzte und Patienten leicht erliegen, ist es, die Sache in die Hand zu nehmen, einen kraftvollen Glauben aufrechtzuerhalten, dass Kontrolle möglich ist, wenn nur genügend Willenskraft, Denken und Wissenschaft eingesetzt werden. Auch wenn Kontrolle über einige Zeit möglich ist, sie muss früher oder später versagen. Eine Forderung nach Kontrolle, die diesem unausweichlichen Moment keinen Raum gibt, die ihn nur als Niederlage beurteilen kann – und womöglich als selbstverschuldete Niederlage, wenn man ganz genau hinschaut –, erweist den Kranken keinen guten Dienst. Sie werden wortlos daran erinnert, dass sie die Kontrolle nicht verlieren sollten, und dass es mit Hilfe der Medizin in ihrer Hand liegt, sie nicht zu verlieren. Die Angst vor Kontrollverlust aber kann auf diese Weise nicht beseitigt werden.

Wenn man ständig versucht, Kontrolle zu behalten, dann geht man mit dieser Angst das Problem falsch an. Denn die Angst selbst ist ein genauso großes Problem wie der tatsächliche Verlust der Kontrolle. Ihre Intensität sagt nicht zwingend etwas über das tatsächliche Schicksal aus, das uns erwartet. Wir können uns dafür entscheiden, der Angst standzuhalten, sie als Teil unserer Situation zu begreifen, so gut es geht, mit ihr leben zu lernen. Oder wir können endlos vor ihr davonlaufen, sie zu vermeiden suchen, uns vormachen, dass sie gebannt werden kann.

Aber die ständige Notwendigkeit zu laufen, die Intensität der Fluchtimpulse verraten das Ausmaß der Angst. Nichts ist härter, als unmittelbar und direkt mit dem umzugehen, was uns terrorisiert, aber wenige Antworten darauf geben dem Selbst so viel Lebendigkeit und Kraft, als genau dies zu tun. Dem Terror ins Auge sehen ist etwas, das wir ausschließlich mit und in uns selbst tun. In diesem Willensakt ändern wir uns nicht, sondern wir stellen uns, nehmen genau Maß an uns selbst als angstvolle, verunsicherte Menschen. Es ist die Beherrschung unseres Selbst und nicht der äußeren Welt, die die tiefste Erfüllung bringt, und am Ende ist es die einzige Herrschaft, die allem standhält, was die Welt bringt. Zu einem ganz wesentlichen Teil dieser Herrschaft gehört das Wissen, wann wir das Streben nach Kontrolle unseres Schicksals aus der Hand geben sollen.

Der Glaube, dass ausschließlich das Recht und die Fähigkeit zu aktiven Handlungen unsere Selbstachtung angesichts der Sterblichkeit aufrechterhalten können, ist ein Irrtum. Wenn wir auf die Stimmen derer hören, die das Schlimmste erduldet haben, was man aushalten kann, beispielsweise das Leben in Konzentrationslagern und inmitten organisierten Mordens, dann hören wir von ihnen etwas sehr Wichtiges: Was Menschen die Kraft zum Durchhalten gibt, und zwar mit Würde und Gnade durchzuhalten, ist nicht ihre Fähigkeit, die Lebensumstände zu ändern, sondern das, was sie daraus machen; und was sie daraus machen, wirkt zurück auf ihr Sein als Menschen.[13] Angesichts dessen, dass sie die Herrschaft über ihr Leben verlieren, haben sie keine Rigidität, sondern entwickeln Beweglichkeit. Sie finden innere Reichtümer anstelle derjenigen, die ihnen von außen verweigert werden. Das Böse, das ihnen das Schicksal brachte, akzeptieren sie nicht; sie wären die ersten, die es ändern wollten. Aber wenn es einmal eingetreten ist, dann lernen sie, dass ihre Fähigkeit zur Selbstbeherrschung das aufwiegen kann, was sie nicht ändern können.

Wir alle kennen Menschen, deren Leben tagaus, tagein von ihrem Wunsch nach Selbstbestimmung, nach völliger Kontrolle ihres Lebens beherrscht wird. Sie sind ruhelos, sogar ärgerlich, wenn ihr Leben von einem unerwarteten Ereignis unterbrochen wird, von allem, was ihre selbstbestimmte Existenz stört. Sie können nicht bereitwillig die Vorstellung ertragen, dass äußere Umstände sie zwingen können, etwas zu tun, was sie nicht gewählt, nicht geplant haben. Überraschung ist ihr Feind. Ihre schlimmsten Feinde sind jene unerwarteten Ansprüche, die andere Menschen an ihr Leben stellen. In mancher Hinsicht bin ich selbst solch ein Mensch, aber ich schätze das nicht an mir. Ich kann in Menschen, die anders leben, deren Leben kein endloser Kampf um Kontrolle ist, eine bessere Selbstverwirklichung sehen. Sie zeigen mir einen anderen Weg, genauso reich in seinen Alternativen, erprobt in menschlichen Erfahrungen.

2. Schmerzen und Leiden. Wir können in dieses Dickicht noch tiefer eindringen und die unterschiedlichen Arten des Umgangs mit Schmerzen und Leiden bedenken. Ich bin immer aufs Neue von der Vielfalt der Reaktionen überrascht, die sie auslösen – von Selbstmitleid und Verzweiflung über stoische Gelassenheit bis hin zum Galgenhumor. Meine eigenen Beobachtungen von leidgeprüften Menschen zeigen, wie bemerkenswert wenig Übereinstimmung zwischen der objektiven Quelle oder Ursache des Leidens und der Reaktion darauf besteht. Was der eine Mensch aushalten kann, kann der andere nicht ertragen. Menschen können auf ganz unvorhersehbare und überraschende Art Schmerzen und Leiden durchstehen und einen Sinn darin finden.

Mit Ausnahme der sehr variablen Gefühle von Angst und Grauen kennt die menschliche Natur anscheinend keine fixierte Reaktion auf Leiden, weder in dem Verhalten, das es auslöst, noch in dem Sinn, der ihm zugeschrieben wird. Alles hängt anscheinend von einer breiten Vielfalt früherer Erfahrungen und gegenwärtiger Interpretationen ab. Der Sinn, den wir in Schmerz und Leiden sehen, wird im Lauf unseres gesamten Lebens geformt. Unsere Geschichte, unsere Kultur, unsere individuelle Art beeinflussen diesen Sinn, aber in jedem Menschen haben diese Faktoren ein unterschiedliches Gewicht. Wir sind nicht nur passive Opfer oder Zuschauer in diesem Prozess. Wir können im Laufe der Zeit daran arbeiten, zu Menschen zu werden, die Kummer ruhig ertragen, die anderen so wenig wie möglich Schwierigkeiten machen, die aber auch wissen, wann sie von anderen Hilfe und Beistand erbitten; oder aber wir können uns das Recht nehmen, voller Wut und Ärger dafür zu sorgen, dass alle in unserer Nähe mitleiden, wenn wir leiden müssen. Ich glaube nicht, dass es in diesem Zusammenhang eine vollkommene Selbstbeherrschung und Charakterstärke gibt, sondern nur, dass wir die Kraft haben, uns in die eine oder andere Richtung zu entwickeln.[14]

Wenn ich meine Zehe anstoße, kann der Schmerz stark sein und alles andere übertönen. Ich kann an nichts anderes mehr denken, ich kann tatsächlich gar nicht mehr denken, sondern nur noch den Schmerz wahrnehmen. Die Art von Mensch, die ich bin, wird meine Reaktion auf den Schmerz formen, wird sogar bestimmen, wie lange und wie laut ich aufschreie. Wenn der Schmerz Symptom einer schweren Krankheit oder eines schweren Unfalls ist, bekommt er noch eine andere Bedeutung: Er fängt an, mir etwas über mein Schicksal als Person mitzuteilen, und er hilft mir auch herauszufinden, welche Art Mensch ich jetzt schon bin. Was Krankheit oder die Bedrohung durch den Tod mir wirklich antun oder was sie mir androhen, ist das eine; was ich daraus mache, ist etwas anderes.

Aufgrund dieses Unterschieds können wir auch Schmerzen und Leiden unterscheiden. Wie schon gesagt, ereignen sich Schmerzen zuerst im Körper. Wenn sie stark genug sind, bringen sie Leiden und das Gefühl der Bedrohung, Furcht oder Angst, das dem Schmerz eine andere Dimension verleiht. Aber auch dann noch kann Leiden ertragen werden, wenn die Hoffnung auf eine Erleichterung besteht. Eric J. Cassell formuliert: »Leiden entsteht, wenn eine Zerstörung der Person droht; es dauert an, bis die Drohung der Desintegration vorübergeht oder die Integrität auf andere Weise gesichert ist.«[15] Quellen stärksten Leidens sind zuerst der Verlust der Kontrolle über den Körper, dann der Kontrollverlust über das krankheitsgeschwächte Selbst. Dagegen können Schmerzen und Leiden um eines anderen Menschen willen oder als erwartete Begleiter auf einem selbst gewählten Weg ertragen werden.

Warum macht das einen Unterschied? Ist Schmerz nicht einfach Schmerz und Leiden einfach Leiden? Überhaupt nicht. Sie sind eingebettet in einen Kontext von Sinn und Zusammenhängen, das muss so sein. Leiden für einen sinnvollen Zweck oder Schmerz mit einem absehbaren Ende sind nicht das Gleiche wie sinnloses Leiden. Eine weitere Unterscheidung muss hier besprochen werden. Es kann sinnloses Leiden in einem als sinnlos empfundenen Leben geben. Oder aber es gibt sinnloses Leiden in einem sinnvollen Leben.

Leiden ist in diesem letzten Zusammenhang kein endgültiges, absurdes, würdeloses Geschehen in einem auch sonst leeren und unglücklichen Leben, auch wenn es ein Leiden zum Tod ist. Die Qual kann immer noch groß sein, denn das Selbst steht vor seiner ultimativen Bedrohung. Aber dieses Leiden kann annehmbar sein, weil es insgesamt von einem reichen und kostbaren Leben getragen ist, voll von guten Erinnerungen und noch immer gehalten von starken Bindungen der Liebe und Zuneigung. Es geht nicht darum, dass das Leiden selbst einen Sinn hat. Es geht darum, dass das Leben, dessen Teil es ist, einen Sinn hat, dass es durch das Leiden erprobt und bedroht, aber nicht zerstört werden kann. Dieser Unterschied erklärt vermutlich, warum manche Menschen ihr Leiden so viel besser ertragen als andere, auch wenn die Ursache, die zugrunde liegende Krankheit, ähnlich ist.

Was genau ist die Erklärung für die unterschiedlichen individuellen Antworten auf Schmerzen und Leiden? Das ist schwer zu sagen. Wir können als außenstehende Beobachter nicht einmal feststellen, ob der aktuell von einem Menschen empfundene Schmerz sich von dem, was wir selbst in einer ähnlichen Situation verspüren würden, unterscheidet, oder ob die abweichende Reaktion einen psychologischen Unterschied ausdrückt, der abhängig ist vom Sinn, der dem Schmerz beigemessen wird. Virginia Woolf drückte den Versuch, für Schmerzen einen adäquaten verbalen Ausdruck zu finden, so aus: »Im Englischen, in dem sich die Gedanken Hamlets und die Tragödie Lears ausdrücken lassen, gibt es keine Worte für das Frösteln oder den Kopfschmerz ... Das einfachste Schulmädchen kann sich in der Sprache Shakespeares oder Keats' ausdrücken, wenn es sich verliebt; aber wenn ein Kranker versucht, die Schmerzen in seinem Kopf dem Arzt zu beschreiben, dann wird Sprache plötzlich nichts sagend.«[16]

Wenn wir von der Betrachtung von Schmerzen zum Leiden übergehen, in dem die Bedeutung der Schmerzen von demjenigen interpretiert wird, der sie erträgt, wird die Komplexität noch gesteigert. Die Ursache der Schmerzen schafft die erste Bedeutungsebene: ob sie Ausdruck einer kurzfristigen oder chronischen Erkrankung sind und ob sie nur zeitweise und reversibel oder dauernd und irreversibel bestehen. Die Art, wie Schmerz dann interpretiert wird, während er besteht, schafft eine zweite Ebene. Wie Eric J. Cassell es ausdrückte: »Die persönliche Bedeutung einer Krankheit und ihrer Behandlung erwächst sowohl aus der Vergangenheit als auch aus der Gegenwart. Wenn eine Krebserkrankung bei einem Patienten mit Selbstbewusstsein auftritt, kann sie Optimismus und das Wiederaufleben von Kraft auslösen. Sogar wenn sie tödlich verläuft, muss die Krankheit nicht die Zerstörung der Persönlichkeit bedeuten, sondern sie kann ihre Unbezwingbarkeit noch bestärken.«[17]

Nicht weniger bedeutend ist der soziale Zusammenhang einer Krankheit, die Reaktion der Familie, der Freunde und anderer (und für manche Menschen auch das Fehlen dieser Personen). Schmerzen als Ausdruck einer Krankheit sind darüber hinaus in ein Selbst eingebettet, das unter der Bedeutung dieser Krankheit leidet. Sowohl die Schmerzen als auch das Leiden existieren darüber hinaus in dem größeren sozialen Umfeld, dessen Teil der Patient ist. Schmerzen und Leiden passieren einem Menschen nicht einfach so. Ihr Sinnzusammenhang und ihre Intensität geben Zeugnis von einer komplexen Realität, ebenso geworden wie vorgegeben, ebenso formbar wie fixiert.

Zwei wichtige Hintergrunderfahrungen sollen hier besprochen werden: Eine davon ist, dass es bei uns liegt, für unser Leiden einen Sinnzusammenhang zu suchen und vielleicht zu finden. Für manche religiös Gläubigen ist die Idee eines erlösenden Leidens eine sehr starke Kraft. Das Annehmen eines Leidens oder sein Verständnis als Teil einer religiösen Interpretation des Lebens kann einen Sinn schaffen. Es bleibt schwer zu ertragen, aber es ist nicht sinnlos oder ohne Zusammenhang, wenn man es weise versteht.

Für diejenigen unter uns, die sich einer religiösen Deutung nicht zuwenden können, sind solche Zusammenhänge mühsamer zu erkennen. Ein Leben, das sich abwärts entwickelt, auf den Tod zugeht und gezeichnet ist durch Leiden, das aus der Erwartung des nahenden Selbstzerfalls resultiert, setzt auch den Rahmen für eine Entscheidung: die Entscheidung darüber, welche innere Haltung dem Kommenden entgegengebracht wird. Ich kann entscheiden, dass ich das Recht auf Kontrolle wünsche, und den Anspruch haben, mein herannahendes Schicksal als Herausforderung meiner Kompetenz zu begreifen und aus der Welt das zu machen, was ich will, bzw. meinen

Körper zum Objekt meiner Herrschaft. Alternativ kann ich mich dafür entscheiden, dass ich das Leiden ertragen will, ihm eine Bereitschaft zum Erdulden entgegenbringe, dass ich in den Umständen, die ich bereit bin anzunehmen, einen Sinn finden werde – so schwer dies auch fällt.

Aber etwas stimmt nicht ganz, wenn man die Wahl in diesem Sinn versteht. Kann ich davon ausgehen, dass ich bei solch einer Entscheidung ein völlig anderer Mensch sein und deshalb eine völlig freie Wahl haben werde? Das ist unwahrscheinlich. Solch eine Entscheidung reflektiert mit Sicherheit bereits bestehende Einstellungen und Werte. Meine Wahl wird sehr wahrscheinlich ein Ausdruck für das sein, was ich mein Leben lang geglaubt habe – bezüglich der Art Mensch, die ich sein wollte, und für die Art Mensch, die ich aufgrund meiner tatsächlichen Gedanken und Gewohnheiten geworden bin.

Wenn das so ist, muss ich mich fragen: Welche Art Person möchte ich mitbringen, wenn ich mich dem Leiden stellen muss, und der Krankheit und der Todesangst, die dieses Leiden verursachen? Welche Art Person sollte ich *jetzt* formen und für diese Begegnung wachsen lassen? Diese Fragen sind nicht weniger wichtig als die Frage, wie ich sterben möchte. Denn in den vorangehenden und grundlegenderen Entscheidungen ergeben sich vielleicht schon die Antworten auf die zweite Frage, auch wenn ich es nicht bemerke, bevor ich sterbe.

Ich kehre zu einer einfachen menschlichen Erfahrung zurück: Alle werden wir an irgendeinem Punkt unseres Lebens Schmerzen aushalten und leiden müssen, möglicherweise an vielen. Das ist gewiss und festgelegt, es ist der Preis für unser Menschsein. Aber es ist nichts gewiss und festgelegt über die Art, in der wir auf Schmerzen und Leiden reagieren werden. Diese Antwort ist biologisch nicht fixiert. Sie wird zu einem beträchtlichen Teil geschaffen, geformt und beeinflusst. Wir leiden und sterben schicksalhaft. Wir unterliegen nicht dem Schicksal, dass es nur eine einzige Interpretation dieser Notwendigkeit gibt, nur eine Antwort oder dass wir nur eine einzige Möglichkeit hätten, die Konturen unseres Leidens zu formen.

3. Trauer um den Verlust des idealen Selbst. Wir halten Schmerzen und Leiden für den wichtigsten Grund, warum manche Menschen nicht mehr leben möchten, aber das sind nicht die einzigen Ursachen. Zunehmend sprechen Menschen darüber, dass ihr Leben zu Ende gehen solle, wenn »sie nicht mehr sie selbst sind« oder »nicht mehr die Art Menschen sind, die sie sein möchten«. Sie haben scheinbar in ihrem Bewusstsein ein idealisiertes Bild von sich, das sie bewahren möchten. Gibt es ein optimales Selbst, einen Punkt in meiner Lebensgeschichte, an dem ich alles sein werde, was ich bestenfalls sein kann? Wie gehen wir mit der Vorstellung mancher Menschen um, dass der Tod kommen sollte, wenn der Höhepunkt ihres Lebens überschritten ist?

Nehmen wir ein altes Rätsel, um über diese Frage nachzudenken: Wenn mir plötzlich die Unsterblichkeit zugesichert würde, in welchem Alter sollte sie für mich Wirklichkeit werden? Wähle ich die Kindheit, hätte ich die Möglichkeit ewiger Wunder und Entdeckungen, aber auch Machtlosigkeit und Ängste. Wähle ich das frühe Erwachsenenalter, hätte ich andauernde physische Lebenskraft und wäre attraktiv, hätte aber nicht die Einsichten und Erfahrungen späterer Jahre. Wähle ich ein späteres Lebensalter, wäre viel von der physischen Kraft und Attraktivität der Jugend verloren, aber ich hätte Wissen, Zuversicht und gereiftes Urteil gewonnen; meine jugendlichen Ausrutscher lägen hinter mir, und sogar die schlimmeren meiner mittleren Jahre.

Die frustrierende Erkenntnis dieser imaginären Reise bleibt, dass keine Zeit des Lebens ganz die richtige ist. Jede hat ihr Plus und ihr Minus. Welchen Schluss ziehe ich daraus? Es gibt in diesen Abschnitten keinen optimalen Lebensabschnitt, kein ideales Selbst. Wenn wir andere Menschen beobachten, gibt es in deren Leben

Zeiten – objektiv betrachtet –, die glücklicher sind als andere, solche mit größerer Zufriedenheit? Ich meine, nein. Manche Menschen verpfuschen ihre Jugend und finden in späteren Jahren ganz zu sich. Andere gleiten mit Leichtigkeit durch ihre jungen Jahre, nur um zu scheitern, wenn sie älter werden. Manche älteren Menschen genießen die Befreiung von familiären und beruflichen Verpflichtungen; andere fühlen sich leer und unnütz.

All das kann vielleicht einen wichtigen Punkt aufdecken: Weil wir Menschen verschieden sind, kann jede und jeder für sich in der Rückschau die beste Zeit seines Lebens heraussuchen, willkürlich beispielsweise Reife gegen physische Perfektion austauschen und umgekehrt. Aber auch diese Art des Denkens scheint mir fehl am Platz. Diejenigen, die nach meiner Beurteilung ihr Leben sehr effektiv meistern, sind diejenigen, die sowohl die Segnungen ihrer verschiedenen Lebensstadien auskosten als auch die Beschwernisse mit wachen Sinnen ertragen können. Sie haben ein optimales Selbst, aber dieses hängt in seiner Kraft nicht von äußeren Umständen ab, weder vom Alter noch von der physischen oder mentalen Verfassung. Es sind Menschen mit einem Selbst aus eigener innerer Kraft und Form, geprägt von ihren beständigen Werten und Idealen.

Als meine Kinder aufwuchsen, brauchte ich lange Zeit für die Erkenntnis, dass das, was zählte, die Möglichkeiten ihres alltäglichen Lebens als Kinder war und nicht das, was sie sein würden, wenn sie erwachsen geworden waren. Es ist nur zu verführerisch, sich Kinder als zukünftige Erwachsene vorzustellen, als ob für sie Kinder- und Teenagerjahre nichts weiter als die Vorbereitung für irgendeinen endgültigen Höhepunkt wären. Genauso häufig geschieht es natürlich, dass Menschen ein hohes Alter als die Vertreibung aus dem Paradies betrachten, weil die zentralen und wichtigen Teile ihres Lebens in der Vergangenheit liegen. In beiden Fällen ist der Fehler derselbe – der Irrtum, dass es einen idealen Höhepunkt im Lebenszyklus gäbe.

Es gibt ihn nicht. Jede Phase kann ihre Magie und ihre Tragödie in sich bergen, ihre Glorie und ihr Elend. Kinder, die einen erfreulichen Eindruck machen, sind die, die sich wie Kinder benehmen, ihre Möglichkeiten voll ausschöpfen und nicht dumpf darauf warten, erwachsen zu werden, als ob erst dann das richtige Leben beginnen würde. »Wirkliches Leben« hat in diesem Sinn keine Stadien. Es ist die Art, wie das Leben ist, hier und jetzt.

Ältere Menschen, die uns imponieren, agieren so, wie es ihrem Alter entspricht: Sie organisieren ihr Leben ein bisschen verdreht, halten aufrecht, was sie noch können, und versuchen den Frust über das klein zu halten, was nicht mehr möglich ist. Sie leben ihr Leben von Tag zu Tag, ohne Jammern über die Vergangenheit und ohne Zetern über die Zukunft. Der Betagte, der darüber jammert, dass das Leben nicht mehr ist, was es war, hat oft schon als Kind darüber gejammert, dass es noch nicht war, was es hätte sein sollen, oder klagte im mittleren Lebensalter, dass er seine Haare und seine schlanke Figur verlöre. Ich hörte einmal, wie jemand seinen Großvater als einen sehr energischen, aktiven Menschen beschrieb, der wegen Krankheit und Altersbeschwerden in einem immer kleiner werdenden physischen Radius leben musste. Aber auch als sich der Radius weiter verengte, zuerst auf den Garten, über den er nicht mehr hinauskam, dann auf das Haus, dann auf das Zimmer und schließlich auf sein Bett, das er nicht mehr verlassen konnte, da passte er sich an seine immer kleiner werdende Welt an und machte mit Humor das Beste daraus. Ein phantasievoller Blumenarrangeur sagte einmal,[18] dass das Geheimnis darin bestehe, mit dem vorhandenen Material zu arbeiten, ohne Sehnsucht nach nicht erreichbaren Blumen zu haben – und demonstrierte, was er meinte, indem er aus Unkraut vom Straßenrand ein wundervolles Arrangement formte.

Aber wir müssen hier einen Schritt weiter gehen. Wir mögen es als Narrheit betrachten, wenn wir nicht jede Lebensphase als optimales Leben empfinden, wenn eine unbedingt besser sein müsste als die übrigen. Aber was geschieht, wenn wir genau die Fähigkeiten verlieren, die unser Selbst ausmachen, die unser inneres Leben sind? Wie ist das, wenn wir unser Gedächtnis verlieren oder unsere

Intelligenz schwinden sehen oder merken, dass aufgrund intellektueller und emotionaler Mängel unsere Fähigkeit zur Kommunikation mit anderen Menschen stark reduziert wird? Wir sind schon klug genug zu erkennen, dass wir, obwohl wir in einem Körper leben, nicht nur unser Körper sind, dass wir in jedem Lebensalter ein lebenswertes Selbst sein können, auch wenn unsere Körper nicht vollkommen sind. Können wir uns genauso bereitwillig damit abfinden, das zu verlieren, was uns – innerlich, ganz für uns selber – als das Zentrum dieses lebenswerten Selbst erscheint?

Nein, das können wir nicht. Keiner kann das annehmen, keiner kann das leicht erträglich finden. Aber vielleicht ist es genauso ein Fehler zu glauben, dass wir einen optimalen Geist haben müssten, als zu erwarten, dass wir einen optimalen Körper haben. Als Kind habe ich glückliche Zeiten erlebt, obwohl ich wenig Wissen und wenig Erinnerungen hatte. Meine Fähigkeit zu denken war nicht der Schlüssel zu meinem Glücklichsein. Jetzt habe ich mehr Erinnerungen, ein ganzes Leben voll von Erinnerungen – und zu oft sind sie mir nicht mehr präsent. Ich wende mich an meine Frau, um einen Namen zu erfragen oder mich an eine Einladung zu erinnern, die erst eine Woche her ist. Aber ich bin jetzt ein besserer, schärferer Beobachter als früher. Seinerzeit konnte ich mir mehr merken, aber ich habe weniger bemerkt, und ich hatte nicht die Lebensjahre, die mein Urteil reifer werden ließen (obwohl einiges von diesem angeblichen Reiferwerden das Urteil – leider – eigensinniger werden lässt, nicht unbedingt weiser). Ich kann immer noch mit Vergnügen einen Roman lesen, obwohl ich seinen Titel und seinen Inhalt schnell wieder vergesse. »Wie«, so frage ich jemanden, »war der Titel des Buches, über das ich vorige Woche gesprochen habe, und, wenn Sie schon dabei sind, was habe ich über seinen Inhalt gesagt?«

Ich habe gelernt, ältere Menschen zu bewundern, deren Geist und Gedächtnis nicht mehr so sind wie früher, die jedoch mit Humor und beherrschter Frustration das Beste daraus machen. Aber ich will nicht die Tragödien und die Qualen verharmlosen, die sich hier abspielen. Der Verlust mentaler Fähigkeiten ist eine große Herausforderung für das Selbst und kann wahrscheinlich von keinem Menschen ganz angenommen werden. Aber manche Menschen werden ganz offensichtlich besser damit fertig als andere. Auch hier gibt es keine biologische Fixierung, wie gut oder schlecht wir damit umgehen. Es hängt wohl zum Teil von uns selbst ab.

Als Mann kann ich die hohe Suizidrate älterer Männer gut verstehen, wenn ihnen das Leben zur Last wird und es ihnen keine Aufgabe mehr stellt. Was werde ich tun, wenn ich nicht mehr schreiben kann, wenn – um es zu verdeutlichen – dieses Buch längst vergessen sein wird und keines mehr nachkommt? Muss ich das als das Ende meines eigentlichen Lebens betrachten, vielleicht als meinen Abstieg? Aber ich werde auch nachdenklich, wenn ich die Suizidraten von älteren Männern und Frauen in den USA vergleiche – etwa sieben zu eins.[19] Spielt hier bei den Männern nur eine rationale Einschätzung des Lebens mit, eine gedankliche Wertung (natürlich unserer männlichen Eitelkeit entsprechend), oder ist das vielleicht eine Frage der größeren Abhängigkeit der Männer vom Status, von der beruflichen Identität, von ihren Fähigkeiten, die Welt aktiv zu gestalten und dafür von ihr bewundert zu werden?

Als Kontrast fällt mir ein früher angesehener Ingenieur ein, längst alt und im Ruhestand, der jetzt seine Befriedigung darin findet, mit dem Verwalter unseres Apartementhauses die technischen Schwierigkeiten bei der Reparatur seines altersschwachen Boilers zu besprechen. Er ist damit zufrieden, im Abseits zu stehen, aber immer noch lebendig in seinem Interesse an der Welt, die einst seine eigene war. Es gibt ein anpassungsfähiges Selbst, nicht jenes, das vor Jahren als modernes Selbst ohne Zentrum beschrieben wurde, sondern eines, das mehr aushält und das, wenn der Mensch es zulässt, standhalten kann, flexibel ist, sich an die Realität anpasst und fähig ist, kleine Befriedigungen aufzunehmen, auch wenn es verändert bleibt.

Warum sollten wir glauben, dass Leben nicht lebenswert ist, wenn das Selbst nicht optimal ist? Es kann von denjenigen lebenswert gemacht werden, deren Selbst beweglich genug ist, sich an die eigene Begrenztheit anzupassen. Auf Dauer zählt das Selbst, das sein eigenes Zentrum findet, dem bewusst ist, dass das Zentrum mit dem gestaltet werden muss, was ihm im Augenblick möglich ist, was es von innen heraus schaffen kann und nicht von dem, was einmal war oder was hätte sein können.

4. Abhängigkeit und die Linderung von Leiden. Im Herzen der Idealvorstellung des modernen Selbst existiert der Wunsch, unabhängig und autark zu sein – nicht abhängig von der Hilfe anderer. »Ich möchte nicht von meinen Kindern abhängig sein«, hat meine Mutter ständig gesagt, wie ein Echo das Mittelklasse-Ideal des 20. Jahrhunderts wiederholend. Ein nicht minder erstrebenswertes Ideal ist die Pflicht, Leiden zu lindern, vielleicht der stärkste moralische Imperativ in einer säkularen Gesellschaft. Aber es entsteht eine Spannung, wenn wir beide Anforderungen nebeneinander betrachten. Das erste Ideal unterstellt, dass wir tatsächlich unabhängig sein können, dass es in unserer Macht liegt, nicht auf Hilfe angewiesen zu sein. Das zweite Ideal behauptet genau das Gegenteil: dass Menschen leiden, die Hilfe anderer brauchen und zumindest zeitweise abhängig sind. Oberflächlich kann man beide Forderungen miteinander versöhnen: Wir sollten danach trachten, unabhängig zu sein, aber, falls das nicht möglich ist, dürfen wir Hilfe von anderen beanspruchen.

Ich vermute jedoch, dass hier eine noch tiefere Spannung besteht. Das individualistische Ideal der Unabhängigkeit birgt in sich eine Zurückweisung dessen, was als unangenehme, ja sogar erstickende Last des familiären und sozialen Lebens betrachtet wird: dass wir Leben und Bürde anderer Menschen mittragen wie unsere eigenen. Die gängige Auffassung des Lebens mit seinen freiwilligen Verträgen (der soziale oder Generationen-Vertrag der menschlichen Beziehungen) und selbstbestimmten Lasten ist viel attraktiver: Wir bauen auf die Medizin, die Wissenschaft und den Überfluss, die die nötigen Mittel für die individualistische Unabhängigkeit bereitstellen sollen. Da Krankheit und Demenz häufige Ursachen der Abhängigkeit sind, sollten sie ausgemerzt werden. Wenn das gelingt, haben wir Freiheit errungen – nicht nur die Freiheit von eigenen Erkrankungen, sondern auch von der unerwünschten Bürde anderer, die ihrerseits von Krankheit befallen sind. Das war die moderne Vision.

Ich stelle fest, dass dieser große Tag nicht gekommen ist. Er wird nie kommen. Leute werden immer wieder krank und leiden und sind aufeinander angewiesen, meistens in einer Art und Weise, die anspruchsvoll, unbequem und unbeliebt ist. Wie gehen wir mit der Tatsache des Leidens um, das uns auf unsere gegenseitige Barmherzigkeit zurückwirft und das noch nicht vertrieben wurde und nie vertrieben werden wird? Die erste Verteidigungslinie in hoch entwickelten Gesellschaften ist der Blick auf irgendein soziales Programm. Wir können unsere Steuern dafür einsetzen, uns aus der persönlichen, intimen Verpflichtung zu befreien, das Leiden anderer mitzutragen; Helfer und Serviceleistungen können gekauft, Erleichterungen gefunden werden. Aber das funktioniert nicht immer oder nur auf begrenzte Zeit. Dann sind wir mit dem Schicksal eines anderen allein gelassen. Dann entdecken wir etwas zugleich Demütigendes und Erschreckendes: Wir können einem Menschen in seinem Leiden beistehen, wir können versuchen es zu teilen, aber wir können es ihm nicht abnehmen. Die Individualität des Leidens, die Art, wie es in der Psyche eines anderen Menschen verborgen ist, ist letztendlich unseren Diensten nicht ganz zugänglich. Wie könnte es das sein? Was Leiden für einen Menschen bedeutet, hängt oft wenig von der objektiven Ursache ab. Alles, was wir tun können, ist sprechen oder manchmal nur schweigend bei jemandem sein in der Hoffnung, dass wir ihn damit erreichen. Aber wir können letzten Endes die Last nur ein wenig erleichtern, getragen werden kann sie nur von der Person, deren Leiden sie ist.

Wenn das Leiden von Schwäche, Behinderung oder Demenz begleitet ist, dann schließt sich der Kreis noch enger. Wir sind mit einem Menschen konfrontiert, dessen tiefste Sehnsucht – nach körperlicher Intaktheit und persönlicher Unabhängigkeit – nie mehr ganz erfüllt werden kann und für dessen Genesung wir nur mehr wenig tun können. So hat das lobenswerte Ziel, Leiden zu lindern, seine Grenzen. Leiden kann nicht immer gelindert werden, besonders wenn es aus der letzten, terminalen Krankheit kommt. Nicht weniger bedeutsam ist, dass das parallele Ziel, stets unabhängig zu sein, auch nur für begrenzte Zeit erreicht werden kann. Früher oder später, für längere oder kürzere Zeit, werden wir von anderen abhängig sein. Zumindest begleitet uns dieses Risiko immer, ist ein unentrinnbarer Teil unseres Lebens. Warum betrachten wir diese Tatsache als Desaster für uns Menschen, als etwas, das um jeden Preis aus den Bedingungen des Menschseins verbannt werden muss? Warum begreifen wir nicht, dass der engstirnige Wunsch nach Unabhängigkeit in unserem eigenen Leben oder der Zwang, Leiden anderer Menschen um jeden Preis zu beseitigen, zu einer bedrohlichen Verzerrung unseres Zusammenlebens führen kann?

Die Größe des menschlichen Lebens in seinen glorreichen Geschichten und Epen war nicht immer ein Schauspiel triumphierender Unabhängigkeit von Helden, die isoliert inmitten der Menge standen, auch wenn es viele Geschichten dieser Art gibt. Genauso oft handeln Geschichten von Menschen, die ihr Leiden teilen, die Bande der Abhängigkeit knüpfen. Die großen Triumphe aus den Konzentrationslagern oder aus dem Archipel Gulag sind keine Geschichten von gegenseitiger Unabhängigkeit der Menschen oder vom noblen Suizid, um Leiden zu vermeiden. Es sind stattdessen Triumphe im Ertragen, in innerer Würde, in »der Wahl eines Standpunkts«, wie Viktor Frankl sagte, in der das innere Leben den Mangel an Unabhängigkeit im äußeren Leben kompensiert.

Der Punkt ist nicht, dass Leiden ein Gut ist, das wir in uns hochhalten oder bei anderen ignorieren sollten, oder dass Abhängigkeit von anderen eine erstrebenswerte Lebensbedingung ist. Im Leiden drückt sich auf das Lebhafteste ein Selbst aus, das mit seiner Sterblichkeit umgehen muss, mit seiner vergänglichen Natur, seiner Verletzlichkeit.

Wir können den Hunger eines Menschen stillen, seine physischen Schmerzen bekämpfen. Aber Leiden kann nur teilweise gelindert werden, eben weil tiefstes Leiden aus dem Leben mit der Tatsache der Sterblichkeit kommt, dieser unausweichlichen Gefahr der Auslöschung. Kein anderes menschliches Wesen kann diese Gefahr von uns nehmen. Der Versuch, dieses Bedrohungsgefühl ein für alle Mal von einem Menschen zu nehmen bzw. anzudeuten, dass dieses Leiden nicht unbedingt ertragen werden muss, verletzt seine Seele außerordentlich.

Warum? Weil Verletzlichkeit Bedingung unseres Menschseins ist, selbst wenn sie zu Zeiten maskiert oder zeitweise wirklich beherrscht sein mag. Auch wenn wir das vor uns selbst verbergen möchten, wir wissen es trotzdem. Im Versuch, es nicht zu bemerken, kommen wir nicht weit. Es zu verstecken oder zu ignorieren heißt, unser Leben zu belügen, sich auf die übelste Selbsttäuschung einzulassen. Ihre nagende Wirkung wird in allen Aspekten unseres Lebens spürbar werden. Wenn wir die Unausweichlichkeit unserer Sterblichkeit nicht begreifen, geraten wir gegenüber unseren Ängsten vor Krankheit in eine sehr schlechte Position, auch gegenüber anderen Menschen und ihrem Leiden sowie mit unserem Nachdenken über den Lauf und das Ende unseres Lebens.

Ähnliches lässt sich von einer zwanghaften Jagd nach Unabhängigkeit und Selbstbestimmung sagen. Eine Sicht des Lebens, die Unabhängigkeit als das höchste und unentbehrlichste Gut betrachtet, verarmt zwangsläufig – und zwar an ihrer Blindheit, die tatsächlichen zwischenmenschlichen Verflechtungen zu betrachten, die stets vorhanden, aber oft unsichtbar und selbstverständlich sind; und an ihrem Unverständnis dafür, dass das Selbst in der Abhängigkeit nicht verloren geht. Es ist deshalb ein Fehler, den Kontrollverlust über unsere Aktionen (die etwas anderes sind als unser inneres Leben) mit einem gänzlichen Verlust des Selbst zu verwechseln.

Besteht die Drohung der Abhängigkeit in der Last, eventuell sogar in dem Leiden, das wir anderen aufbürden? Das ist eine völlig verständliche Sorge. Aber es ist nicht das größte Übel für einen Menschen, dass einer für den anderen sorgen muss. Es ist keine willkürliche Gewalt, die den Helfern auferlegt wird. Man wünscht, dass es anders sein könnte. Aber die Gefahr, Schaden anzurichten, wenn man diese Bürde verzweifelt vermeiden will, kann sehr groß sein. Wir schließen damit Menschen aus unserem Leben aus, wir geben vor, sie nicht zu brauchen. Das verrät eine Einstellung, die unsere Beziehungen zu anderen prägt, noch lange bevor der Tod diese Beziehungen durchkreuzt.

Warum können wir kein Selbstverständnis ertragen, das uns nicht so sehr zu unserer eigenen Kreatur macht, zu unserem eigenen Besitztum? Das kann nur sein, weil die drohende Abhängigkeit eine Beleidigung des Selbst darstellt, das einen Mythos von sich geschaffen hat, einen Mythos der Abgrenzung und der Loslösung. Aber es ist ein Mythos. Wir sind nicht abgegrenzt und losgelöst, auch wenn wir ab und zu in unserem Leben diesen Status erreichen.

Die Unausweichlichkeit von Altern und Krankheit bedeutet, dass unsere individuelle Loslösung aus der Abhängigkeit nicht dauerhaft sein kann und sein wird. Es ist ein ganz schwerwiegender Irrtum, zu glauben, dass unser Wert als Person sinkt, weil Abhängigkeit unser Teil sein wird, so als ob sie uns *notwendigerweise* eine Grundbedingung unseres Selbst rauben würde. Das tut sie nicht. Es liegt eine wertvolle und selbstverständliche Anmut in der Fähigkeit, von anderen abhängig zu sein, offen zu sein für ihre Besorgtheit, bereit zu sein, sich an ihre Stärke und ihre Fürsorge anzulehnen. Ein Selbst lebt in der ständigen Spannung zwischen Abhängigkeit und Unabhängigkeit. Beide sind ein Teil von uns. Die Unabhängigkeit mag uns ein besseres Gefühl geben, sie schmeichelt uns stärker. Trotzdem bleibt sie nur die halbe Wahrheit unseres Lebens.

Ich behaupte nicht, dass die Linderung von Leiden als moralische Anforderung einen geringen Wert hätte oder dass man Abhängigkeit begrüßen könnte. Keineswegs. Ich möchte nur die Meinung korrigieren, dass wir auf *keinen Fall* anderen etwas Gutes tun können, wenn wir ihr Leiden nicht lindern, und wir deshalb das Leiden unbedingt beseitigen *müssen.* Genauso bestreite ich die Ansicht, dass Abhängigkeit von anderen ein großer Schaden für das Selbst ist, das stimmt nicht. Sie muss nicht die Integrität des Selbst verletzen, so wie sie nicht das Leben derer zerstören muss, die Hilfe bieten. Beide Befürchtungen beruhen auf einem oberflächlichen und verkümmerten Verständnis unserer Kräfte und Möglichkeiten als Menschen und der Beziehungen, die wir miteinander aufnehmen können in unserem gemeinsamen Leiden.

5. Den Tod gestalten: Das vernichtete Selbst. Wie verstehen wir unseren eigenen Tod? Wie verstehen wir seinen Platz in unserem Leben? Es genügt nicht, als Antwort etwas Allgemeines über den Tod zu sagen, etwas, das auf alle Menschen zutrifft. Das kann hilfreich sein, die Stellung des eigenen Todes im Rahmen eines Sinnzusammenhangs und einer Erklärung zu sehen. Aber es ist die Einzigartigkeit meines Todes, seine völlige Einmaligkeit und das unwiederholbare Herausgehobensein, das mich am meisten beunruhigen kann. Die Bedrohung durch den Tod wird nicht gemildert, wenn man zum Beispiel die allgemeinen Aspekte betrachtet, die Trennung von anderen oder den Verlust aller zukünftigen Möglichkeiten. Diese Aspekte haben bekannte Muster in unserer Lebenserfahrung.

Es ist viel eher der völlige und unwiderrufliche Verlust des Selbst, das unser Zentrum war, aus dem heraus wir die Welt verstanden und bewältigt haben; und der Verlust des Körpers, der uns das Wirken in der Welt ermöglicht hat, die den Tod einmalig machen. Auch die Beobachtung des Sterbens anderer kann uns da nichts lehren; es ist *ihr* Tod, nicht unserer. Es gibt auch keine anderen

Analogien zu einem so schweren, so endgültigen Verlust. Es gibt keinen Weg sich vorzustellen, was es heißt, tot zu sein.

Wenn unsere Vorstellungskraft dieser Aufgabe nicht gewachsen ist, uns selbst auf der anderen Seite, im völlig Fremden zu sehen, so kann sie doch sehr lebhaft den Weg zum Tod, das Sterben, ausmalen. Wir können auf unsere bisherigen Erfahrungen von Verlusten zurückgreifen und im Tod eine endgültige Intensivierung, ein letztes Sammeln von allen Bedrohungen unseres Lebens erahnen – jetzt wie im Brennpunkt eines einzigen Momentes. Möglicherweise sehen wir zumindest die Bedrohung durch Schmerzen, aber nun durch einen endgültigen Schmerz, der nicht mehr vergeht. Wir werden das Letzte verlieren, das uns Schmerzen oft ertragen ließ – die Hoffnung auf Linderung im Laufe der Zeit.

Aber da ist eine schlimmere Drohung: Wenn es unmöglich ist, sich den völligen Verlust des Selbst vorzustellen, den Tod, so können wir doch die Erfahrung eines zerfallenden Selbst vor unserem geistigen Auge sehen. Da ist ein Selbst, das die Herrschaft über sich verloren hat, sich seiner Identität nicht mehr länger sicher ist, das für sich keine Zukunft mehr sehen kann; es ist ein Selbst, dessen eigenes Ende akzentuiert und beschleunigt wird durch einen Körper, dessen Schmerzen und Auflösung das Selbst mit sich in die Tiefe reißen. Der Tod macht schmerzlich klar, dass wir ein Selbst in einem Körper sind. Wenn wir Glück haben, wird das Bewusstsein unseres Selbst, unsere einmalige Identität, das Letzte sein, was wir verlieren, wenn unser Körper stirbt. Aber vielleicht haben wir kein Glück und werden zusehen müssen, wie das ganze Gebäude unseres Lebens vor unseren Augen einstürzt.

Ist es verwunderlich, dass wir uns eine Kontrolle über unser Sterben wünschen? Wir möchten, so glauben wir, die Zerstörung unseres Körpers steuern können, das Entschwinden unseres Selbst ins Nichts, in einer Weise, die den Tod zu unserem Geschöpf macht und ihn nach unserem Wollen gestaltet. Wenn wir die letzte Tatsache nicht ändern können, dass wir sterben, können wir zumindest die

Umstände des Sterbens bestimmen. Wir können aus unserem Tod ein Zeugnis unseres Lebens machen, der Selbstkontrolle und Selbstbestimmung unterworfen.

Ich will die Kraft dieser Idee nicht leugnen. Sie sagt viel darüber aus, wie ich selbst sterben möchte, und sie kann auf ihre Weise dem Tod Würde geben. Aber es ist große Sorgfalt notwendig. Es ist ein Ideal, das leicht missbraucht wird:

- wenn man denkt, ein Tod müsse ohne Würde sein, wenn er nicht manipuliert wird;
- wenn der Wunsch nach Kontrolle unseres Sterbens eine ängstliche Obsession wird;
- wenn wir von der Medizin erwarten, dass sie ihre besten Grundsätze aufgibt, um uns eine Kontrolle des Sterbens zu ermöglichen;
- wenn es ein Fluchtweg wird, auf dem wir der Konfrontation mit dem Tod und seiner Bedeutung für unser Leben ausweichen;
- wenn organisierte Anstrengungen zur Kontrolle der Sterbebedingungen das gesellschaftliche und medizinische Ausweichen vor dem Tod legitimieren und bestärken.

Leon R. Kass hat uns schon daran erinnert, dass die Wurzeln der Würde in dem liegen, was der Mensch in seinem Leben mitbringt. Würde ist nicht etwas, das uns gegeben wird. Wir schaffen sie selbst: »Sie ist eine Frage der Definition; Würde ist nichts, das wie eine Nase oder ein Nabel bei jedem lebenden Menschen gefunden werden kann. Würde ist, im Prinzip, aristokratisch – das ist nicht zu leugnen, jedoch ganz anders als die Art, in der man deren übliche Begriffe wie ›exzellent‹ oder ›vornehm‹ definieren kann. Daraus folgt, dass eine so verstandene Würde nicht beansprucht oder gefordert werden kann; sie kann nicht zur Verfügung gestellt und nicht besessen werden. Keiner hat mehr Recht auf Würde – und damit auf Würde im Tod – als auf Schönheit oder Mut oder Weisheit, so wünschenswert diese auch sein mögen.«[20]

Selbst wenn wir heftig daran arbeiten, die Umstände unseres Sterbens zu gestalten – die Essenz ist doch der Verlust dieser letzten Kontrolle, ein endgültiger Verlust des Mitbestimmungsrechtes in der Selbstkontrolle. Unsere Würde wird sich darauf gründen, wie wir diesen Verlust verstehen und bewältigen, nicht aus dem Verlust selbst. Wir weichen der wirklichen Bedeutung des Todes aus, wenn wir glauben, er könne durch Kontrolle der Umstände des Sterbens erlöst und verwandelt werden, so als ob uns die sorgfältigen Regelungen eines Patiententestaments oder die Wahl eines Betreuers die Last des Sterbens abnehmen könnten.

Was wir wirklich brauchen, ist die Kapazität, unser Sterben zu meistern – was nicht das Gleiche ist wie die Kontrolle darüber. Meistern heißt, dass unser inneres Selbst für sich verantwortlich ist, sogar dann, wenn der Tod kommt und die Kontrolle über den Körper, notwendigerweise, verloren gegangen ist.[21] Wir verstehen den Tod falsch, wenn wir glauben, dass ein sorgfältiges Befolgen medizinischer Anweisungen seine Bedrohlichkeit für das Selbst mildert. Nur die Beherrschung des Selbst kann uns diesen Dienst leisten und dies nur mit großer Anstrengung – als Frucht eines Lebens, das reif wird.

Ich betone diesen Aspekt besonders, denn ich war gelegentlich fassungslos über Beobachtungen, die ich zunächst für eine Kuriosität gehalten habe: Menschen, die mit größtem Eifer ihre Patientenverfügungen richtig gestalten wollen, scheinen wenig dazu bereit, über ihr eigenes Verständnis vom Tod nachzudenken oder darüber zu sprechen. Wie sonst in ihrem Leben auch, konzentrieren sie sich auf Aktivitäten, auf das organisatorische Problem, um abzusichern, wie sie genau die Behandlung oder Nicht-Behandlung bekommen, die sie wollen. Vielleicht ist das gar nicht so erstaunlich. Es kann ein so wunderbar wirkungsvoller Weg sein, nicht über den Tod nachzudenken, während man sich demonstrativ mit ihm konfrontiert.

Das Leben gestalten, den Tod vorbereiten

Wie sollte ich leben wollen, um gut zu sterben? Diese Frage weckt viele andere. Wie sollte ich in der Erwartung von Leiden als private Person sein? Zäh, geduldig, tapfer? Oder etwas anderes? Wie kann ich anfangen, mich auf Selbstbeherrschung, Schmerz und Tod vorzubereiten? Andererseits, wie soll ich die sozialen Verflechtungen des Selbst einschätzen, das ich sein will, und des Todes, den ich anstrebe? Wie sollte ich in meinem Leben und meinem Sterben als Person in der Öffentlichkeit sein? Wie sehe ich meine Beziehungen zu anderen – zu meiner Familie, meinen Freunden und zur größeren Gemeinschaft, deren Teil ich bin?

Keiner von uns kann mit Gewissheit sagen, wie er oder sie auf den nahenden Tod reagieren wird, noch weniger, wenn der Tod mit intensiven Schmerzen und Leiden einhergeht. Die große Reaktionsbreite auf Schmerzen und die große Variationsbreite in der Sinnfindung von Leiden zeigen uns, dass wir die Reaktion anderer Menschen sehr schlecht voraussagen können, noch weniger unsere eigene. Oft genug, das sollten wir wissen, stellt sich das, was wir befürchtet haben, in Wirklichkeit als weniger schrecklich heraus als in unserer Vorstellung. Oft ist in der Tat die Angst nicht so spezifisch. Es ist die Bedrohung durch das Unbekannte, angefüllt mit vagen Bildern von Schmerz und Leiden, die unsere Vorstellungskraft heimsucht. Doch dann entdecken wir, dass wir besser standhalten können als erwartet. Aber nicht immer. Manchmal sind wir unangenehm überrascht von dem, was uns zustößt. Dinge können schlimmer sein, als wir uns vorgestellt haben, und es ist gerade der Mangel an Vorahnung, der sich schrecklich auswirkt: Weil wir dieses Unglück nicht erwartet haben, ist möglicherweise Schlimmeres im Anzug, noch nicht Vorhersehbares.

Dass jeder von uns spezielle Verwundbarkeiten zu haben scheint, für ihn typische Phobien, verstärkt die Ungewissheit. Für manche ist es die Angst vor Schmerzen, für andere das Gefühl der Hilflosigkeit, und für wieder andere eine tödliche Angst vor dem Ersticken, vor dem Nicht-genug-Luft-Bekommen (was meine persönliche Phobie ist). Diese Schreckensphantasie kann sehr stark sein, auch wenn gute Möglichkeiten zur Abhilfe bestehen. Aber wenn der Schrecken mit der Möglichkeit oder Gewissheit gepaart ist, dass dies jetzt zum unwiderruflichen Schicksal wird, dann nimmt er die Dimension des Endgültigen an: Das war alles, es kommt nichts anderes mehr. Soll ich mich damit abfinden? Wie viel sollte ich bereitwillig aushalten?

Ich kann keinen Weg erkennen, unsere Reaktion angesichts von Leiden und Sterben zu garantieren oder zu kontrollieren, wenn es tatsächlich für uns eintritt. Wenn wir aber im Voraus wissen, dass unsere Reaktion nicht notwendigerweise von der Natur oder der Biologie festgelegt ist, dann können wir uns daranmachen, das Selbst und die Person zu formen, die in diese Erfahrungen hineingehen. Wie wir sterben, wird auch Ausdruck davon sein, wie wir zu leben versuchten, und der Sinn, den wir in unserem Sterben finden, ist wahrscheinlich der gleiche, den wir in unserem Leben gefunden haben.

Der große Essayist Michel de Montaigne schrieb: »Das Glück scheint zuweilen absichtlich dem letzten Tag unseres Lebens aufzulauern, um seine Macht zu zeigen, in einem Nu alles über den Haufen zu werfen, was es in vielen Jahren aufgebaut hat ... In diesem letzten Auftritt aber zwischen dem Tod und uns gibt es nichts mehr zu bemänteln, da muß von der Leber weg geredet werden, und es muß sich zeigen, was einer Rechtes und Tüchtiges im Leibe hat.«[22] Und er fügt hinzu, dass er, wenn er könnte, seinen Tod davon abhalten würde, etwas anderes zu sagen, als was sein Leben bereits erzählt hat. Der große Theologe Jeremy Taylor machte im 17. Jahrhundert eine ähnliche Feststellung: »Und wie ist es, wenn es bei dir selbst ans Sterben geht? Sei nur bereit dafür durch die Vorbereitung in einem guten Leben ... Sonst gibt es nichts, was dich wird trösten können ... Denn wenn du den Tod fürchtest, kannst du ihn auch nicht verhindern, aber du machst ihn jämmerlich ... Kein Mensch ist ein Sklave, es sei denn, er fürchtet Schmerzen oder er fürchtet den Tod.«[23]

Wir müssen unser ganzes Leben lang daran arbeiten, die Person zu werden, die wir sein möchten, in der Hoffnung, dass wir bis zum Zeitpunkt unseres Todes seiner einmaligen Herausforderung gewachsen sein werden. Weil wir darüber hinaus wissen, dass uns die kulturellen Werte unserer Umgebung beeinflussen, müssen wir uns entscheiden, wie wir auf sie reagieren und was wir von diesen Werten für uns auswählen. Im Zentrum der zunehmend populären Forderung nach Zulassung der Euthanasie (wie wir insbesondere in Kapitel 3 gesehen haben) steht zum Beispiel der Ruf nach totaler Kontrolle unseres Geschicks. Das ist ein mögliches Ideal, das man verfolgen kann. Wir können die Quelle dieses Ideals erkennen und auch die Forderung, die daraus resultiert; beide stammen aus unseren juristischen und sittlichen Traditionen und aus der Macht, die uns die moderne Medizin zur Gestaltung unseres Schicksals in die Hand gab. Doch die Frage ist: In welchem Maß soll ich, wenn ich mein Selbst forme, *diese* Vision des persönlichen Besten akzeptieren und ins Leben übersetzen? Und ganz abgesehen von irgendwelchen Rechten, die ich vielleicht habe: Ist ein Mensch, der auf dem Recht nach totaler Kontrolle seines Lebens besteht, eher ein glücklicher Mensch?

Gereicht es Menschen immer und unweigerlich zum Besten, ihr Schicksal selbst in der Hand zu haben? Das war die große Herausforderung des modernen Individualismus, der nicht nur behauptet hat, dass die bloße Macht über Wahl und Kontrolle in sich eine große Kraft ist, sondern dass die so ausgestatteten Individuen besser leben – und jetzt auch, vermutlich, besser sterben werden. Aber warum sollten wir das glauben? Die römischen Stoiker verfochten diese Ansicht, welche die Resignation in der Erwartung des Todes mit dem Bestreben verband, die Umstände des Sterbens zu gestalten. Diese Tradition hat Nachklänge in unserer eigenen Wertschätzung der Kontrolle. Es gibt aber auch eine alternative Betrachtungsweise mit ebenso kräftigen und tiefen Wurzeln: nämlich dass es in unserer geistigen Kraft liegt, akzeptieren zu lernen, was das Leben uns bringt, offen zu sein für das, was wir nicht beeinflussen können, angesichts der Übel Tugenden wie Mut und Ausdauer zu üben, und dass wir in dieser geistigen Kraft die größten Werte unseres Lebens entdecken können.

Die Schwierigkeit mit einem der Kontrolle verschriebenen Leben, einem Leben in der Angst vor Hilflosigkeit und dem Verlust der Kraft, ist es, dass keine noch so große Wachsamkeit ihren Erfolg sicherstellen kann. Wie sehr wir uns auch bemühen – wir können das, was uns zustößt, nicht immer kontrollieren und entscheiden. Genau aus diesem Grund, und um die Besessenheit zu vermeiden, die das Verlangen nach vollkommener Kontrolle dem Selbst aufzwingt, leben wir wahrscheinlich besser mit einer Haltung der Offenheit und Akzeptanz. Ich behaupte nicht, dass wir »auf alle Fälle« besser damit leben. Ich sage nur »wahrscheinlich«, aber zur Unterstützung dieses »wahrscheinlich« können wir uns an Menschen erinnern, deren Fähigkeit zum bereitwilligen Ertragen angesichts von Rückschlägen, Tragödien und Schmerzen bewundernswert und beneidenswert ist.

Es ist weniger gewiss, dass sich von denjenigen, deren Leben ganz auf Kontrolle ausgerichtet ist, viele als bewundernswert und beneidenswert erweisen. Doch sei es, wie es will: Die Vorstellung, dass ein durchorganisiertes Leben besser für Leiden und Tod vorbereitet ist, könnte sich als falsch erweisen. Im Gegenteil, ein Mensch, der gelernt hat das Leben loszulassen, hat vielleicht nicht nur ein reicheres und anpassungsfähigeres Leben, sondern auch eines, das ihn besser auf sein Ende vorbereitet.

Ich denke, ich habe meine Analyse und Beschreibung beharrlich genug zum Ausdruck gebracht und erkennen lassen, dass ich angesichts des Unerwünschten und Unerwarteten sowohl Gehenlassen und Passivität als auch Offenheit und Anpassungsfähigkeit favorisiere. In dieser Haltung werde ich durch die großen religiösen

Traditionen unterstützt (auch wenn ich mich selbst nicht als religiös Gläubigen betrachte) und durch das Beispiel so vieler Menschen in unserer heutigen Zeit, die durch ihren Charakter und ihre Kraft aus versagten Möglichkeiten und einer Welt, die sich gegen sie richtete, etwas Großartiges machten. Sie haben sich das Leiden nicht gewünscht oder ausgesucht, sie haben das Leiden nicht verdient, aber sie nahmen die Umstände an und verliehen ihnen einen Sinn.

Die Gestaltung eines öffentlichen Selbst

Wir leben nicht allein und wahrscheinlich sterben wir nicht allein. Wie wir uns auf den Tod einstellen, spiegelt die Werte der Gesellschaft wider, deren Teil wir sind, und die der Familie und des Freundeskreises, die unser privates Leben ausmachen. Gleichzeitig üben unsere Aktivitäten, die Art unseres Lebens und Sterbens, einen Einfluss auf andere Menschen aus. Sie werden uns beobachten und unser Einfluss wird – wenn auch nur unbewusst – wiederum ihre Vorstellung von ihrem Leben und Sterben berühren. Wenn ich von der »Gestaltung eines öffentlichen Selbst« spreche, dann meine ich beides – die Art, in der wir die Werte der Gesellschaft in uns aufnehmen und verinnerlichen, und die Wirkung, die wir nach außen ausüben. Diese Beziehung beruht vermutlich auf Gegenseitigkeit. In diesem Sinne sind unsere vermeintlich privaten Entscheidungen ziemlich öffentlich, sowohl in den Werten, die uns in der privaten Sphäre beeinflussen (die wir von außen übernehmen), als auch in den Auswirkungen und Beispielen, die unsere privaten Entscheidungen auf andere Menschen ausüben.

Kaum jemand wird widersprechen, wenn ich sage, dass ein Mensch, der eine Familie oder andere ernste soziale Verpflichtungen hat, moralisch pflichtvergessen wäre, wenn er Suizid begehen oder Euthanasie verlangen würde, denn andere haben einen ernsthaften moralischen Anspruch an ihn. Unsere vermeintlich ganz »privaten«

Entscheidungen bekommen fast immer eine öffentliche Dimension und schaffen erweiterte Verpflichtungen. Zwei Ebenen dieser erweiterten Verpflichtungen kann man erkennen, die familiäre und die bürgerliche.

Auch wenn wir keine speziellen moralischen Verpflichtungen gegenüber Angehörigen oder Freunden haben, die unser Tod uneingelöst ließe, müssen wir uns doch fragen, wie andere unseren Tod ertragen werden. Wie wird er in ihr Leben hineinwirken? Zum Beispiel wissen wir aus vielen Studien und aus persönlicher Erfahrung, dass ein Suizid in einer Familie meist eine lang anhaltende Belastung auslöst; er erhöht die Wahrscheinlichkeit weiterer Suizide bei den Angehörigen und hinterlässt einen Rest von Schuld und Reue (auch wenn es dafür keine rationale Begründung gibt). Das verdeutlicht nur, wie naiv die Meinung ist, dass Selbstmord (sogar der sogenannte rationale Selbstmord) eine völlig »private« Angelegenheit sei.

Natürlich haben wir weniger Erfahrungen mit der Euthanasie, aber man darf ähnliche Reaktionen voraussetzen: Sie wird in anderen Gefühle der Reue auslösen, auch wenn die Euthanasie gerechtfertigt erschien. Denn auf eine sehr tiefe Weise verkörpern Suizid und Euthanasie zumindest teilweise ein Versagen der Gemeinschaft, entweder der intimen Gemeinschaft von Angehörigen und Freunden oder der größeren sozialen Gemeinschaft, weil sie die Bedürfnisse eines anderen nicht erfüllt hat.

Eine ältere Nachbarin, uns ansonsten völlig unbekannt, beging Selbstmord in der Wohnung neben uns, als ich zehn Jahre alt war. Die Erinnerung an ihre Leiche auf dem Fußboden, die ich zwischen einer Gruppe von Polizisten sehen konnte, ist mir bis heute im Gedächtnis geblieben, genauso wie die Erinnerung an unseren Hausarzt während meiner Kindheit, der sich ebenfalls das Leben nahm. Ich weiß nicht, was in den beiden vorgegangen war, ob ihr Tun Ausdruck ihrer Verzweiflung war oder ein positiver Akt ihrer Wahl gegen ein unannehmbares Schicksal. Ich weiß nur, dass ich sie nie vergessen konnte. Ihr privates Sterben hatte große Folgen für andere, sogar für mich als Kind, das in beträchtlicher Entfernung war. Sie bleiben für mich Bilder äußerster Verzweiflung, die äußerste Traurigkeit und das Misslingen eines Lebens bedeuten.

Wie können wir ein Leben leben, das in unseren Nachbarn und Mitbürgern die besten Kräfte weckt? Es kann sein, dass ein Leben, das gegenüber dem Schmerz tapfer ist und auf völlige Erlösung von Schmerzen verzichtet, dies eher bewirkt als das Verlangen, getötet zu werden, wenn das Leiden zu groß erscheint. Die Tatsache, dass wir um die Subjektivität der Leidempfindung wissen, dass sie stark vom Verhalten anderer Menschen und von der Bedeutung, die Familie und Gesellschaft ihr zumessen, beeinflusst ist, sollte uns zumindest misstrauisch werden lassen. Wir richten vielleicht Schaden an, wenn wir Menschen ein Bild des Umgangs mit Leiden anbieten, das nicht ideal ist – ein Bild, das andere sich in entwürdigenden und demoralisierenden Formen ausmalen könnten.

Kontrolle, Wahl, Charakter

Ich habe versucht, die Zusammenhänge zwischen dem Wunsch nach Kontrolle – der in unserer Gesellschaft so verbreitet ist – und den Vorstellungen aufzuzeigen, die diesen Wunsch vermeintlich unterstützen; viele dieser Vorstellungen sind Irrtümer. Jeder wünscht ein gewisses Maß an Kontrolle. Keiner von uns mag sich vorstellen, dass ihm das Recht und die Fähigkeit genommen werden, für das eigene Leben Entscheidungen zu treffen und dieses Leben zu seinem eigenen zu machen. Wir können ohnehin nicht mit der modernen Medizin leben, ohne Entscheidungen zu treffen. Bloße Passivität und völlige Resignation dienen uns nicht: Wir könnten zu leicht nur gebraucht und missbraucht werden. Aber wir können in unseren Entscheidungen eine eigene Person werden, eine Person, die die verborgenen, aber realen Fallstricke in dem überwältigenden Drängen erkennt, perfekte Kontrolle zu beanspruchen.

Mein Hauptargument war der irrtümliche Glaube, dass Kontrolle über unser Leben eine *notwendige* Voraussetzung unseres Selbstwertes ist. Wenn die historischen Berichte über die menschliche Fähigkeit zum Erdulden von Leiden und zur Überwindung seiner schrecklichen Realität in speziellen Situationen diesen Glauben als offenkundig falsch erweisen, warum hängen ihm dann so viele an? Es wird häufig eine schnelle, aber nicht ganz befriedigende Erklärung angeboten: Unsere Gesellschaft mit ihrem Komfort und ihrem Überfluss ist nicht mehr bereit, den Gedanken an irgendein Leiden zu ertragen. Wir möchten es aus unseren Lebensbedingungen streichen und haben naiverweise geglaubt, dass das möglich sei.

Eine andere, viel beunruhigendere Möglichkeit mag erklären, dass wir, wie bereits erwähnt, fast besessen Kontrolle beanspruchen. In unserem modernen Leben haben wir ein Ideal und Charakterbild des Menschen entwickelt, das leer ist an Inhalten – mit einer einzigen Ausnahme: des Rechts, Entscheidungen zu treffen. Entscheidung – und die Kontrolle über Leben und Tod als unabdingbare Voraussetzung – wird zunehmend als krönender Sinn der menschlichen Exis-tenz verstanden: die Fähigkeit, aus uns selbst das zu machen, was wir sein möchten.

Wie wirkt sich diese Vorstellung auf den Charakter des Einzelnen aus? Sehr offenkundig in der Meinung, dass das Gegebene im Leben, die unerwünschten Schmerzen und Leiden, die der Körper verursachen kann, keinen sinnvollen, legitimen Platz haben können. Sie sind der Feind, das, was der Verwirklichung des Selbst nach seiner eigenen Wahl im Weg steht. Genau besehen ist es die brutale Gewalt, die äußere und unausweichliche Natur von Krankheit und Tod, die beide so unerträglich macht. Wenn wir Krankheit und Tod nicht überwinden können, dann sagen sie uns etwas sehr Entscheidendes über das Selbst, das wir gern nach unseren Wünschen gestalten möchten: Nein, das könnt ihr nicht – ihr müsst mit dem Körper leben, den die Natur euch gab und der sich auflösen wird, und mit einem Selbst, das diese Realität durch seinen Willen nicht ändern kann.

Wir möchten so gern verleugnen, dass es ein gegebenes Selbst gibt – eingebettet in einen gegebenen Körper, dass beide angeboren sind. Krankheit und Tod erlauben diese Leugnung jedoch nicht. Nichts kann deutlicher vorgegeben sein. Und selbst wenn wir die Euthanasie als ein Mittel betrachten, das uns einige Herrschaft über das Gegebene verschafft: Es hat schon die grundlegenden Zusammenhänge geschaffen – nämlich dass wir krank werden und sterben. Wenn wir alle anderen Voraussetzungen des menschlichen Lebens ablehnen könnten, um sie durch eigene zu ersetzen – diese eine können wir nicht ablehnen.

Es ist ein enormer Fehler, so zu handeln, als ob die Fähigkeit zum Entscheiden die Notwendigkeit ablösen könnte, ein individueller Charakter zu werden, der eine gute Wahl treffen kann, wenn es notwendig ist, oder gut und ohne Verzweiflung leben kann, wenn nichts zu entscheiden ist. Wir können nur gut leben ohne Entscheidungsfreiheit, wenn wir die Art Mensch geworden sind, die noch Mensch bleibt, auch wenn keine Wahl mehr zu treffen ist. Wenn wir unser Bewusstsein von Wohlbefinden und Würde von der Fähigkeit abhängig machen, unsere Lebensumstände zu kontrollieren und zu manipulieren, dann sind wir bereits vom Absturz bedroht. Dann sind wir schon die Art Mensch geworden, die den Blick auf die Realität verloren hat, die die endgültige Flucht vor der harten Wahrheit ergriffen hat und darin untergeht; wir denken dann, dass unser Tod sinnlos ist, sofern er nicht selbst herbeigeführt wird, oder dass er nur tolerabel ist ohne Leiden und Schwäche.

Doch es ist nicht nur eine ungehemmte Sucht nach Kontrolle über unser Schicksal, die uns veranlasst, Dinge zu tun, die falsch und schädlich sind, obwohl das sicher möglich ist. Wichtiger ist, dass diese Sucht uns zu Menschen macht, die wir nicht sein sollten, solche, die nichts anderes ihr Eigen nennen als die Möglichkeit einer

Wahl. Wir sollten uns nicht wünschen, Menschen dieser Art zu werden, noch sollten wir dieses Ideal in unserer Gesellschaft pflegen.

Soll ich mir eine gewisse Kontrolle über mein Leben und Sterben wünschen? Natürlich. Soll ich denken, dass ich als Person weniger wert bin, wenn ich diese Kontrolle nicht habe? Nein. Soll ich das Recht haben, die Bedingungen der medizinischen Behandlung bei meinem Sterben zu bestimmen? Ja. – Aber wenn ich dadurch verführt werde, eine Person zu sein, die den Gedanken an einen Verlust der Kontrolle nicht ertragen kann, dann habe ich mir großen Schaden zugefügt. Ich bin ein Mensch geworden, der mit dem Verlust der Herrschaft über das innere Selbst krankhaft davon abhängig ist, die äußere Realität zu ändern, um sich selbst zu finden. Wir sollten nicht wünschen, dass dies mit uns geschieht. Die Realität geht ihre eigenen Wege, nicht unsere.

5

Natur, Tod und Sinn: Die Gestaltung unseres Endes

Zwei widerstreitende, sogar gegensätzliche Betrachtungsweisen des Todes sind seit langem verbreitet. Der Tod, so hat man uns erzählt, ist ein Teil des Lebens, den man bereitwillig annehmen sollte, mit Anstand und Würde. »Wie schön sie den Tod angenommen hat«, hörte ich oft. Genauso häufig gilt der Tod als Feind des Lebens, dem man widerstehen und den man zurückweisen soll. »Er kämpfte bis ans Ende«, habe ich über viele Menschen sagen hören. Und es gibt wenige, die die geläufigen Worte des Poeten Dylan Thomas nicht kennen, »Geh nicht sanft in diese lange Nacht hinein ... Rase, kämpfe gegen das Sterben des Lichts!«[1]

Was soll das sein? Akzeptanz oder Kampf? Die meisten von uns haben dieses Dilemma schon erfahren, einmal zog es sie in die eine Richtung, dann wieder in die andere. Dieser Streit beschwört zwei radikal verschiedene Einstellungen gegenüber dem Tod; jede auf ihre Weise verständlich und sinnvoll, drücken sie gegenseitig sich widersprechende Auffassungen über unser Schicksal aus. Warum ist es so schwer, zwischen den beiden Wegen zu wählen, zumindest für die meisten von uns? Warum werden wir so oft in die eine und dann in die andere Richtung gezogen? In welche sollten wir uns ziehen lassen? Welcher Weg führt uns mit größerer Wahrscheinlichkeit in einen friedlichen Tod?

Wir können ohne große Schwierigkeiten erkennen, warum das schwierige Fragen sind und warum der Streit zwischen unseren widersprüchlichen Betrachtungsweisen so beunruhigend ist. In diesem Streit treffen zwei fundamentale Realitäten aufeinander, beide überzeugend in ihren Ansprüchen, jede mit ihrer eigenen inneren Logik, die keinen Raum für die andere lässt.

Die eine Realität ist unsere unpersönliche biologische Natur, aus der wir geformt sind, und die wir mit allen lebenden Kreaturen teilen. Sie gibt uns Leben und Tod, sie hat uns keine Möglichkeit gelassen, über diese Ordnung der Dinge zu entscheiden. Die andere Realität ist unser angeborener, höchst personaler Wille, zu leben und die biologische Natur so zu gestalten, dass uns das möglich ist. Dieser Überlebenswille ist genauso Teil unserer menschlichen Natur wie das biologische Schicksal, das unserem Leben ein Ende setzen wird. Die Vereitelung dieses natürlichen Willens und die Zerstörung, die der Tod unserem Leben als Individuen und als Mitglieder einer Gemeinschaft aufzwingt, machen den offensichtlichen Schrecken des Todes aus.

Die Arbeitshypothese der modernen Medizin ist, dass es in diesem alten Streit eine Antwort gibt: Krankheit und Tod, so lehrt sie uns, müssten im Prinzip abgelehnt und zurückgewiesen werden, wenn auch nicht immer in der täglichen Praxis; man müsste sie nur in jeder Runde mit einem Höchstmaß an wissenschaftlicher Kunst neu bekämpfen. Die Natur ist formbar, sagt die wissenschaftliche Medizin. Tödliche Krankheiten können eine nach der anderen geheilt werden (der Tod wird auf diese Weise demontiert), die Grenzen unserer biologischen Natur können überwunden und die Sterblichkeit befriedet werden.

Unsere Kultur, die der modernen Medizin die Muttermilch gab, stellt eine Behauptung auf, die nicht weniger wichtig ist: Die Suche nach dem Sinn des Todes im Leben, dieses älteste aller menschlichen Rätsel, kann beiseite gelegt werden. Ein Versuch, es zu lösen, ist jetzt nicht mehr notwendig. Der Tod wurde einfach zum Feind erklärt: Interpretieren Sie ihn nicht, verbannen Sie ihn! Die Bedeutung des Todes, einst so beunruhigend und rätselhaft, ist nun zum wissenschaftlichen Problem geworden, das aufgegriffen und gelöst werden muss. Wo dies nicht möglich ist, können wir zumindest eine Wahlmöglichkeit über unseren Tod bekommen. Die Forderung nach einer neuen bürgerlichen Freiheit, nach Sterben in Würde, ist ein zusätzlicher Weg geworden, den Tod zu bezwingen, zwar nicht so wirksam wie seine Verbannung, aber ein wertvoller Begleiter, bis dieser Tag kommt.

Er wird nie kommen. Wir müssen den Tod jetzt neu interpretieren, müssen zusehen, ob wir zu einem sinnvolleren und sensibleren Verständnis gelangen können als dem, das die moderne Medizin uns unterschwellig in ihrem Kampf gegen den Tod gegeben hat. Wir können heute einige der gravierenden Folgen dieses Kampfes erkennen. Sie sollten uns die Notwendigkeit klarmachen, das Problem der Sinnfindung als eine der bleibenden menschlichen Fragen an seinen berechtigten Platz zurückzuholen. Was ist der Sinn des Todes? Wie verstehen wir seinen Platz in der menschlichen und biologischen Ordnung?

Die Natur als Wegweiserin

Die Natur gibt Leben und sie bringt den Tod. Wie Lewis Thomas es einmal ausdrückte: »Es ist ein Wunder der Natur. Alles Leben auf Erden stirbt, die ganze Zeit, im gleichen Ausmaß, in dem neues Leben uns in Erstaunen versetzt, jeden Morgen, jedes Frühjahr ... Auf unsere Weise passen wir uns dem Rest der Natur an, so gut wir können. Die Todesanzeigen in den Zeitungen berichten von der Tatsache, dass wir wegsterben, während die Geburtsanzeigen in kleinerer Schrift am Rand dieser Seiten uns informieren, dass wir ersetzt werden ...«[2]

Wie gehen wir mit diesen primitiven Wahrheiten um, die so einfach und hart sind wie nur irgendetwas in unserer menschlichen Erfahrung? Sie sagen uns völlig unverblümt, dass das menschliche Leben Teil des allgemeinen biologischen und organischen Lebens ist, den gleichen Gesetzen der Generationen und des Verfalls unterworfen. Sie bestätigen uns, dass bei all unserer Verschiedenheit von dem toten Reh am Straßenrand und von dem sterbenden Hund vor unserer Haustür unser Schicksal das gleiche ist wie das ihre.

Kann uns die Natur über diese Wahrheiten hinaus noch irgendwelche hilfreichen Einsichten lehren, etwas, das uns Verständnis, Führung oder sogar Trost geben könnte? Die meisten höheren Säugetiere sterben nach unserer Beobachtung schnell, oft durch Unfälle oder als Beute anderer Tiere, aber auch durch Krankheiten. Ihr Tod erscheint uns einigermaßen friedlich und schnell, zumindest im Vergleich mit dem hinausgezögerten Sterben, das unser menschliches Los geworden ist. Die Natur im Urzustand ist nicht sehr tolerant mit Schwäche und Verletzbarkeit. Sie setzt darauf, Leben zu einem schnellen Ende zu bringen. Das war früher, wir erinnern uns, ebenfalls das Los der Menschen, als der Tod durch Infektionskrankheiten häufiger kam (siehe auch Seite 50f.). Wir mögen es bedauern, dass wir jetzt nicht mehr so leicht sterben, und die Tiere beneiden, die rascher und leichter sterben können. Aber die medizinischen Fortschritte, die jene Infektionskrankheiten zurückgedrängt haben und uns von den häufigen vorzeitigen Todesfällen früherer Zeiten befreiten, lassen sich nicht so einfach bedauern.

Haben wir es besser als die Tiere? Die meisten von uns werden mit Ja antworten, zum Teil, weil wir nicht mehr länger Opfer eines zufälligen Todes sind. Eine gewisse Herrschaft wurde erreicht. Wir möchten auch nicht wieder anfällig für jene Krankheiten sein, die so viele Kinder und junge Menschen getötet haben und ihr Sterben zu dem machten, was wir als vorzeitigen Tod betrachten.

Wenn wir die Natur beobachten und nach Führung Ausschau halten, zeigen uns ihre Wegweiser keine eindeutige Richtung. Das Problem, das ganz offenkundige Problem ist, dass wir menschliche Wesen sind, nicht irgendwelche anderen organischen Geschöpfe, auch wenn wir mit ihnen, unseren Gefährten im Tod, viele andere Aspekte des organischen Lebens teilen. Es wäre eine freundliche, ausgleichende Geste der Natur, die uns Leben gibt und es wieder nimmt, wenn sie uns auch mit Verständnis und Einverständnis darüber ausstatten und uns auf diese Weise zeigen würde, dass wir in der besten aller sterblichen Welten leben. Aber das tut sie nicht, zumindest nicht direkt.

Dennoch ist die Natur nicht völlig undurchsichtig. Es gibt einige hilfreiche Einsichten, die wir von ihr lernen können. Die wichtigste wird am leichtesten übersehen: dass Natur da ist, dass sie uns alle an ein Ende bringt und dass ein unsensibler Versuch, die Natur zu beherrschen und umzugestalten, um den Tod zu beherrschen, leicht zum Desaster werden kann.

Unsere Aufgabe ist komplex – das Hin-und-Her-Bewegen zwischen der biologischen Notwendigkeit des Todes, von dem uns die Natur Kunde gibt, und der Zufälligkeit des Todes, die sich sowohl in der Macht der Medizin zeigt, den Tod zu verändern, zu manipulieren und hinauszuzögern, als auch in unserer menschlichen Fähigkeit, den Tod in unserem Leben zu begreifen. Beide, die Notwendigkeit wie die Zufälligkeit, sind wahr und die Frage ist, wie wir diese sich feindlich gegenüberstehenden, sich ständig gegenseitig bekämpfenden Wahrheiten verstehen.

Hier finde ich es hilfreich, die Interpretation der Natur ähnlich zu sehen, wie ein Bildhauer einen Stein betrachtet, der vielleicht zu einer Statue gestaltet wird. Wenn aus dem Stein etwas Schönes und Ausdrucksvolles werden soll, muss der Bildhauer immer zwei Betrachtungsweisen im Auge behalten: Einerseits gibt es eine fast unbegrenzte Vielfalt an Möglichkeiten der Gestaltung, begrenzt nur durch den Erfindungsreichtum des Bildhauers. Das ist der Grund, warum die Kunst der Bildhauerei, ähnlich der Medizin, immer wieder neu ist, offen für innovative Ideen. Andererseits jedoch muss der Bildhauer auf die Qualitäten und Charaktereigenschaften des Steins eingehen können. Er muss seine Bruchlinien erkennen, seine relative Härte, seine Poliereigenschaften, seine generellen Merkmale beim Behauenwerden. Wenn er diese Eigenschaften nicht bedenkt, riskiert er, dass er den Stein völlig ruiniert, dass er ihn mit der Anwendung ungeeigneter Techniken zerstört oder dass er zu einem misslungenen Werk wird, das dem Material spottet.

Menschen sind gegenüber dem Tod in einer ähnlichen Situation. Er kann nach menschlichen Vorstellungen und Bedürfnissen gestaltet werden; die Medizin hat das auf brillante Weise getan. Aber wenn die Eigentümlichkeit und Begrenzungen des menschlichen und organischen Lebens nicht sorgfältig beachtet werden und ihr Verständnis nicht Teil der kreativen Aufgabe ist, dann können die Resultate Schaden und Desaster bedeuten.

Die Kunst des Umgangs mit der menschlichen Sterblichkeit erfordert ein Hin-und-Her-Bewegen zwischen Möglichkeiten und Zwängen, Offenheit und Begrenzungen, Beherrschung und Akzeptieren. Dieses Verständnis der Natur möchte ich im Folgenden weiter vertiefen.

Die Bedeutung des Todes

Was ist der Tod? Wie können wir ihn am besten in seinen eigenen Rechten wahrnehmen? Das Lexikon definiert ihn als »das völlige und dauerhafte Aufhören aller vitalen Funktionen einer lebenden Kreatur, das Ende des Lebens«. Das ist natürlich eine gewissenhafte, aber unpersönliche Definition. Ihr fehlt genau das, was uns als Menschen, denen das Sterben bestimmt ist, interessiert: die Bedeutung dieses unausweichlichen Moments für das Selbst, das zugleich Geist und Körper ist, Geist oder Bewusstsein und Materie, jenes tiefe und geheime Ich, das weder danach verlangte, geboren zu werden, noch, einmal geboren, normalerweise nicht danach verlangt, zu sterben.

Die Angst vor dem Tod. Ein Weg, zu dieser Bedeutung vorzudringen, kann es sein, eine unserer grundsätzlichsten Erfahrungen anzuschauen: Warum fürchten wir den Tod? Die Natur, die es uns mit unserer Geburt überhaupt erst möglich macht, zu existieren, zu leben und das Leben zu genießen, nimmt uns auch das Leben, und vorher macht sie uns gewöhnlich krank und alt. Soweit wir das beobachten können, haben Tiere damit kein Problem. Wir wissen, dass sie auf Schmerzen reagieren, aber wir haben keinen Grund zu der Annahme, dass sie den Tod fürchten. Warum ist dann unter allen Kreaturen der Tod ein spezielles Problem nur für den Menschen, ein Problem, das Angst, Grauen, aber auch unfassbares Erstaunen beinhaltet?

Die Angst vor dem Tod hat mehrere Ebenen, sie ist keine singuläre Reaktion. Darüber hinaus vermischt sie sich mit der Angst vor schwerer Krankheit und dem Sterben, und die Grenzen sind unscharf.

Eine der Ebenen umschließt Angst vor extremen, vernichtenden Schmerzen und Qualen. Schmerz kann in vielerlei Formen auftreten – beispielsweise andauernd, bohrend, abschätzbar oder wechselnd, unberechenbar.[3] Seine Variabilität ist Zeugnis seines quälenden Erfindungsreichtums. Wieder eine andere Ebene ist die Bedrohung des Selbst durch den Tod, die Drohung der Auflösung des Selbst und des Körpers. Schmerzen können diese Auflösung herbeiführen, oder aber sie kommt in der Demenz oder dem Verlust des Selbst-Gewahrseins eines Geistes, der durch einen sterbenden Körper geschwächt wird. Im Kern ist es ein Gefühl davon, dass das Selbst seine Identität verliert, dass es sein »ich« und »mich« immer schwerer bestimmen kann.

Wenn das Selbst anfängt zu schwinden oder sich aufzulösen, folgt bald der Verlust der Beziehungen zu anderen Menschen. Unsere soziale Welt und unser Gefühl der inneren Einheit und des Selbst-Gewahrseins machen uns zu den Menschen, die wir sind. Die Angst vor dem Verlust dieser sozialen Welt ist wieder eine andere Ebene unserer Angst vor dem Tod. Wir werden die Menschen verlieren, die wir lieben und die uns lieben, niemals mehr ihre Stimmen hören oder ihre Berührungen empfinden. Die Angst vor der Verarmung in dieser Hinsicht kann so groß sein wie die Bedrohung durch den Verlust des Selbst, und vielleicht umso mehr, wenn das Selbst seine Freuden und seinen Reichtum im Leben und Zusammensein mit anderen erfahren hat (wie es meiner Meinung nach sein sollte). Wir können uns auch vorstellen, was unser Verlust für andere bedeutet, jene, die uns lieben und die mit uns leben, und auch, wie ein Teil von ihnen mit unserem Tod aufhören wird zu existieren. Wir können ihre Trauer und ihren Verlust ahnen, den Unterschied fühlen, den unsere Abwesenheit für sie bedeuten wird. Ein Teil ihres Selbst wird sterben, parallel zu uns selbst. Wir können darüber sehr große Trauer empfinden, uns ihnen gegenüber genau so hilflos erleben, wie wir uns selbst nicht helfen können.

Warum muss das unsere Bürde sein? Warum *muss* unsere menschliche Natur diesen Schlägen standhalten? Die alte Wut darüber legt eine weitere Ebene unserer Angst vor dem Tod bloß: Wir wollen den Sinn des Todes kennen, wollen wissen, welche Art Welt und welche Art Leben den Tod als integralen Bestandteil brauchen. Warum muss es auf *diese* Weise sein? Wie sollen wir darin einen Sinn sehen? Wie können wir Wege finden, die Verarmung, die der Tod bringt, die Angst, den Schmerz und das Leiden, die der Verlauf des Sterbens auf dem Weg zum Tod mit sich führt, zu rechtfertigen oder annehmbar zu machen?

Das sind ernste, in der Tiefe beunruhigende Fragen, manchmal religiös benannt, manchmal philosophisch. Ich bezweifle nicht, dass diese Fragen den Menschen mit unterschiedlicher Intensität bedrängen, und natürlich provozieren sie unterschiedliche Reaktionen. Aber sie bleiben keinem nachdenklichen Menschen erspart. Der Tod kann als krasse Ungerechtigkeit erlebt werden, die dem einen Menschen den Geliebten entreißt, einen anderen aber verschont; oder als vernichtender Schlag für ein Selbst, das ein Leben lang um seine Gestaltung gerungen hat und noch nicht am Ziel war; oder als Zerstörung einer einzigartig glücklichen Beziehung, die sich in vielen Jahren eines geteilten Lebens geformt hat. Wie könnte jemand solche Dinge nicht ernst nehmen oder angesichts dieser Fragen nicht nachdenklich werden über unsere Existenz?

Ist der Tod ein Übel unserer Gattung? Ich habe einige verschiedene, normalerweise sich überlappende Ebenen unserer charakteristischen Angst vor dem Tod dargelegt. Aber bedeuten die verbreitete Angst vor dem Tod und die Tatsache, dass Sterben mit Angst verbunden sein kann, dass der Tod selbst ein Übel ist? Wenn ja, welche Art Übel? Scheinbar sind das recht befremdliche Fragen. Wenn der Tod und das Sterben, das ihm vorausgeht, Schmerzen, Leiden, den Verlust des Selbst und die Trennung von anderen Menschen bringen, was sind sie dann anderes als Übel?

Im frühen 19. Jahrhundert versuchte der Essayist William Hazlitt einen Gedanken zu formulieren, der unsere Angst mildern könnte: »Vielleicht das beste Heilmittel gegen die Angst vor dem Tod ist die Betrachtung, dass das Leben einen Beginn und auch ein Ende hat. Es gab eine Zeit, zu der wir noch nicht waren: Das macht uns nicht betroffen – warum sollte es uns dann beunruhigen, dass eine Zeit kommen wird, in der wir aufgehört haben zu sein?«[4] Diese Überlegung ist nicht hilfreich. Vor unserer Geburt konnten wir Leben nicht erfahren, die Güter des Lebens nicht festhalten. Wenn ein Leben gelebt worden ist, wissen wir, was wir verlieren und nie mehr wiedergewinnen können. Gleichgültigkeit gegenüber einem Verlust macht ihn nicht geringer, und die Vorahnung vom Verlust unseres Lebens, noch bevor dies geschieht, ist selbst eine reale Quelle der Angst. Sie kann es sein, wenn unser Leben glücklich ist.

Alternativ könnten wir eine innere Haltung einnehmen, die oft den alten Griechen und Römern zugeschrieben wird: Wenn wir im Tod aufhören zu existieren, werden wir kein Gefühl eines Verlustes empfinden, unser Verlangen nach Leben und Sinn wird mit unserem Tod aufhören. Wenn das Sterben mit Schmerzen verbunden ist, sind sie vergänglich und können ertragen werden. Nur der Verlust von Tugend und Selbstachtung kann uns wirklich treffen. Ein schlimmer Tod kann einem guten Leben keinen Schaden zufügen.[5] Das scheint ein zu leichter Ausweg. Es wird unserem Zurückschrecken vor Schmerz und Leiden nicht gerecht, nicht dem Verlangen, im kommenden Tod einen Sinn zu finden, solange wir noch leben, und auch nicht dem Verlust der Bindungen zu anderen Menschen. Den Verlust, den der Tod unserem gegenwärtigen Leben zufügt, fürchten wir genauso oder noch mehr als das, was die Zukunft uns bringen kann.

Einer anderen, typisch modernen Antwort kann man eher zustimmen: Der Tod ist eine notwendige Voraussetzung für die Erneuerung und Fruchtbarkeit des Lebens. Er ist eine Quelle von Vitalität, Wandel und Komplexität. Wir können uns die Natur ohne Tod kaum vorstellen, zumindest nicht eine so reiche und regenerative Natur, wie wir sie jetzt kennen. In diesem Verständnis kann man den Tod nicht als generisches Übel bezeichnen. Er dient einem unverzichtbaren und unersetzbaren Zweck.

Aber es ist nicht ganz befriedigend, auf Fragen nach dem Tod eine rein biologische Antwort zu geben. Man kann sagen, so wie ich das tue, dass der Tod ein Teil des biologischen Lebenszyklus ist und in der Tat eine positive Quelle der Vitalität und Kontinuität der Spezies. Das kann der Wahrheit entsprechen, aber es ist keine Antwort für *mein* individuelles Selbstbewusstsein und das Bewusstsein meiner Einmaligkeit oder für das Gefühl meiner einmaligen Verletzlichkeit. Mein Platz in dem gegenwärtigen Drama der Spezies ruft keine enthusiastische Begeisterung bei mir hervor. Ich habe schließlich nicht freiwillig meinen Platz in diesem Drama eingenommen. Mein persönliches Leben zählt für mich, das Leben, das mir und nur mir allein gehört, nicht ersetzbar durch zukünftige Generationen der gleichen Art.

Ein Verständnis des Todes, das gar nicht versucht, seinen Sinn auszuloten, aber Stoizismus predigt, ist auch nicht befriedigender; so wie zum Beispiel in *Bambi* der Rat gegeben wird, dass wir lernen müssen, allein zu sein, auch allein mit einem sinnlosen Tod.[6] Die Spannung zwischen unserem Status als biologische Kreaturen – wider Willen Gefangene der gattungsbedingten Unterwerfung unter den Tod in der allen Organismen gemeinsamen Biologie – und unserem ganz persönlichen, unwiederholbaren Selbstbewusstsein und Lebenswillen macht den Tod für uns zu einem so schrecklichen Problem. Ob wir diese Spannung als zweidimensional erleben – unser einmaliges Selbst gegenüber unserer biologischen Universalität – oder als dreidimensional, wenn ein Bemühen oder eine Sehnsucht nach religiöser Transzendenz auch noch das Selbst entzweit: Wir bleiben immer gespaltene Kreaturen; die unterschiedlichen Aspekte unserer Natur liegen miteinander in einem endlosen Kampf.

Unser einmaliges Selbst ist geprägt von Wünschen und Möglichkeiten, ein Selbst, das in der Gegenwart lebt, aber das Potential für eine Zukunft hat. In diesem Sinne sind wir unsere Möglichkeiten – nicht nur, was wir gerade im Augenblick sind. Die größte dieser Möglichkeiten hat drei Aspekte: ein Leben der Vernunft, der Gefühle und Emotionen sowie der Beziehungen zu anderen Menschen. Die Zeit ist unsere Hoffnung und gleichzeitig unser Feind. Sie verschafft uns die Kontinuität, in der wir unser Selbst genau so erfüllen und entwickeln können wie die Entropie, die uns schließlich dieses Selbst rauben wird. Der Tod kann als ein Übel verstanden werden, gerade weil mit ihm alle unsere Möglichkeiten enden; da gibt es keine Zukunft mehr, nur eine Vergangenheit, und auch die Erinnerung an diese Vergangenheit wird uns genommen werden.

Aber wir können den Tod ohne eine wechselseitige Interpretation des Lebens nicht interpretieren. Wir können uns wahrscheinlich darauf einigen, dass das Leben gut ist oder zumindest (wenn wir pessimistisch sind) offen ist für die Möglichkeit des Guten. Die dringendere Frage ist: Auf welche Weise ist es gut? Ist es ein selbstverständliches Gut, so dass das Leben selbst gesucht und gefeiert werden soll, unabhängig von dem Schweren, das es uns bringen kann?[7] Oder ist es ein mögliches Gut – das heißt ein Gut, das von den Umständen des Lebens abhängt? Wenn wir den ersten Standpunkt einnehmen, dann ist der Tod ein Übel in sich (auch wenn er nicht notwendig das größte Übel ist, das Menschen erleiden müssen). Wenn wir den zweiten Standpunkt einnehmen, wird unser Urteil über den Tod von den Umständen abhängen, unter denen er stattfindet.

Hier steht ein Mittelweg offen. Das Leben kann als großes und in sich wertvolles Gut betrachtet werden, das größte natürliche Gut, das es gibt. Es schenkt die Möglichkeiten von Kreativität und Fruchtbarkeit, der Realisierung einer fast unvorstellbaren Fülle von Wissen, Gefühlen, Beziehungen, Wundern und Wünschen. Der Tod ist, für das Individuum, das Ende dieser Möglichkeiten. Für den Verstand ist das nicht leicht fassbar, so endgültig ist der Verlust, so unwiederbringlich das Verlorene.

Aber unsere Erfahrung lehrt uns, dass für ein Individuum Lebensbedingungen eintreten können – am häufigsten Krankheit und Gebrechlichkeit, Schmerz und Leid –, die das Leben belastend und zerstörerisch machen, die fast ein Hohn sind auf die guten Möglichkeiten, die das Leben birgt. Für andere, meist für die sehr Alten, kann daraus das Gefühl erwachsen, dass das Leben seinen Reiz verloren hat, dass das Rennen gelaufen und der Tod angebracht ist.

Keine dieser Situationen sollte als Verzweiflung verstanden werden, obwohl die natürlich auftreten kann. Aber wichtiger ist, dass in diesen Situationen das Gute des Lebens geraubt wurde, dass das Leben genau dessen beraubt wurde, was uns anfangs dazu verleitete, es gut zu nennen: seiner Möglichkeiten, die es uns bietet. Wenn sie vorbei sind, kann wenig vom Leben übrig sein, das wir preisen können.

Letztendlich können wir unseren Tod nicht ganz verstehen, auch wenn wir uns selbst überreden können, ihn zu akzeptieren. Die Erfahrung des Lebens, seiner Möglichkeiten und Gefährdungen, ist von höchstem Wert. Ihm können wir höchstens Nichtexistenz gegenüberstellen und – als Variante eines alten Witzes – fragen: Was hat die Nichtexistenz je für mich getan? Das Paradox ist natürlich, dass wir lebendig sein müssen, um die Bürde des Lebens verfluchen zu können, und wenn wir tot sind, können wir die Früchte des Lebens nicht mehr genießen. Nur wenn wir also das Leben als Gut verstehen, dann kann es einen Sinn machen zu sagen, dass manche Tode annehmbarer sind als andere.

Wenn wir sterben müssen, dann sollte das am besten geschehen, wenn wir die meisten Möglichkeiten des Lebens genutzt haben. Natürlich wäre es noch besser, wenn die Möglichkeiten fortbestehen würden, wenn die Dinge blieben, wie sie sind. Es ist so schwer, die Freuden und Befriedigungen des Lebens zu preisen, ohne gleichzeitig zu wünschen, dass sie dauerhaft sein möchten.

Sinn: Vollkommen oder unvollkommen

Können wir in dieser Situation einen Sinn erkennen, in diesen menschlichen und biologischen Bedingungen, die das Gute und das Übel so gründlich vermengen? Wenn ich das Wort »Sinn« verwende, möchte ich drei Elemente einschließen: unser Verständnis und unsere Erklärung unserer menschlichen Situation; den Wert, den wir unserem Leben beimessen; und das Gefühl einer emotionalen Ganzheit und Integrität, in dem sich die kognitiven und bewertenden Fähigkeiten treffen.[8] Alle drei Bestandteile sind notwendig. Wenn wir gar keine Erklärung dafür haben, warum das Leben so ist, wie es ist, fühlen wir uns als Opfer in einer ziellosen und grausamen Welt. Wenn wir nichts haben, was unser Leben wertvoll macht, dann haben wir nichts, was wir lieben oder wünschen; unser Leben hätte keine Ziele – eine schreckliche Situation. Wenn wir unser Denken, Fühlen und Wünschen nicht in ein Ganzes integrieren können, dann sind wir zerrissen – unser Verstand bekämpft unsere Wertvorstellungen –, und wir haben nichts, was unser inneres Leben im Gleichgewicht hält.

Unsere Deutung muss nicht unbedingt perfekt oder vollkommen sein. Vielleicht sprechen wir davon, einen »vollkommenen Sinn« im Leben zu finden; einen völlig zufrieden stellenden, zusammenhängenden Weg für unser Denken und Fühlen um Leben und Tod – so stark, dass wir sagen und wirklich meinen, dies ist die beste aller möglichen Welten. Das ist ein hohes, nach meiner Meinung unerreichbares Ziel. Wir können jedoch einen »nicht perfekten Sinn« entdecken, damit meine ich eine wahrscheinliche, mehr oder weniger schlüssige Sicht, die vielen, aber nicht allen unseren Erfahrungen gerecht wird. Diese Sicht möchte ich hier weiter ausführen; ich betone nachdrücklich, dass sie nicht völlig befriedigend sein wird, sie kann es nicht sein – aber sie ist möglicherweise das Beste, was wir versuchen können.

Auf dem Weg, diese unvollkommene Deutung darzulegen, kehre ich zu dem Streit zurück, den ich am Beginn dieses Kapitels beschrieben habe, zu der Spannung zwischen unserer Einstellung, gegen den Tod zu kämpfen oder ihn zu akzeptieren. Wir können, so behaupte ich, im Tod einen – wenn auch unvollkommenen – Sinn sehen, wenn wir dahin kommen, ihn als »Teil des Lebens« zu begreifen. Diese Formulierung ist nur wenig mehr als ein Slogan, aber wenn wir ihr nicht einige Tiefe und Substanz geben, sie vor ihrer frömmelnden Konventionalität retten, finden wir keinen Sinn im Tod. Denn in diesem Streit um die Annahme des Todes oder den Kampf gegen ihn ist ein ganz grundsätzlicher Dualismus am Werk: der Tod verstanden als dass er einen Platz innerhalb des Lebens hat und dass das Leben selbst nicht völlig erfasst werden kann, ohne seine Rolle darin zu würdigen; oder der Tod als außerhalb des Lebens verstanden, fremd und ihm feindlich, ein sinnloser Eindringling.

Trotz der beiläufigen Gespräche in unserer Gesellschaft über den Tod »als Teil des Lebens« glaube ich, dass in der Realität die meisten Menschen den Tod als einen Außenstehenden betrachten. Die moderne Medizin verkörpert stillschweigend diese Ansicht. Wie der verstorbene Theologe Arthur C. McGill genau beobachtete, ist der Tod aus medizinischer Sicht »der Augenblick, in dem das Leben endet ... Tod ist etwas Zukünftiges ... Solange wir sind, gibt es keinen Tod ... *Der Tod in diesem engen Sinn ist eine Angelegenheit anderer Menschen.* Der Tod ist ein zukünftiges Ereignis für unsere sichtbare Natur, draußen, vor uns, irgendwo.«[9]

So gesehen ist der Tod fragmentiert, Teil einer Betrachtungsweise des Lebens, die zwei getrennte Phasen sieht – eine davon ist das Leben selbst, die andere der Tod; und der Tod existiert außerhalb des Lebens, völlig von ihm getrennt. Wegen dieser Fragmentierung wird der Tod einfach und klar zum Feind, den es zu bezwingen gilt, oder, besser ausgedrückt, der Feind, den man außerhalb der Mauern halten muss, den man nicht in die Provinz des Lebens hereinlassen darf.

Diese Grundeinstellung wird in anderen Strömungen modernen Gedankenguts widergespiegelt. Der Philosoph Jean-Paul Sartre zeichnete den Tod als vom Leben getrennt und ihm feindlich.[10] Er ist nicht das, wohin sich das Leben neigt, dachte Martin Heidegger, sondern er ist der totale Bruch mit allem, was ihm vorausgegangen ist, er enthüllt in diesem Prozess überhaupt nichts vom Sinn dieses Lebens. Für Thomas Nagel durchkreuzt der Tod »eine an sich völlig offene mögliche Zukunft«. Der Tod ist deshalb »der totale Widerruf von unendlich vielfältigen möglichen Gütern«.[11] In dieser Betrachtungsweise gibt es keinen Weg, den Tod zu akzeptieren.

Die moderne Medizin steht in ihrem Verständnis des Todes nahe bei Sartre und Nagel, aber sie bringt auch ihre eigene Handschrift in diese Interpretation mit ein: die Möglichkeit, Wissenschaft und

Technologie zu nutzen, um diesen feindlichen und fremden Tod in Schach zu halten. Wir sollten mit Dylan Thomas »rasen gegen das Sterben des Lichtes«, aber nun nicht mehr nur mit Emotionen und Rhetorik, sondern mit den Kräften der Wissenschaft, die jene biologischen Voraussetzungen ändern können, die den Tod ins Leben bringen. Das Streben nach einem ins Unendliche verlängerten Leben – ein notwendiges Gut, wenn der Tod ein notwendiges Übel ist – wird das logische Ziel der medizinischen Wissenschaft, die für sich keinen Grund sieht, ein solches Gut als nicht erreichbar zu betrachten.

Eine alternative Möglichkeit ist die Überlegung, ob wir in der Idee vom Tod als integralem Bestandteil des Lebens selbst nicht einen Sinn sehen können, nicht nur die äußere, externe Begrenzung des Lebens. Anders als die Geburt, die das Leben eines Kindes in der Gemeinschaft initiiert und die ganz klar ein Teil des Lebens ist, beendet der Tod alle Möglichkeiten. Bevor Sie sterben, sind Sie immer noch ein menschliches Wesen unter anderen Menschen. Der Tod schließt Sie entschieden und unwiderruflich aus der menschlichen Gemeinschaft aus. In dem Augenblick, nachdem Sie gestorben sind, ist nichts übrig als eine zerfallende Leiche und die Erinnerung in den Herzen anderer. Wie sollten wir das, was das Leben beendet, den Tod, und das, was den Stand der Dinge beschreibt, wenn wir nicht mehr am Leben sind, als Teil unseres Lebens begreifen?

Es gibt aber eine Deutung des Lebens, die dem Tod einen integralen Platz zugesteht. Ich werde sie die »kontinuierliche« oder »innenseitige« Sicht nennen, um sie von der »fragmentierten« oder »außenstehenden« Betrachtungsweise zu unterscheiden. Sie beginnt mit einer anderen Art, Fragen zu stellen. Wir sollten nicht fragen, ob der Tod ein Übel ist (denn das allein fragmentiert ihn schon), sondern ob ein Lebenslauf, der in seinem Ende den Tod einschließt, ein Übel ist. Und die Antwort auf diese Frage in der kontinuierlichen Betrachtungsweise ist: nicht notwendigerweise. Er kann wohlwollender interpretiert werden, wenn auch nicht uneingeschränkt.

Ich habe weiter oben Arthur C. McGill mit der medizinischen, fragmentierten Betrachtungsweise des Todes zitiert. Die kontinuierliche Sichtweise (meine Formulierung, nicht seine) drückte er folgendermaßen aus: »Der Tod ist kein zukünftiges Ereignis, das wir primär bei anderen beobachten. Der Tod findet die ganze Zeit in uns selber statt. Jedes Mal, wenn wir krank sind, hören wir aus unserem Inneren, was der Tod uns persönlich bedeuten wird. Krankheit ist ein Vorgeschmack des Todes; sie ist ein konkretes Erlebnis, in dem jeder von uns entdeckt, dass die Erfahrung unserer selbst unmöglich werden kann. Jede Trennung von einem geliebten Menschen ist ein Vorgeschmack des Todes. Jeder Abend, jedes Gehenlassen der bewussten Welt im Schlaf ist ein Vorgeschmack des Todes ... Unter diesem Gesichtspunkt ist der Tod kein objektivierbares Ereignis, vor dem uns die Ärzte warnen könnten. *Der Tod ist der Verlust des Lebens, das ständige Ausgehöhltwerden, das immer stattfindet.*«[12]

McGill zitiert im selben Sinn einen Kommentar Michael Frankels: »Wir kennen den Tod nie. Wir kennen nur die kleinen Tode, die wir sterben, wenn die Jahre von uns abfallen, ihr Werk des Losreißens und Trennens vollbringend ...«[13] Jeremy Taylor kam im 17. Jahrhundert zu einer ähnlichen Ansicht, als er schrieb: »So ist das Spätwerden eines jeden Tages ein Beginn des Todes; die Nacht, die uns zum Schlaf einlädt, lädt zu einer kleinen Ruhe, und diese Nacht, die das Ende des vergangenen Tages ist, ist nichts anderes als ein kleiner Tod ... Und wann der letzte Tag des Sterbens kommen wird, wissen wir nicht. Dann wird nur die Tatsache der Krankheit dazugekommen sein, wie das auch viele Male vorher geschehen ist.«[14]

Die Kontinuität von Leben und Tod

Ich will die kontinuierliche Betrachtungsweise des Todes so definieren, dass sie zwei Gesichtspunkte enthält. Zum einen ist der Tod ein Ereignis, das lebenslang seine Schatten vorauswirft, in einem Leben, das viele »kleine Tode« umfasst. Der andere ist das Verständnis dafür, dass Leben und Tod unentwirrbar verflochten sind, dass ein großer Teil des Wertes unseres Lebens aus dieser Beziehung erwächst und nicht ihr zum Trotz besteht. In dieser Betrachtungsweise braucht das Leben selber den Tod, um seinen Sinn und seine Kostbarkeit zu ergänzen. Das Leben kann nicht in dem Sinn Leben sein, wie wir es kennen, wenn nicht der Tod in ihm eingeschlossen ist. Das Leben kann darüber hinaus nur einen großen Entwurf und die Möglichkeit einer sinnvollen Vollendung haben, wenn wir die Notwendigkeit des Todes in dieses Leben hineinnehmen. »Der Tod«, schrieb Hans Jonas, »ist genauso umfassend wie das Leben ... Sterblichkeit [ist] eine essentielle Eigenschaft des Lebens an sich ... Zwei Bedeutungen vermischen sich im Wort *sterblich*: dass eine Kreatur sterben *kann,* dass sie dauernd der Möglichkeit des Todes ausgesetzt ist; und dass sie zu ihrer Zeit sterben *muss,* am Ende der Zwangsläufigkeit des Todes unterworfen ist. In der dauernden Möglichkeit sehe ich die Bürde, in der letzten Notwendigkeit den Segen der Sterblichkeit.«[15]

Die Überzeugungskraft dieser Darstellung liegt darin, dass sie eine zentrale Lebenserfahrung einbezieht: die ständige Spannung und die gegenseitige Abhängigkeit von Gutem und Schlechtem im Leben, von den Freuden und den Schmerzen. »Unser Gefühl«, schreibt Jonas, »ist bereit für Schmerzen genauso wie für Freuden, seine Leidenschaftlichkeit ist offen in beide Richtungen; die Lust hat ihren Widerpart in der Wut, der Wunsch in der Angst; ein Wunsch wird entweder erfüllt oder durchkreuzt, und die Fähigkeit, das eine zu genießen, ist die gleiche wie die zum Erleiden des anderen.«[16] Für das menschliche Leben generell scheint dieselbe

Kombination scharfer Gegensätze gültig: »So wie die Sterblichkeit ihren Ausgleich findet im Geborenwerden, so erhält das Geborenwerden seine abschüssige Bahn durch die Sterblichkeit: Das Sterben der Alten macht Platz für die Jungen.«[17]

Hier muss sicherlich ein Einwand erhoben werden. Selbst wenn wir einen Weg sehen, auf dem Leben und Tod verbunden sind, einen Weg, auf dem der Tod ein Teil des Lebens ist, warum sollten wir ein solches Arrangement annehmbar finden? Warum sollten wir diese Art der Organisation des Universums und des menschlichen Lebens darin gutheißen? Ist das wirklich die beste Kombination des Kosmos mit dem organischen Leben, die man sich vorstellen kann? Ein Grund, das zu akzeptieren – vielleicht unangenehm realistisch –, ist dieser: Das ist die Lage, so sind die Dinge, und Sie tun gut daran, das zu akzeptieren.

Ein subtiler, eher annehmbarer Grund wurde von Irving Singer in seinem glänzenden Buch *Meaning in Life: The Creation of Value* vorgebracht. Wir können vielleicht nicht, notiert er, *»den«* Sinn des Lebens herausfinden und vielleicht gibt es *»den«* Sinn gar nicht. Aber es steht uns offen, *einen* schlüssigen und verständlichen Sinn zu finden, um aus der gegenseitigen Abhängigkeit von Leben und Tod etwas Wertvolles zu machen. Es gehört zu unserer Natur, argumentiert er, dass wir Sinn und Wert finden und schaffen können, dass wir verstehen können, was sonst undurchschaubar scheinen mag. Wir können kreative Fähigkeiten entwickeln, dem Chaos eine Struktur geben. Dieser Gedanke wird umso wertvoller, je mehr die Welt, wie sie ist, sich einem leichten Verständnis verschließt. »Die meisten Menschen«, schreibt Singer, »realisieren, dass der Tod einer der wichtigsten Faktoren in ihrem Leben ist. Und wenn wir unser Leben mit einer existentiellen Erkenntnis dieser besonderen Tatsache gestalten ... unserem Leben einen Sinn geben, *weil* wir in nicht allzu ferner Zukunft sterben werden, hört der Tod auf, ein sinnloses Ende zu sein. Er wird nichts gelöst oder aufgelöst haben, aber er existiert als eine Beschränkung, die deutlich macht, was es heißt, am Leben zu sein, wie es menschliche Wesen sind.«[18]

Singer erinnert uns nachdrücklich an zwei verwandte Gesichtspunkte, der eine ist dargestellt in einer bekannten Passage von Shakespeare, der andere in einer weniger bekannten Betrachtung des amerikanischen Philosophen George Santayana. In Shakespeares *Cymbeline* gibt es das Lied des Guiderius:

Fürchte dich nicht mehr vor der Hitze der Sonne
noch vor den wilden Stürmen des Winters;
du hast deine Aufgabe in der Welt erfüllt,
bist heimgegangen, hast deinen Lohn empfangen:
Strahlende junge Männer und Mädchen,
alle werden zu Staub
wie die Schornsteinfeger.

In Singers Interpretation dieser Passage wird der Tod verstanden als eine *»wichtige Vervollständigung«* des Lebens; und um das zu unterstützen, zitiert er eine spätere Passage aus demselben Schauspiel, jene vom Tod als *»schweigendem Vollender«* des Lebens. Singer sagt, wenn er von sich selbst spricht: »Ich behaupte nicht, dass der Tod immer, oder oft, als ein glückliches Ende eintritt. Ich behaupte nicht, dass er in sich selbst dem Leben einen Sinn gibt, ich möchte nur die Möglichkeit offen lassen, dass wir in einer Weise leben können, in der der Tod eine angemessene und deshalb sinnvolle Rolle in unserem Sein hat.«[19]

Ich schließe mich Singers Betrachtung zu den Gedanken von Hans Jonas an und finde in einer Passage Santayanas, die ebenfalls bei Singer zitiert ist, die Anregung zu einer zusätzlichen Klärung und Ergänzung zu dem, was ich die kontinuierliche Betrachtungsweise der Verflechtung von Leben und Tod genannt habe: »Dass der Tod am Ende des Lebens steht, mag traurig sein: Aber welch anderes Ende könnte sein? Am Ende einer Abendparty geht man zu

Bett; aber ihr Zweck war es, gleich gesinnte Leute zusammenzubringen, damit sie gemeinsam eine gute Zeit haben. Eine Einladung zum Tanz wird nicht dadurch absurd, dass der Tanz nicht ewig dauern kann ... Die Vergänglichkeit der Dinge ist zugleich ihre physische Natur und in sich selbst gar nicht traurig ... Torheit ist es dagegen, irgendeiner Spur zu folgen, nach der wir eine unendliche Natur hätten oder gar keine besondere Natur, dass das Leben ohne Verpflichtungen beginne und sich entfalten könne, ohne auf ein Kapital zurückzugreifen, und dass unser Wille wie ein Vakuum frei sei, nicht eine besondere Bürde und eine feste ererbte Verflechtung, die nicht zu enträtseln ist.«[20]

Die Gedankenwelt der modernen Medizin ist stillschweigend zu dem Schluss gekommen, dass sie eine »unendliche Natur« des Menschen für möglich hält. Sie glaubt, dass die Wissenschaft uns die Aufdeckung der biologischen Rätsel des Lebens ermöglicht und uns in diesem Prozess dazu verhilft, einen unbegrenzten Weg zu finden, den Tod außerhalb des Lebens zu halten. Aber die gegensätzliche Ansicht, dass Leben und Tod nicht fragmentiert sind, bietet eine bessere Voraussetzung – sowohl für das Verständnis unseres Lebens als auch für die Formulierung vernünftiger Ziele für die medizinische Wissenschaft. Diese Ansicht lässt es zu, dass ein Sinn auffindbar ist und dass es unserer Natur zukommt, ihn zu finden, und dass die Vorstellung von der Endlichkeit des individuellen Lebens biologisch begründbar ist und für den Menschen sinnvoll werden kann, wenn auch nicht immer völlig zufrieden stellend.

Auch wenn wir bereit sind, so weit mitzugehen, bleiben große Probleme. Selbst wenn wir es gerne möchten, lässt sich die Frage nach »dem« Sinn des Lebens nicht immer ganz beiseite schieben. Wir können vielleicht vernünftige Zusammenhänge aus der Betrachtung der biologischen Welt und des Todes als integralen Bestandteil des Lebens herausfinden. Trotzdem empfinden wir deutlich den schrecklichen Angriff auf unser individuelles Leben und unser

Bewusstsein, der uns gegen ein allzu passives Annehmen dieses Arrangements revoltieren lässt. Warum diese Welt und nicht eine andere? Ist das die beste der vorstellbaren Welten? Nicht ganz.

Der verstorbene Theologe Paul Ramsey hat sich sehr eloquent gegen die Ansicht gewandt, dass man den Tod als Teil des Lebens betrachten solle. Er kämpfte gegen das, was er als zu leichtfertige, zu wenig ernsthafte Beschwörung eines »Sterbens in Würde« betrachtete, und gegen eine schwärmerische Vorstellung vom Tod als einem »schönen Ereignis«. Er schrieb, dass der Tod verstanden werden solle als das *Ende* der Zeit für einen Menschen, nicht einfach als irgendeine Phase im Verstreichen der Zeit. »Der Tod«, so schrieb er, »bedeutet die Niederlage der Zeit unseres Lebens – auch wenn wir das Nichts niemals erfahren, das die Natur des Todes ist. ›Gewahrsein des Todes‹ heißt, sich *genau dessen* bewusst zu sein; und dieses Gewahrsein enthüllt eine Erfahrung äußerster Würdelosigkeit für das sterbende Selbst ... Ein Gespräch über den Tod als eine Tatsache oder eine Realität, die von Zeit zu Zeit im Leben wiederkehrt wie Geburt oder Zeugung, Reife und Wachstum, ist wohl nicht sehr rational. Es erinnert eher an das Pfeifen, wenn die Dunkelheit hereinbricht, und an einen Versuch der Gehirnwäsche bei den Mitmenschen, die eine sehr armselige Philosophie von Leben und Tod akzeptieren sollen.«[21]

Ich kann hier keinen bequemen Ausweg anbieten: Sie können entweder die Einstellung akzeptieren, dass im Tod innerhalb des biologischen Lebens, das zu einem Ende kommen muss (die Ansicht von Singer, Jonas und Santayana), ein Sinn gesehen werden kann, oder Sie betrachten ihn als den schwersten Affront, der keinen vernünftigen Sinn haben kann, gegen den Sie kämpfen, den Sie nicht akzeptieren können (die Ansicht der modernen Medizin und von Paul Ramsey). Diese zweite Ansicht findet sich nicht damit ab, dass »ein gewisser« Sinn im Tod gesehen werden kann; nur »der« Sinn wäre es wert gefunden zu werden, entweder im Sieg (Wissenschaft) oder in der Religion (Ramsey).

»Es gibt«, schrieb Ramsey, »Gram und Trauer über den Tod, die kein menschliches Tun lindern kann.«[22] Damit hat er Recht; und die Unfähigkeit der Natur, trotz ihrer Rhythmen und Gesetzmäßigkeiten uns den Menschen zurückzugeben, der gestorben ist, macht unmittelbar das Übel sichtbar, das der Tod für uns Menschen bedeutet. Der Tod beleidigt die menschliche Gemeinschaft unwiderruflich. Im Namen der biologischen Vielfalt und Erneuerung attackiert er das Bewusstsein von Individualität und Gegenseitigkeit, das Menschen im sozialen Zusammenleben aneinander bindet. Ich muss das so stehen lassen. Für mich persönlich kann ich leben – denn ich kann nichts Besseres tun – mit dem Bewusstsein, dass der Tod ein Teil des Lebens ist, der akzeptiert werden muss, genauso wie der Kummer ertragen werden muss, den er mit sich bringt.

Der Tod als biologisches und moralisches Übel

Im Folgenden möchte ich mich auf einige schwierige Probleme konzentrieren, die auch dann auftauchen, wenn wir dazu bereit sind, die Möglichkeit zu akzeptieren, dass in den gegenwärtigen biologischen Bedingungen ein allgemein gültiger und der menschlichen Gattung entsprechender Sinn gefunden werden kann. Wenn wir die Idee bejahen, dass wenigstens *teilweise* ein Sinn gefunden werden kann, der den Tod im Allgemeinen akzeptabel scheinen lässt, heißt das notwendigerweise, dass jeglicher menschliche Tod gleichermaßen akzeptabel ist? Können wir mit einiger Logik sagen, dass in dieser Welt, in der der Tod einen gewichtigen Platz und Anteil hat, manche individuelle Tode falsch und von Übel sind und dass wir diese bekämpfen sollten?

Wir können und sollten das tun. Ich möchte hier von der Tatsache dieser Tode sprechen als einem »biologischen Übel« einerseits und als einem »moralischen Übel« andererseits. In diesen zwei Bedeutungen von Übel können wir den großen Unterschied zwischen dem gezähmten Tod sehen, den Philippe Ariès gepriesen hat (siehe Seite 29ff.), der anscheinend keine Veränderungen und Eingriffe erlaubte, und dem friedlichen Tod, der dies tut und für den ich eintrete. Die Medizin macht es uns möglich, manche Todesarten zu bekämpfen, und mit ihr haben sich einige moralische Standards zu der Frage entwickelt, wann gegen den Tod gekämpft werden sollte.

Der Tod wird zu Recht ein biologisches Übel genannt, wenn er zur falschen Zeit unter falschen Umständen kommt. Mit »Zeit« meine ich den Zeitpunkt im Lebenszyklus, der die Zeit von der Geburt bis zum Tod umschließt. Visuell betrachtet ist der Lebenszyklus die horizontale Bezugsebene des Todes. Wir sprechen üblicherweise von dieser horizontalen Bezugsebene, wenn wir den Tod eines Menschen als vorzeitig oder unzeitig bezeichnen. Ein solcher Tod tritt ein, bevor er nötig war oder bevor er hätte kommen sollen. Mit den »Umständen« des Todes meine ich die Bedingungen, unter denen der Tod einen Menschen trifft, und unsere Bewertung dieser Umstände. Bei diesen Bedingungen werden vor allem das Ausmaß wichtig sein, in dem einem Patienten – wo das überhaupt möglich ist – eine Wahl über sein Sterben gegeben wurde, das Ausmaß, in dem Schmerz und Leiden das Sterben bestimmt haben, und die Beziehung des Sterbenden zu der menschlichen Gemeinschaft, der er angehört. Diese Umstände repräsentieren die vertikale Bezugsebene des Todes.

Der Tod ist normalerweise ein biologisches Übel, wenn er lange vor der Vollendung eines vollen Lebenszyklus eintritt – das heißt, wenn seine Zeit falsch ist. Ein voller Lebenszyklus wird üblicherweise gebraucht, um die Phasen individueller Entwicklung und die Teilnahme am Leben der Gemeinschaft zu nutzen. Die Möglichkeit, aus unserem Leben das Beste herauszuarbeiten und ihm Sinn zu geben, tiefe menschliche Beziehungen und ein Leben in Gemeinschaft mit anderen zu leben, unsere eigenen Talente zur Blüte zu bringen und einen Beitrag zum sozialen Leben einer großen Gemeinschaft zu leisten – das alles braucht Zeit, viele Jahre.

Natürlich ist es nicht notwendig – wie das Leben mancher großer Menschen zeigt –, sehr alt zu werden, um einen maßgeblichen Beitrag für die Menschheit zu leisten; einige Menschen erreichen das sehr früh. Und es ist auch nicht notwendig, dazu ein unendlich langes Leben zu haben. Es gibt keinen Hinweis darauf, dass ein längeres Leben *an sich* proportional die Chancen erhöht, persönliche Erfüllung oder gesellschaftlichen Nutzen zu erreichen. Aber abgesehen von diesen zwei Extremen vermindert ein vorzeitiger Tod die Chancen eines Menschen, das ihm Mögliche zu erreichen. Der Tod eines Kindes wird als großes Übel empfunden – sowohl wegen der Eltern, die Schreckliches erleben müssen, die seine Liebe und Gegenwart verlieren, und weil das Kind aller Möglichkeiten seiner weiteren Entwicklung beraubt wird, die sein Leben ausgefüllt und geformt hätten.

Der Tod ist auch ein biologisches Übel, wenn er unter schlimmen Umständen eintritt. Ein Unfall ist die offenkundigste Art solcher Umstände, denn er ist, per definitionem, etwas, was nicht hätte geschehen müssen, und das bei angemessener Sorgfalt nicht hätte geschehen sollen. Er ist ein Unglück für das menschliche Leben, das von außen kommt; Schuld und Ursache liegen nicht innerhalb des Körpers. Ein Unfall kann, wie beispielsweise der Tod von Teenagern auf den Straßen, auch ein vorzeitiger Tod sein. Aber auch ein unfallbedingter Tod eines alten Menschen sollte als Übel betrachtet werden, wenn er nicht hätte sein müssen und ein Leben trifft, das noch reich ist. Ein Unfalltod bei einem Menschen, der schon durch eine Krankheit bedroht war – ein Tod, der vielleicht viel schlimmer gewesen wäre –, kann ebenfalls als Übel betrachtet werden, besonders dann, wenn er einen Menschen der Zeit beraubte, die er noch gebraucht hätte, um sein oder ihr Leben in Ordnung zu bringen und um einen angemessenen Abschied von anderen zu nehmen.

Die Umstände eines Todes sind falsch, wenn ein Sterbender über lange Zeit Schmerzen und Leiden aushalten muss oder wenn ihm eine Teilnahme an der Gemeinschaft anderer Menschen nicht mehr möglich ist, weil der Geist lange vor dem Tod des Körpers (wie z.B. in schwerer Demenz oder im apallischen Syndrom [PVS]) ausgelöscht ist. Was ich hier festhalten möchte ist die Situation, in der ein Tod nicht nur Leben beendet – was in vielen Fällen schlimm genug ist –, sondern in der der Sterbeprozess selbst lange vor dem Ereignis des Todes die Person zerstört. Es ist die Deformierung des Sterbens, die seine gravierenden Umstände bestimmt. Ich werde im nächsten Kapitel noch einmal ausführlich darauf eingehen.

Wenn ich verschiedene Formen des Sterbens als biologisches Übel kennzeichne, greife ich die Wahrheit des alten Standpunktes wieder auf, dass wir einige natürliche Werte und Ziele sehen können. Auch wenn hier die moderne Philosophie oft anderer Meinung ist, so sprechen wir immer noch mit Überzeugung und genauen Vorstellungen von einem »vorzeitigen« Tod und von Toden, die das volle Aufblühen menschlicher Möglichkeiten durchkreuzen. Wir tun das, weil wir einen großen Entwurf des menschlichen Lebens ahnen können, weil wir wissen, was es heißt, einen vollen Lebenszyklus auskosten zu dürfen, und weil unsere Emotionen – bei weitem nicht völlig irrational – diese Ideen zu bestätigen scheinen. Der Tod eines jungen Menschen zum Beispiel löst eine Art Trauer aus, wie sie für den Verlust eines älteren Menschen nicht charakteristisch ist. Es ist nicht so, dass der Wert eines älteren Menschen geringer wäre als der eines jüngeren, aber wir reagieren auf die Unterschiedlichkeit, in der sich die Möglichkeiten des Lebens erfüllen konnten.

Der Tod als moralisches Übel

Der Tod ist ein moralisches Übel, wenn seine Zeit und seine Umstände, soweit sie menschlichem Einfluss unterliegen, schuldhaft falsch sind. Mit »schuldhaft falsch« meine ich, dass diese Tode nicht hätten eintreten sollen und nicht zwingend waren, und dass irgendein Mensch für sie verantwortlich war. Die einfache Unterlassung einer menschlichen Handlung, die ein Leben vielleicht erhalten hätte, kann jedoch auf gar keinen Fall als biologische Ursache dieses Todes gedeutet werden. Menschen sterben gewöhnlich an natürlichen Ursachen, nicht an unterlassenen menschlichen Handlungen. Es ist der Körper, der diese Menschen im Stich lässt, nicht andere menschliche Wesen. Was zählt, ist unser moralisches Urteil über Zeitpunkt und Umstände dieser Tode, die in menschliche Verantwortung fallen.

Es ist jedoch eine besondere Art von moralischem Urteil, nach dem wir gefragt werden: Wir scheinen mehr Macht und mehr Verpflichtungen zu haben, als wir tatsächlich besitzen. Weil der Tod biologisch unausweichlich und notwendig Teil unserer organischen Natur ist, kann überhaupt nichts Falsches daran sein, wenn man jemandem erlaubt, an *irgendeinem* Punkt zu sterben. Es wird und muss auf jeden Fall geschehen, was auch immer wir tun. Unsere Macht ist auf diese Weise sehr eingeschränkt, eine Tatsache, die wir in unserer Verwirrung über die begrenzte Macht, die wir tatsächlich haben, systematisch übersehen.

Unser moralisches Problem ist, zu bestimmen, wann dieser Punkt erreicht ist. Ich habe zu Anfang dieses Buches (siehe Kapitel 1) darauf hingewiesen, dass die Vorstellung eines bestimmbaren Augenblicks, in dem man sagen kann, dass ein Mensch im Sterben liegt oder dass eine Krankheit terminal ist, nicht hilfreich ist, um eine Entscheidung zur Beendigung einer Therapie zu treffen. Die Vorstellung, dass es einen solchen Moment gäbe, war viel versprechend. Damit wurde ein rationaler biologischer Standard vorausgesetzt. Aber mit den Verbesserungen der medizinischen Technologie wird es immer schwieriger, sich auf einen solchen Standard zu berufen. Darüber hinaus kann die Medizin einen Körper dem Tod noch vorenthalten, wenn die Person in der Demenz oder im Koma schon lange die menschliche Gemeinschaft als bewusster Teilnehmer verlassen hat.

Wir sehen eine wachsende Spannung im Verhältnis der Biologie des Todes und der Moralität der Interventionen gegen den Tod, aber die beiden lassen dennoch eine Beziehung zueinander erkennen. Wir können feststellen, wann der Prozess des Sterbens entstellt wird, anders wird, als was er sein könnte. Das Sterben eines Menschen kann als moralisch schlecht bewertet werden, wenn eine freie menschliche Entscheidung mit der Kenntnis möglicher Konsequenzen für ein hinausgezögertes Sterben verantwortlich ist, das dem Menschen keinen Nutzen mehr bringt. Sterben kann auch als moralisch schlecht beurteilt werden, wenn es gegen den Wunsch des Sterbenden geschieht und verhindert werden könnte, wenn es beispielsweise Resultat willkürlicher Gewalt oder fahrlässigen Totschlags oder medizinischer Nachlässigkeit ist; und wenn es verhindert werden könnte, ohne die Wünsche des Sterbenden grob zu missachten.

Wir können aber das Problem auch so angehen, dass wir (um es nochmals zu erwähnen) auf Zeit und Umstände des Todes im Leben eines Menschen achten. Im Allgemeinen ist der Zeitpunkt eines Todes moralisch schlecht, wenn er vorsätzlich zu früh zugelassen wird, das heißt zu einer falschen Zeit im Lebenszyklus eines Menschen; und im Allgemeinen ist er moralisch schlecht in seinen Umständen, wenn diese unangemessen sind, wenn zum Beispiel noch eine deutliche Fähigkeit zu bewusstem Erleben besteht, Selbstbewusstsein und Gefühle wach sind und Beziehungen zu anderen Menschen erlebt werden. Wenn wir unsere eigenen sittlichen Verpflichtungen gegenüber dem Respekt vor dem Leben und dem Kampf gegen den Tod definieren, sollte der Schwerpunkt unserer Aufmerksamkeit auf den *Zeitpunkt* und die *Umstände* des Todes konzentriert sein, die wir zu einem gewissen Grad verändern und kontrollieren können – und nicht auf die Existenz des Todes, die wir nicht beeinflussen können. Wenn wir das Problem auf diese Weise angehen, dann legen wir manche Verwirrungen und Irrtümer, die ich zu beschreiben versuchte, sehr schnell ab, besonders jenes falsche Verständnis der Natur, das uns beschuldigen möchte, dass wir jene Menschen »töten,« bei denen wir mit moralischer Berechtigung eine Behandlung beenden.

Den Schwerpunkt unserer moralischen Überlegungen auf Zeit und Umstände eines Todes zu konzentrieren hilft uns auch, klarer zu sehen, auf welche Weise wir selbst dieses moralische Urteil über die darunter liegende natürliche Realität des Todes gestülpt haben. Wir können die Endgültigkeit und Unausweichlichkeit des Todes nicht ändern, nur einige seiner Bedingungen. Nur für diese Bedingungen können wir verantwortlich sein, und nur die dafür einschlägigen sittlichen Regeln müssen wir festlegen und durchsetzen – in Übereinstimmung mit dem, was wir als angemessene Ziele menschlichen Lebens betrachten und, damit korrespondierend, als angemessene Ziele der Medizin.

Auf diese Weise können wir den Würgegriff lockern, in den medizinischer Fortschritt und technologischer Imperativ das Prinzip der Heiligkeit des Lebens genommen haben. Dann kann auch der Wert des technologischen Fortschritts sich nicht mehr automatisch auf dieses Prinzip berufen und sich damit endlos legitimieren, denn die Heiligkeit des Lebens erfordert keinen endlosen medizinischen Fortschritt oder den Gebrauch unerbittlicher Technologie, um Menschen am Leben zu erhalten. Was immer wir am Leben für wertvoll erachten, es sollte nicht eine Funktion dessen sein, was medizinische Wissenschaft möglich macht. Was immer wir an der Technologie für wertvoll halten, es kann nicht allein durch seine Nützlichkeit zur Erhaltung des Lebens bestimmt werden.

Ich habe weiter oben von der Transformation des Todes von einem früher nur biologischen Ereignis (in den Tagen der vorwissenschaftlichen Medizin) in ein moralisches Ereignis gesprochen (siehe Seite 37, 79ff., 99ff.); sie trat ein mit den Möglichkeiten, auf den Verlauf des Sterbens Einfluss zu nehmen. Zu dieser Zeit hat die Medizin – Teil unserer Kultur – damit begonnen, einen moralischen Überbau für das Sterben zu schaffen und die Regeln und Verhaltensmuster zu entwickeln, die für diese Einflussnahme gelten sollten. Wir sind an diesem Punkt auch in die Irre gegangen: nicht in der Entwicklung dieser Regeln, aber in der Annahme, dass unsere Regeln sich auf eine Manipulation des Todes selbst erstrecken und nicht nur auf seine Zeit und seine Umstände.

Vielleicht sollten wir den Tod nicht als Teil der Bedingungen des Menschseins akzeptieren und ihn weiterhin als ein Übel betrachten. Aber daraus folgt nicht, dass wir endlos medizinische Heilmittel suchen sollten gegen Krankheiten, die den Tod bringen. Weil es immer *irgendwelche* Ursachen des Sterbens geben wird, würde dies ein aussichtsloser Kampf sein, von vornherein. Das zählt vielleicht nicht viel – »Ist nicht ein guter Kampf das Kämpfen wert?«, mögen einige fragen –, aber es zählt wegen der Folgen: Ein unnachgiebiger wissenschaftlicher Kampf gegen den Tod tritt an die Stelle der Bemühungen, den Tod zu verstehen und eine Medizin zu entwickeln, die lernt, in Koexistenz mit ihm zu leben.

Aber wie sollen wir uns im Zweifelsfall entscheiden, wenn die Lebensqualität und die Aussichten für eine erfolgreiche Behandlung fraglich sind? Die enge Verbindung des Gebotes der Heiligkeit des Lebens mit dem technologischen Imperativ hat zur allgemein gültigen Schlussfolgerung geführt, dass wir im Zweifelsfall immer behandeln sollen. Aber der ständige medizinische Fortschritt vermehrt fortdauernd die Anlässe für Zweifel – eine Behandlung mit einer geringen statistischen Erfolgsaussicht kann zum Beispiel für diesen einen Patienten erfolgreich sein – und so fällt es schwerer und schwerer zu erkennen, wann man aufhören sollte; und auf diese Weise wird es immer wahrscheinlicher, dass man jeden Tod als menschliche Verantwortlichkeit betrachtet und nicht als natürliches Ereignis.

Keines dieser zwei Probleme der »Lebensqualität« – das unserer vermeintlichen Verpflichtung, sie stets zu verbessern, und die Frage, wo im Zweifelsfall die Last des Beweises liegen sollte – kann ohne einige unabhängige Übereinkünfte über die Annehmbarkeit des Todes angemessen behandelt werden. Ich habe hier nur über Zeitpunkt und Umstände gesprochen, die uns eventuell erlauben, einen Tod als moralisch falsch zu beurteilen. Aber selbst dieser vorläufige Überblick kann nicht ganz verstanden werden, wenn nicht aus einem anderen Blickwinkel heraus die Frage aufgeworfen wird, ob man den Tod als akzeptabel bezeichnen darf, wenn er in seinem Zeitpunkt und seinen Umständen nicht als Übel gesehen werden muss.

Wann lässt sich der Tod akzeptieren?

Kann man die Behauptung aufstellen, dass der Tod ein artbedingtes Übel für das individuelle menschliche Leben ist, dass aber zu gleicher Zeit nicht jeder individuelle Tod ein Übel ist? Man kann das sagen in Situationen, in denen der Tod ein kleineres Übel ist als die Fortdauer des Lebens. Wenn Leben nicht mehr ist als ein atmender Körper oder ein Leben, das alle Fähigkeiten für menschliche Äußerungen verloren hat, dann mögen wir den Tod als kleineres Übel betrachten. Aber ist der Standard des »kleineren Übels« tragfähig? Ich glaube nicht. Manche werden argumentieren, dass irgendein Leben unter irgendwelchen Bedingungen besser ist als gar kein Leben, aber diese Position begünstigt nur die Sklaverei unter einer Technologie, die einen Körper immer noch ein bisschen länger am Leben erhalten kann.

Der Tod kann akzeptiert werden, wenn er an einem Punkt im Leben eintritt, an dem 1. weitere Anstrengungen, ihn aufzuhalten, den Prozess des Sterbens deformieren würden, oder wenn 2. die biologische Unausweichlichkeit des Todes im Allgemeinen und der Zeitpunkt und die Umstände des Todes im Leben des Individuums annehmbar zusammentreffen. Diese zwei Standards setzen jedoch nicht voraus, dass es einen perfekten Augenblick für den Eintritt des Todes gibt, das ist sicherlich eine unnötige Fiktion. Es ist lediglich notwendig, dass der Gedanke möglich ist, der Tod sei in einem annehmbaren *Bereich* von Möglichkeiten eingetreten.

Hier ist unsere Umgangssprache mit ihren Wurzeln in früheren Erfahrungen mit dem Tod eine zuverlässige Wegweiserin. Ein Tod ist »vorzeitig«, wenn jemand in der Jugend oder lange vor Erreichen eines hohen Lebensalters stirbt, *viel* früher als biologisch notwendig. Ein Tod ist »gnädig« in seinen Umständen bzw. ein »Segen«, wenn das betroffene Leben die Fähigkeit, an den Gütern des Lebens teilzuhaben, für immer verloren hat. Ein Tod ist »tragisch« nicht nur dann, wenn seine Umstände schrecklich sind, sondern auch, wenn er bei anderen Menschen schreckliche Wunden hinterlässt: der Unfalltod eines Kindes oder junger Eltern zum Beispiel.

Alle Definitionen haben ihre Grenzprobleme, so auch meine. Was heißt schon »viel früher als biologisch notwendig«, insbesondere da wir nicht wissen können, wo die biologischen Grenzen eines individuellen Lebens liegen? Ein Lebenszyklus kann so verstanden werden, dass er eine breite Fülle von Möglichkeiten umschließt, keine fixierte Menge. Nur wenn wir von dieser Fülle ganz ausgeschlossen wurden, können wir uns im Sterben berechtigterweise betrogen fühlen. Während ein Mensch, der beispielsweise im Alter von 65 Jahren stirbt, vielleicht als unglücklich bezeichnet werden kann, weil er nicht im hohen Alter stirbt oder früher, als es der durchschnittlichen Lebenserwartung von 75 Jahren entspricht, wäre es jedoch befremdlich, wollte man den Tod eines 65-Jährigen so tragisch und unannehmbar finden wie den Tod eines Kindes. Die Begründung für diesen Unterschied liegt auf der Hand: 65 Jahre sind ein voller, vielleicht nicht ganz vollständiger Lebenszyklus. Es war genug Zeit, das meiste fertig zu bringen, was man in einem durchschnittlichen Leben fertig bringen kann, auch wenn einige Menschen noch mehr erreichen können.

Ich meine mit »erreichen« nicht die Erfüllung von Plänen und Aufgaben, sondern die Erfahrung der Güter des Lebens. Das ist nicht ein bestimmtes Maß an Produktivität, sondern ein Maß an gelebtem und erfahrenem Leben. Mein Standpunkt ist auf jeden Fall, dass wir nicht betrogen wurden, wenn wir in diesem Alter sterben, auch wenn wir vielleicht mit einem längeren Leben glücklicher wären. Wenn uns Unrecht geschieht, dann dadurch, dass wir diese Art einer biologischen Natur haben, eine, die sterben muss. Aber in *diesem* Zusammenhang ist ein etwas früherer Tod im Vergleich zu einem etwas späteren Tod kein biologisches Übel.

Doch eine rein zeitliche Betrachtung wird dem Problem nicht gerecht, auch wenn sie uns hilft, einen biologischen Rahmen zu sehen, in dem der Tod im Lebenszyklus beurteilt werden kann, und uns erlaubt, von einem vorzeitigen Tod zu sprechen. Individuelle Möglichkeiten haben eine ebenso große Bedeutung. Ein individueller Tod sollte als akzeptabel angesehen werden, wenn er nicht die Möglichkeit einer bedeutenden Entwicklung und Selbstverwirklichung durchkreuzt. Solche Möglichkeiten können entweder durch eine terminale Erkrankung zerstört werden oder durch eine Krankheit (z.B. fortgeschrittene Demenz), die die Integrität des Selbst und der Persönlichkeit fast oder ganz zerstört hat. Hier ist im Umgang mit diesen Begriffen Sorgfalt geboten. Der Tod bedeutet (wie bereits erwähnt) seiner Natur nach das Ende des Selbst und damit das Ende jeder zukünftigen Manifestation des Selbst; das ist der Grund, warum er in seiner biologischen Unausweichlichkeit ein Übel im menschlichen Leben ist. Aber im Kontext dieses unvermeidlichen Schicksals beschäftigen uns vor allem jene Tode, die im Lebenszyklus deutlich zu früh eintreten.

Aber sind alle vorzeitigen Todesfälle – das heißt innerhalb des Lebenszyklus früh sterben – falsch? Nicht unbedingt. Sie sind nicht falsch, wenn die biologischen Gegebenheiten dem Körper, als Preis für sein Weiterleben, starke Schmerzen oder schwere, unerträgliche Behinderungen aufzwingen (aber sie *wären* falsch, wenn sie gegen den Willen der betroffenen Menschen geschähen). Sie sind nicht falsch, wenn die Fortsetzung des Lebens den Prozess des Sterbens deformieren würde. Der Körper hat dann, in dieser Hinsicht, seine eigene Zukunft verloren.

Wir mögen es zu Recht als großes Unrecht betrachten, dass ein Mensch ein solches Schicksal erleidet – aber *unter diesen Umständen* nicht als großes Unrecht, dass der Tod diesen Menschen von weiterem Leiden erlösen wird. Es wäre ein noch größeres Unrecht, das Ende des Lebens zu entstellen, die Möglichkeit eines friedlichen Sterbens zu zerstören, wenn man unter diesen Umständen eine Verlängerung des Lebens anstrebt.

Aber auch hier kann es sein, dass Leiden ertragen wird, dass das Weiterleben gewählt wird. Viele Menschen entscheiden sich dafür, und oft bewundern wir sie wegen ihrer Kraft und ihrer Tapferkeit. Das tatsächliche Ende der menschlichen Möglichkeiten kommt, wenn das Selbst seine Möglichkeiten verliert, ein Selbst zu sein. Was heißt das? Ein Selbst zu sein erfordert die Möglichkeit eines Selbstbewusstseins (das umfasst gewöhnlich Denken und Fühlen) und die Fähigkeit des Austausches mit anderen. Das Selbst stirbt, wenn es diese Möglichkeiten verliert, wenn es keine Zukunft mehr hat (siehe auch Kapitel 4). Das Glück, einen gesunden Körper zu haben, heißt auch, ein lebensfähiges Selbst zu besitzen, mit der Fähigkeit des Selbst-Gewahrseins, mit den Möglichkeiten der Selbstverwirklichung und der Interaktion mit anderen. Der Tod sollte nicht als unannehmbar betrachtet werden – wenn er denn überhaupt sein muss – wenn bedeutende Möglichkeiten verloren gegangen sind.

Da ist das Wort »bedeutend« wieder. Lässt es sich definieren? Zum größten Teil nicht präzise genug, weil es schwerwiegende und legitime Meinungsverschiedenheiten gibt – vielleicht unauflösbare – darüber, wie viel Qualität das Selbst braucht, um in einem berechtigten Sinn lebendig genannt zu werden. Aristoteles hat uns bereits daran erinnert, dass genaue Aussagen nicht erwartet werden dürfen, wenn eine Frage keine große Präzision zulässt; hier ist das sicher der Fall. So werde ich also erneut auf den Bereich der Möglichkeiten verweisen: Der Tod sollte als annehmbar betrachtet werden, wenn viele, nicht notwendig alle Kapazitäten des Selbst-Seins verloren gegangen sind. Wir sollten in der Tat wünschen, dass der Tod eintritt, *bevor* alle Kapazitäten des Selbst-Seins erloschen sind, nicht erst danach. Nur unter diesen Umständen kann ein Mensch sich angemessen auf den Tod einstellen und sich über seinen Sinn klar werden, dazu braucht er Selbst-Gewahrsein.

Ich möchte zwei Übungen vorschlagen, die beide Vorstellungskraft erfordern. Eine könnte man den »historischen Trauer-Test« nennen. Stellen Sie sich eine Krankheit vor – sagen wir, eine schwere Demenz –, in der ein Patient schon längere Zeit mit niemandem mehr gesprochen hat und auch sonst keine Äußerung seines inneren Lebens mehr zeigen kann. Unsere Pflegeheime beherbergen viele solche Patienten. Wenn solch ein Mensch vor einem Jahrhundert an einem gewöhnlichen Harnwegsinfekt gestorben wäre, hätte wohl niemand gegen diesen Tod gewütet und ihn als unfair, falsch und vorzeitig bezeichnet. Der Tod wäre als ein üblicher Weg angenommen worden, in dem ein Mensch in diesem Zustand stirbt, und er wäre als Segen, Erlösung und Erleichterung verstanden worden.

Sollte die Tatsache, dass wir heute preiswerte und wirksame Antibiotika zur Behandlung solcher Infekte zur Verfügung haben, das frühere, historisch gewachsene Urteil über den Wert dieser Lebensverlängerung ändern? Könnte das Nichtbehandeln denn nicht ein vertretbarer Weg sein, diesen alten Menschen sterben zu lassen? Ich kann mir vorstellen, dass jemand in dieser Situation den Gesichtspunkt der Nützlichkeit ins Spiel bringt und mehr auf den Nutzen des Pflegeheimbetreibers als auf den Nutzen des Kranken schaut; alles Gute kann korrumpiert werden. Aber wenn es darum geht, das Richtige für den Patienten zu wählen – der normale Blickwinkel der Medizin –, dann gibt es keine automatische Begründung, eine solche Nützlichkeit zu unterstellen.

Wenn wir auf dem Standpunkt stehen, dass der Tod durch eine ganz gewöhnliche Infektion vor hundert Jahren für einen Menschen mit fortgeschrittener Demenz nicht vorzeitig war, keine Tragödie, dann besteht kein Grund, ihn jetzt für vorzeitiger oder tragischer zu halten, nur weil ein Antibiotikum zur Verfügung steht, das ihn vielleicht verhindern kann. Ich behaupte, dass der Mensch, der in dieser früheren Zeit lebte, mehr Glück hatte; damals bestand keine Versuchung, dieses Leben zu verlängern. Der Tod in einer solchen Situation fällt in den Bereich einer guten Koinzidenz der biologischen Unvermeidlichkeit im Allgemeinen und der individuell richtigen Zeit. Ein Mehr an Zeit wird sehr wahrscheinlich kein besseres Leben ermöglichen, aber es wird fast mit Sicherheit die Wahrscheinlichkeit eines armseligen Todes vergrößern.

Mein anderer Testvorschlag ist eine Ergänzung, ich werde ihn den »Behandlungs-Erfindungs-Test« nennen. Versetzen wir uns selbst noch einmal ein Jahrhundert zurück: Ein Mensch lebt im appallischen Syndrom (PVS), unfähig zur Nahrungs- und Flüssigkeitsaufnahme. Vor hundert Jahren wäre diese Unfähigkeit bei einem ständig bewusstlosen Patienten als Symptom oder als Manifestation dafür gesehen worden, dass dieser Patient im Sterben liegt. Hätten wir uns die Erfindung der künstlichen Ernährung gewünscht *für den alleinigen Zweck,* diesen Patienten am Leben zu erhalten? Hätten wir unsere Hoffnung auf eine Technologie gesetzt, die jemanden für fünf oder zehn oder sogar siebenunddreißig Jahre, wie es in einem Fall geschehen ist, in einem irreversiblen PVS halten kann? Die Methoden der künstlichen Ernährung, die heute zur Verfügung stehen, wurden darüber hinaus als kurzfristige Überbrückung für Menschen entwickelt, die schwere Erkrankungen und Operationen durchgemacht haben, und nicht, um Körper am Leben zu erhalten, die kein Selbst mehr beherbergen – und so zu lebenden Leichnamen werden.

Natürlich ist nicht jeder friedliche Tod notwendigerweise annehmbar. Mit »annehmbar« meine ich einen Tod, der weder biologisch noch moralisch falsch ist. Ein Tod zur falschen Zeit oder unter den falschen Umständen kann nicht annehmbar sein, auch wenn er friedlich ist. Der Tod sollte für uns annehmbar sein wenn er 1. nicht mehr zur Unzeit oder vorzeitig geschieht – und wir haben keine Verpflichtung, diese Vorstellung im Lichte neuer wissenschaftlicher Errungenschaften ständig neu zu definieren; und 2. wenn die Umstände des Todes mit dem Respekt vereinbar sind, den wir menschlichem Leben schulden – und dieser Wert sollte nicht von den technologischen Möglichkeiten zur Manipulation dieser Umstände abhängig sein.

Mein Ziel ist es, dass in der medizinischen Forschung und Praxis – das heißt auch, in unserer Kultur allgemein – die biologische Unvermeidlichkeit des Todes wieder ernst genommen wird, sie bleibt unberührt vom wissenschaftlichen Fortschritt. Wenn wir diese Unvermeidlichkeit als unseren Ausgangspunkt nehmen, nicht die Formbarkeit des Todeszeitpunktes oder der Todesumstände, dann haben wir bessere Chancen, gut mit ihnen umzugehen.

Ich kehre zum Beispiel des Bildhauers zurück (siehe Seite 195f.). Wenn der Bildhauer mit Stein arbeiten will, muss er als Erstes begreifen, dass sein Medium Stein ist, nicht Holz oder Lehm oder etwas anderes. Im Umgang mit dem menschlichen Körper muss die Medizin als Erstes begreifen, dass der menschliche Körper sterblich ist und dass deshalb die Medizin ihre gestalterischen Bestrebungen dieser Tatsache anpassen muss, sowie der Tatsache der Formbarkeit und Plastizität des Todeszeitpunktes und der Todesumstände. So wie der Bildhauer den Stein verderben kann, wenn er seine Eigentümlichkeiten missachtet, so kann die Medizin Schaden anrichten, wenn sie einige biologische Begrenzungen ignoriert.

Die Suche nach einem friedlichen Tod sollte nicht erst ein Ziel sein, wenn zur Verlängerung des Lebens oder zur Erhaltung einer würdigen Lebensqualität nichts mehr getan werden kann, wenn alles andere nichts mehr nützt. Sie sollte vielmehr im Zentrum der Aufgaben der Medizin stehen, präsent sein vom Beginn des Lebens an, nicht erst an seinem Ende. Es ist moralisch schlecht, das Sterben unachtsam durch Interventionen zu stören, genauso wie es moralisch schlecht ist, ohne Not einen Tod zuzulassen, dessen Zeit und Umstände falsch sind. Die Gewalt, die einem Menschen durch einen Mörder angetan wird, macht den Tod unannehmbar. Ein Tod, der hätte verhindert werden können, der sich zur falschen Zeit und unter den falschen Umständen ereignet, ist unannehmbar. Ein Tod, der gegen den Willen des Sterbenden eintritt, entweder durch Gewalt oder durch die Unterlassung angebrachter medizinischer Hilfe, ist unannehmbar.

Aber ein Tod kann annehmbar sein wie eine gut gelungene Statue, wenn er innerhalb der Beschränkungen und Grenzen des Materials, mit dem die Medizin umgehen muss, gestaltet wurde. In dieser Hinsicht ist die biologische Unvermeidlichkeit des Todes die offenkundigste Beschränkung. Ein Tod sollte moralisch annehmbar sein, wenn die Medizin diese Unvermeidlichkeit in ihren Standpunkt mit einbezogen hat und sie unser Sterben nicht in etwas verwandelt, das nicht sein müsste. Der Tod ist auch moralisch annehmbar in den Vorstellungen seines Zeitpunktes und seiner Umstände, wenn die Medizin versucht hat, das Leben zu erhalten, aber nicht auf Kosten einer Deformierung des Sterbens. Er ist annehmbar, wenn das Leben nicht über den Punkt hinaus ausgedehnt wurde, an dem die Fähigkeiten der menschlichen Person verloren gingen. Er ist vor allem dann annehmbar, wenn anerkannt wird, dass der Wert oder die Heiligkeit des Lebens nicht davon abhängen, was die Medizin zu seiner Verbesserung oder Verlängerung tun kann. Menschliches Leben bleibt unantastbar, weil es die Quelle menschlichen Bewusstseins ist; es kann durch die Medizin verbessert und oft auch erhalten werden, aber es braucht die Medizin nicht als seinen endgültigen Beschützer.

6

Auf der Suche nach einem friedlichen Tod

Auf den ersten Blick mag es einem nachgesehen werden, wenn man denkt, dass der Tod in den Händen der modernen technologischen Medizin ein weit gutartigeres, sensitiveres Ereignis sein sollte als in früheren Zeiten. Haben wir nicht bessere biologische Kenntnisse, die uns eine genauere Prognose des Todes ermöglichen? Haben wir nicht wirkungsvollere Analgetika und können damit Schmerzen besser lindern? Haben wir nicht ausgeklügelte Maschinen, die versagende Organe unterstützen? Haben wir nicht ein größeres psychologisches Wissen, das geeignet ist, die Ängste und Leiden des bevorstehenden Sterbens zu lindern? Haben wir nicht, in Ergänzung dazu, alles zur Hand, die Möglichkeit eines friedlichen Todes zu verwirklichen?

Die Antwort auf jede Frage ist Ja und Nein. Ja, wir haben weit mehr Kenntnisse, als wir vor den Zeiten moderner Medizin hatten. Aber nein, dieses Wissen hat den Tod nicht zu einem friedlichen Ereignis gemacht, weder in der Realität noch in der Vorahnung. Die fortgeschrittenen biologischen Kenntnisse und technologischen Fähigkeiten haben unser Sterben nur problematischer gemacht: schwerer vorherzusagen, schlechter zu steuern, zur Quelle von mehr moralischen Konflikten und lästigen Entscheidungen geworden und spirituell eher zur Ursache von Angst, Zwiespältigkeit und Ungewissheit. Zum Teil ist das so, weil mit dem Aufkommen der modernen Medizin der frühere Überbau von Sinnverständnis und Ritualen verlassen wurde und der Tod auf diese Weise einer Welt unsicherer Werte und Bedeutungen ausgesetzt wurde. Aber zum Teil ist das auch so, weil die moderne Medizin eine Einstellung zum Tod heraufbeschworen hat, die seine Notwendigkeit und Unausweichlichkeit zwiespältig beurteilt.

Die Technologien der Medizin, immer ausgefeilter in ihrer Fähigkeit, versagende Organe zu ersetzen, stellen ein Arsenal von Werkzeugen zur Verfügung, das die Zwiespältigkeit endlos unterstützen und bis zur Tortur anwenden kann. Eben aus diesem Grund, weil sie neue Möglichkeiten im alten Kampf gegen die Sterblichkeit eröffneten, haben diese Technologien das Verstehen unserer Sterblichkeit umso schwieriger gemacht. Um uns weiter zu verwirren, verführten sie uns zu dem Glauben, wir hätten eine stärkere Dominanz über unsere Sterblichkeit als die Menschen in früheren Zeiten.

Was können wir tun, um über medizinische Technologie und unsere menschliche Sterblichkeit besser nachdenken zu können? Wie bringen wir die Technologie dahin, dass sie einem friedlichen Sterben dient und nicht sein Feind ist? Was können wir zu einer Veränderung beitragen? Ich möchte versuchen, ein anderes Verständnis vom Gebrauch der Technologie darzulegen, und dann einige Wege zeigen, um dies anzuwenden. Die Änderung, die ich vorschlage, kann man sehr einfach ausdrücken, und auch wenn das sehr fremd und ausgefallen klingen mag: Der Tod sollte als der notwendige und unvermeidliche Endpunkt medizinischer Betreuung gesehen werden.

Der Tod als Endpunkt der medizinischen Betreuung

Die Medizin sollte sozusagen gleichzeitig rückwärts und vorwärts schauen, wenn sie die ihr angemessenen Ziele absteckt. Zurzeit schaut die Medizin nur vorwärts, sucht das Gut des Lebens zu fördern, sucht es zu verlängern und seine Qualität zu verbessern. Der Tod wird widerwillig in den klinischen Bereich der Medizin als Begrenzung im Erreichen dieser Ziele eingelassen; aber diese Begrenzung ist in sich selbst unsicher, ihr Ort ist nicht selbstverständlich. So wird zum Beispiel die Beendigung einer Behandlung als geringeres moralisches Übel beurteilt, wenn die Lebensqualität nicht mehr auf dem Standard aufrechterhalten werden kann, auf dem die Medizin ihn idealerweise halten möchte.

Was wäre jedoch, wenn wir in unserem Denken den Tod an den Anfang stellen würden? Was wäre, wenn wir danach fragen, wie die Medizin arbeiten sollte, um sowohl dem Leben zu dienen als auch einem friedlichen Tod? Was wäre, wenn die Medizin den Tod endlich als einen unentbehrlichen Gesichtspunkt im Nachdenken über Krankheit und Kranksein akzeptieren würde? Die Realität des Todes würde als Teil unseres biologischen Lebens angesehen werden, nicht als Widerspruch zum Streben nach Gesundheit und Wohlbefinden, sondern als vorhersehbares Ende seines Wagnisses und seine Befriedung als erstrebenswertes Ziel der Medizin von Anfang an. Was wäre, wenn das Ziel der wissenschaftlichen Medizin nicht ein endloses Ringen mit dem Tod wäre, mit dem Kampf gegen Krankheiten als Beweis dieses Ringens, sondern eine optimale Hilfe für die Menschen, ein sterbliches und nicht ein unsterbliches Leben zu leben?

Diese Fragen sind fast naiv. Aber ich sehe nicht, dass sie in der modernen Medizin tief greifend und nachdrücklich gestellt werden. Würden sie gestellt, müsste man den Tod ernst nehmen, müsste seiner begrenzenden und einengenden Bedeutung vollen Eingang in die Ideale der Medizin verschaffen und ihn nicht nur als notwendiges

Übel und eine Angelegenheit wissenschaftlichen Versagens behandeln. Die Annahme, das »Management« und das Verständnis des Todes würden ein ebenso wertvoller Teil der grundsätzlichen Bestrebungen der Medizin werden wie die Arbeit für die Gesundheit der Menschen. Es wäre dann gar nicht notwendig, eine Hospizbewegung aufzubauen, ein abgetrenntes System der Fürsorge für die Sterbenden; dafür würde ganz selbstverständlich im Zentrum des »Unternehmens Medizin« gesorgt – und nicht auf einer speziell aufgezogenen Nebenbühne außerhalb der Hauptveranstaltung.

Wenn das übliche Ziel der Medizin die Erhaltung oder Wiederherstellung der Gesundheit ist, sollte der Tod der wohl bedachte und erwartete letzte Ausgang dieser Anstrengung sein, in ihr eingeschlossen und eingewurzelt von Anfang an. Die einzige Frage ist, wann und wie, nicht ob. Das Streben der Medizin nach Gesundheit sollte – wenn Gesundheit nicht mehr herzustellen ist – die dringende Notwendigkeit einschließen, den Weg für einen so friedlichen Tod zu schaffen, wie es nur irgend möglich ist. Wenn der Tod ein Teil des menschlichen Lebenszyklus ist, dann ist die Sorge für den sterbenden Körper integrales Anliegen der Medizin.

Der Tod ist, um das ganz deutlich herauszustellen, das, worauf medizinische Sorge von Anfang an in allen schweren, möglicherweise lebensbedrohlichen Krankheitsverläufen oder bei gravierenden Verlusten von mentalen und physischen Kapazitäten im hohen Alter oder durch Krankheiten orientiert sein sollte. Bei jeder schweren Erkrankung – ganz besonders bei alten Menschen – sollte die Frage gestellt und die Möglichkeit geprüft werden: Kann diese Erkrankung die tödliche sein oder – weil irgendeine Krankheit die tödliche sein muss – sollte man ihr bald *erlauben*, tödlich zu sein? Wenn ja, sollte ihr gegenüber umgehend eine andere Strategie ins Spiel kommen, das Bemühen um einen friedlichen Tod sollte wichtiger werden als der Kampf um eine Heilung.

Wo weicht meine Meinung vom gegenwärtigen Standpunkt der Medizin ab? Die Medizin sieht es zurzeit als ihre einzige Aufgabe,

Gesundheit herzustellen oder eine angemessene Lebensqualität zu erhalten; der Tod ist das eher zufällige Resultat von Krankheiten, die man eigentlich für vermeidbar und behandelbar hält, auch wenn sie in Wirklichkeit immer noch tödlich sein können. Tod ereignet sich, wenn die Medizin versagt, und so liegt er außerhalb ihrer wissenschaftlichen Denkweise.

Ich vermute, dies ist der Grund, warum ein großer medizinischer Klassiker, das *Cecil Textbook of Medicine,* ein wegweisendes Lehrbuch für Ärzte, auf weniger als 25 von seinen 2300 Seiten direkt auf den Tod eingeht (und nur mit fünf Seiten auf Schmerzen).[1] Dieses Buch, voll von Informationen über tödliche Krankheiten und ihre Behandlungsmöglichkeiten, ist auffallend schweigsam bezüglich der Behandlung von Patienten in den Endstadien dieser Krankheiten, es widmet diesem Thema selbst nur drei Seiten. Und diese Seiten sind isoliert von den Beschreibungen der Krankheiten, die den Tod bringen.

Diese abwertende Behandlung ist ein bezeichnendes Beispiel dafür, wie das Thema Tod außerhalb des Gesichtsfelds der Medizin gehalten wird; er ist ein unwillkommener, unerwünschter, unerwarteter und schließlich zufälliger Eindringling. Könnte nicht, im Gegenteil, jedes Kapitel, das eine möglicherweise tödliche Krankheit behandelt, auch einen Abschnitt über die Betreuung der Menschen haben, die an dieser Krankheit sterben? Auch wenn es viele Gemeinsamkeiten gibt, so ist doch die Betreuung eines sterbenden Krebspatienten nicht identisch mit der eines Sterbenden mit kongestiver Herzinsuffizienz oder mit Nierenversagen.

Würde eine solche Einstellung in die Lehrbücher und die medizinische Ausbildung integriert, so wäre unmittelbar klargestellt, dass *diese* Krankheit möglicherweise, manchmal willentlich und manchmal nicht, zur Ursache eines Todes werden kann – eines Todes, der bei jedem Menschen kommen wird und der kein Unfall ist. Dann würde es die Aufgabe des Arztes sein, eine bestimmte Krankheit als wahrscheinliche Todesursache eines Patienten zu akzeptieren; er könnte den Weg zu einem friedlichen Sterben freimachen, indem er eine angemessene Kombination von Behandlung, Fürsorge und Pflege wählt, in der dieses Sterben am ehesten möglich ist. Der Schwerpunkt wäre hier genau das Gegenteil des technologischen Spiels mit dem Feuer, das mit aggressiver Behandlung so weit wir nur irgend möglich geht und erst aufhört, wenn es völlig unsinnig wird.

Im ersten Fall wäre das Spiel mit dem Feuer von Anfang an abgelehnt. Aktive Behandlung mit dem Ziel der Heilung und der Verhinderung des Todes würde beendet werden, *bevor* die technischen Möglichkeiten erschöpft sind – an dem Punkt, an dem ein friedliches Sterben sichergestellt werden kann. Die Sorge, dass ein Patient vielleicht früher stirbt als technologisch unausweichlich, würde auf jeden Fall ausgeglichen durch die Gewissheit, dass ein Patient nicht *später* stirbt, als mit einem friedlichen Tod vereinbar ist.

Um meine Ausführungen klar und verständlich zu machen, sind zwei generelle Überlegungen notwendig. Ich werde zunächst einige unbedingt notwendige Bedingungen für einen friedlichen Tod besprechen und dann einen Entwurf für einen moralischen und medizinischen Kontext aufzeigen, der für seine Durchsetzbarkeit unabdingbar ist. Für den ersten Schritt müssen vier Gesichtspunkte Platz finden: Zuerst will ich ausführlicher die Eigenart und die Bedingungen eines friedlichen Todes beschreiben und dabei auch auf Faktoren achten, die unser Sterben deformieren können. Zum Zweiten ist es notwendig, wieder einen Zusammenhang zwischen Krankheit und Tod herzustellen, zurzeit erscheinen sie uns durch technologische Interventionen voneinander getrennt. Drittens muss ein Weg gefunden werden, die grundsätzliche Entscheidung der Medizin neu zu überdenken, die da heißt: im Zweifelsfall behandeln. Im vierten Schritt sollen die vier möglichen Stufen geklärt werden, auf denen eine Behandlung abgebrochen werden kann, zusammen mit einer Betrachtung der medizinischen Behandlungsmöglichkeiten auf jeder dieser Stufen.

Die Deformierung unseres Sterbens

Einen friedlichen Tod kann man positiv und negativ beschreiben. Ich beginne mit dem Zweiten und nenne einige Möglichkeiten, wie unser Sterben gestört werden kann. Wenn wir diese Situationen besser wahrnehmen, erhält das Ideal eines friedlichen Todes ein stärkeres Gewicht. Unser Sterben kann auf drei Arten gestört werden: durch eine Deformierung im Prozess des Sterbens, durch eine Deformierung des sterbenden Menschen und durch eine Deformierung der Gemeinschaft der Lebenden.

Deformierung im Prozess des Sterbens. Der Sterbeprozess wird gestört, wenn er der Gewalttätigkeit einer technologischen Verlängerung unterliegt, wenn das Sterben direkt oder indirekt ungebührlich durch medizinische Intervention verlängert wird.

Das technologische Spiel mit dem Feuer ist der häufigste Weg, auf dem das Sterben gestört wird – das heißt, aggressive Behandlung so lange wie möglich anwenden, in der Hoffnung, dass man sie in genau dem richtigen Moment wird stoppen können, wenn sie unnütz geworden ist. Dieses Hazardspiel kann sowohl Leben retten als auch das Sterben ruinieren; das ist sein Dilemma. Die augenfälligste Art technologischer Gewalttätigkeit tritt auf, wenn eine besondere Therapieform – einige Arten von Chemotherapie gegen Krebs oder cardiopulmonale Reanimation (CPR) bei einem Sterbenden – in sich selbst gewalttätig ist.

Weniger beachtet, aber zwangsläufig immer wichtiger werdend ist die unbeabsichtigte Gewalttätigkeit, die zum Tragen kommt, wenn die Behandlung der einen Krankheit einer anderen die Türen öffnet, die dann vielleicht eine grausamere Todesursache ist als die erste Erkrankung. Bedenken Sie zum Beispiel das Schicksal eines Menschen, der im Alter von 75 Jahren von Krebs geheilt wird und der allein durch das Altern ein erhöhtes Risiko hat, mit 80 Jahren ein unheilbarer Alzheimer-Patient zu werden oder Kandidat für eine lange Periode großer Hinfälligkeit. Wir erhöhen die Wahrscheinlichkeit, dass wir unsere letzten Jahre hilflos zubringen müssen, wenn die Medizin uns ermöglicht, lange genug zu leben und alle Krankheiten abzuwehren, die dem (nicht so großartigen) letzten Ende im Wege stehen.

Vielleicht gewinnen wir einige besonders gute Jahre, bevor dies geschieht, und manchen Menschen wird es gar nicht zustoßen. Ich möchte nochmals betonen, dass hier ein Hazardspiel stattfindet, eine Art russisches Roulett mit den letzten Jahren des Lebens. Wir müssen abschätzen, ob es ein gutes oder ein böses Spiel ist und wie gut wir darauf vorbereitet sind, als Resultat ein deformiertes Sterben in Kauf zu nehmen. Zunehmende Schwäche und körperlicher Abbau sind Teil des Alterns und des Verfalls, der normalerweise dem Tod im hohen Alter vorausgeht. An sich ist die Abhängigkeit, die die Hilflosigkeit mit sich bringt, kein Übel.

Meine Klage richtet sich direkt gegen eine Art Medizin, die uns zum Missbrauch der Technologie verführt und so unnötig den Verfall verlängert und auf eine destruktive Art und Weise verstärkt, die in sich selbst den Prozess des Sterbens stört. Das Sterben wird deformiert, wenn wir durch ein allzu großes Vertrauen in unsere Macht, Technologie zu beherrschen und unsere eigene Ambivalenz gegenüber dem Tod zu meistern, nicht mehr das wahrnehmen, was eine überehrgeizige Medizin unserem Altern und Sterben antun kann.

Der Prozess des Sterbens wird auch deformiert, wenn es eine extrem lange Periode der Bewusstlosigkeit vor dem tatsächlichen Sterben gibt. Er wird deformiert, wenn dem Tod eine unnötig lange Periode von Debilität und Hilflosigkeit vorausgeht. Er wird deformiert, wenn vor dem Tod eine lange Periode mit Schmerzen und Leiden liegt. Ich betone die Wörter »extrem lang«, »unnötig lang«. Damit möchte ich ausdrücken, dass der Tod sehr wohl und unausweichlich von einer Zeit mit Schmerzen und Leiden, mit Bewusstlosigkeit, Demenz und Schwäche eingeleitet werden kann, aber dass auch wir Menschen unsere eigene Misere schaffen, indem wir zulassen, dass unsere Technologie all das Übel zu endlos langen Perioden macht.

Erst wenn diese Phasen länger und länger dauern, werden sie zum verzweifelten Problem. Denn ohne Behandlungsmaßnahmen würde der Prozess des Sterbens *normalerweise* nicht zu solchen Extremsituationen führen, selbst wenn sie in Einzelfällen auftreten können. Das ist etwas, was wir von anderen biologischen Organismen lernen können, insbesondere von höheren Tieren, und von den Berichten über menschliches Sterben vor unserer modernen Zeit, als ein lang ausgedehnter Sterbeprozess eher die Ausnahme als die Regel war (siehe auch Seite 50). Unsere gegenwärtigen Deformierungen des Sterbens – das kann man mit Fug und Recht behaupten – resultieren in der Regel *nur* aus den medizinischen Interventionen des Menschen.

Deformierung des sterbenden Menschen. Die offensichtlichste Gefahr einer Deformierung des sterbenden Selbst besteht immer dann, wenn wir der Angst vor dem Tod oder der Angst davor, was das Sterben unserem idealen Selbst antut, erlauben, uns zu korrumpieren. Andere Formen sind die große Besorgnis über den Verlust der Kontrolle oder über den Wertverlust des idealisierten optimalen Selbst oder die Angst vor kommenden Schmerzen, in denen dies geschieht. Das macht unser Sterben zu einem Anlass für Selbstmitleid und unerbittliche Selbstkritik: Ich kann nie mehr sein, was ich einmal war – ich möchte nicht so sein, wie ich jetzt bin – und ich möchte nicht sein, was der nahende Tod aus mir machen wird.

Wenn man diesen Punkt aufgreift ist Behutsamkeit angebracht. Natürlich möchten wir alle nicht die Kontrolle verlieren, wir möchten kein schlechteres Selbst werden, als wir einst waren, und keine Schmerzen fürchten müssen. Ängstlichkeit, sogar Panik, kann auftreten, wenn wir den Tod kommen sehen – wegen der physischen

Bedrohung durch das Sterben und auch wegen der Bedrohung unseres Gefühls von Selbstwert und Integrität. Es ist das Vorgefühl dieser Zerstörungen, das eine potentielle Deformierung bedeutet, das Gefühl, dass wir keine wertvollen Menschen mehr sein können, wenn sie unser Schicksal werden, einhergehend mit der Unfähigkeit, an etwas anderes zu denken als an unsere Verluste, unsere Fehler, unsere Entwürdigung.

Deformierung der Gemeinschaft der Lebenden. Genauso wie wir unserem Selbst, unserem Selbstwertgefühl als Reaktion auf die Bedrohung durch den Tod Schaden antun können, so können wir auch anderen Menschen schaden. Wenn der Horror vor dem Tod – oder besser gesagt vor Krankheit, Verfall und Sterben zusammen – sozialpolitische Maßnahmen erzwingt, die dieses Leiden um jeden Preis zu lindern suchen, dann gerät die Gemeinschaft der Lebenden in Gefahr. Eine Gesellschaft, die Befreiung von den normalen Lasten des Lebens, von denen der Tod sicherlich eine ist, als ein Ziel betrachtet, das man mit äußerster Hartnäckigkeit verfolgen muss, muss letzten Endes scheitern, und in diesem Scheitern fügt sie ihren Mitgliedern Schaden zu.

Das kann geschehen, wenn die Sicherung der Gesundheit und die Vermeidung des Todes eine exzessiv hohe Priorität erhalten und auf Kosten und unter Vernachlässigung anderer sozialer Bedürfnisse verfolgt werden. Das kann geschehen, wenn die in der Medizin Tätigen zu der Überzeugung gelangen, sie müssten als Preis für die Linderung von Leiden bereit sein zu töten oder beim Suizid zu assistieren – und auf diese Weise ihre älteste und zentralste Tradition verraten. Das kann geschehen, wenn es zur Idealvorstellung einer Gesellschaft wird, dass sie ein Leben mit Leiden als intolerabel ablehnt. Das kann geschehen, wenn »ein nicht lebenswertes Leben« (die Formulierung der Nazis) definiert wird durch Leiden, durch ein nicht ganz ideales Selbst und die Unfähigkeit, der Gemeinschaft angemessenen Nutzen zu bringen.

Die Möglichkeit eines friedlichen Todes braucht als Minimalbedingung, dass der Tod weder individuell noch im sozialen Rahmen deformiert wird. Aber es ist noch mehr erforderlich, um seine Chancen zu erhöhen, wie wir im Folgenden sehen werden.

Definition eines friedlichen Todes

Wenn Menschen über die Art des Sterbens sprechen, die sie sich wünschen, fällt es nicht schwer, eine gute Vorstellung davon zu kreieren, was sie als friedlichen Tod empfinden. Die verschiedenen Möglichkeiten möchte ich mit meinen eigenen Worten ausdrücken, aber in dem Bewusstsein, dass es individuelle Variationen gibt:

❍ Ich möchte in meinem Tod einen Sinn sehen oder wenn nicht einen völlig befriedigenden Sinn, dann doch eine Art Versöhnung mit ihm. Meine Sterblichkeit muss irgendeinen Sinn haben.

❍ Ich hoffe, dass ich mit Respekt und Mitgefühl behandelt werde und dass sich mein Sterben physisch und spirituell in Würde ereignet.

❍ Ich wünsche, dass mein Tod andere Menschen betroffen macht, dass sie ihn in einem größeren Zusammenhang als ein Übel betrachten, ein Zerreißen der menschlichen Gemeinschaft, auch wenn sie billigen, dass mein individueller Tod vielleicht einem extremen und verlängerten Leiden vorzuziehen war, auch wenn sie den Tod als Teil der biologischen Ordnung des Menschen begreifen.

❍ Wenn ich mir nicht unbedingt ein öffentliches Sterben wünsche so wie in Zeiten des gezähmten Todes mit Fremden, die von der Straße hereinkommen, so möchte ich doch wegen meines bevorstehenden Todes nicht von der Gemeinschaft ausgeschlossen, psychologisch ausgestoßen werden. Wenn schon nicht im gleichen Zimmer, so wünsche ich mir Menschen in der Nähe.

- ❍ Ich möchte in meinem Sterben für andere keine *unzumutbare* Belastung sein, auch wenn ich die Möglichkeit akzeptiere, dass ich eine Bürde für sie bin. Ich möchte nicht, dass das Ende meines Lebens für jemand anderen zum finanziellen oder emotionalen Ruin wird.
- ❍ Ich möchte in einer Gemeinschaft leben, die den Tod nicht fürchtet – wenigstens nicht den üblichen Tod durch Krankheit oder in einem relativ hohen Alter – und die in ihren Ritualen und öffentlichen Gewohnheiten einen Sterbenden trösten kann sowie nach dem Tod die Freunde und die Familien.
- ❍ Ich wünsche mir, dass ich bis kurz vor dem Tod bei Bewusstsein bin – mit intakten mentalen und emotionalen Fähigkeiten. Es wäre schön, wenn ich im Schlaf sterben würde; ich möchte, dass meinem Tod kein langes Koma vorausgeht.
- ❍ Ich hoffe, dass mein Tod schnell eintritt, nicht lange hinausgezögert wird.
- ❍ Der Gedanke an einen Tod mit Schmerzen und Leiden macht mich schaudern, aber ich hoffe, dass ich sie ertragen werde, wenn sie unvermeidlich sind.

Es besteht ein Unterschied zwischen diesem erhofften friedlichen Tod und Philippe Ariès' gezähmtem Tod (siehe auch Seite 29ff.). Der technologische Fortschritt lässt uns eher jene Umstände beeinflussen, die in der Vergangenheit einem gezähmten Tod nicht unterworfen waren, speziell die degenerativen Erkrankungen des Alterns. Das heißt, wir können sowohl die Vorzüge des älteren gezähmten Todes haben als auch, mit Hilfe der Technologie, viele Erleichterungen im gegenwärtigen Sterben.

Das entscheidende Charakteristikum eines friedlichen Todes, wie ich es gezeichnet habe, ist die Art und Weise, in der er persönliche, medizinische und soziale Elemente umfasst. Welchen Sinn wir auch in unserem Sterben und unserem Tod finden – er muss ganz aus uns selbst kommen, selbst wenn wir aus religiösen und anderen

Traditionen wichtige Hilfen schöpfen können. Wir dürfen mit Recht auch die Gesellschaft nach öffentlichen Verhaltensmustern, Ritualen und Einstellungen befragen, die einen stärkenden Kontext für ein Akzeptieren des Todes bilden können. Ein unserer Zeit angepasstes Zurückgreifen auf Symbole der Trauer, wie schwarze Armbinden für Männer und dunkle Kleidung für Frauen, genauso wie die Förderung von Gruppen, die für trauernde Partner organisiert wurden, oder religiöse Dienste – das sind mögliche Beispiele. Zum Thema Schmerztherapie dürfen wir auf die medizinische Praxis zählen; und wir dürfen sogar von dieser Praxis einige Hilfe in unserem Leiden erhoffen, von der subtileren Facette des Krankseins, die – wie weiter oben erwähnt – zum Teil aus der inneren Wahrnehmung der Bedeutung des Sterbens erwächst und die mit der Unterstützung, die wir in unseren Ängsten von außen erfahren, zusammenhängt.

Kann jedem Menschen ein friedlicher Tod zugesichert werden? Nein. Die Medizin kann zurzeit nicht alle Schmerzen und Leiden vermeiden; und wahrscheinlich wird sie dazu nie in der Lage sein; sie kann nicht jeden Krankheitsverlauf friedlich werden lassen. Keine Gesellschaft kann die Angst vor dem Tod ganz überwinden oder die Zerstörung von Gemeinschaft, die der Tod mit sich bringt. Kein Mensch kann ganz zuversichtlich sein, dass Angst, Qual oder ein Gefühl von Sinnlosigkeit und Nutzlosigkeit nicht sein Los werden, auch wenn er sein Leben so gelebt hat, dass diese Möglichkeit recht unwahrscheinlich ist. Da niemand anderer den Sinn unseres Sterbens und Todes finden kann als wir selbst, müssen wir ihn für uns selbst entdecken; einige von uns werden ihn niemals finden.

Da es also keine Garantie dafür gibt, dass unser Tod friedlich sein wird, sollte uns ein gewisses Maß an Ermutigung zur Verfügung stehen. Wenn meine Vermutung richtig ist, dass der überängstlich befürchtete Verlust der Kontrolle über unser Sterben selbst ein Teil des Problems ist – der Angst, dass wir entweder nicht ganz wir selbst sind oder die Kontrolle über uns selbst nicht mehr besitzen –, dann führt ein Weg, der Gewalt dieser Angst zu widerstehen, nur über die Bereitschaft, einen Verlust der Kontrolle zuzulassen. Der Preis der Zwangsvorstellung ist übermäßige Angst.

Wir können Erleichterung in der Bereitschaft suchen, im Leben und Sterben keine Perfektion erreichen zu müssen. Wenn wir begreifen, dass wir hier einen Mittelweg gehen können, erhöhen sich die Chancen für ein friedliches Sterben sehr deutlich. Es ist zumindest wahrscheinlich, dass wir die Möglichkeit eines friedlichen Todes für sehr viele Menschen erreichen können, wenn wir unsere Einstellung und unsere Erwartungen an die Medizin verändern und nicht den gewalttätigeren Weg der Euthanasie und des assistierten Suizids gehen und in diesem Prozess auch noch andere Werte verlieren.

Krankheit und Tod

Die enorme Ambivalenz gegenüber dem Tod und das Ausweichen vor ihm ist nirgends deutlicher zu spüren als in der von der wissenschaftlichen Medizin gepflegten subtilen, stillschweigenden Unterscheidung, dass Kranksein und die verursachenden Krankheiten von Altern, Sterblichkeit und Tod getrennt werden könnten.

Der Tod kann erst wieder einen Platz innerhalb der Medizin erhalten, wenn die mythische Trennungslinie zwischen Krankheit und Tod nicht mehr anerkannt wird. Diesen Punkt muss man mit Sorgfalt beachten. Natürlich besteht eine rationale Unterscheidung zwischen beiden. Und es ist natürlich möglich, Krankheiten zu heilen, und es ist vorstellbar (wenn auch gegenwärtig noch nicht machbar), dass viele der schwerwiegenden gegenwärtigen degenerativen Alterskrankheiten, von Krebs bis Alzheimer, eines Tages geheilt werden können.

Was man nicht aus der Welt schaffen kann, ist ein zweifaches Hindernis: 1. die Heilung einer tödlichen Krankheit führt stets dazu, dass eine andere ihre Stelle als Ursache des Sterbens einnimmt –

wie in einem Null-Summen-Spiel; die Todesursache wird nur von einer Krankheit zu einer anderen verschoben; und 2. wird jeder von uns an einer bestimmten Krankheit oder einem Gebrechen sterben (oder an einer Kombination von beiden) und nicht an der Sterblichkeit oder dem Altern an sich.

Dass wir ein ungebrochenes Kontinuum zwischen Krankheit und Tod gelten lassen, ist genau die Anforderung, die der Prozess des Alterns und die Sterblichkeit an uns stellen. Das heißt nicht, dass das Auswechseln der Todesursachen nicht auch Vorteile bringen kann wie zum Beispiel eine verlängerte Lebenserwartung oder eine Verbesserung der Lebensqualität. Bei älteren Menschen bringt die Behandlung und Eindämmung von Krankheiten sichtbaren Gewinn. Ich möchte jedoch nur das ganz Selbstverständliche unterstreichen: Der Tod wird nie besiegt werden, und der Tod kommt (fast) immer durch irgendeine Krankheit.

Was wir aus dieser bitteren Wahrheit lernen können, wäre von großer Bedeutung für die Medizin, wenn es nur Beachtung fände: Krankheit muss mit demselben Bewusstsein der Unausweichlichkeit wie der Tod angenommen werden, und sie muss als Einheit mit dem Tod verstanden werden, besonders beim alternden Menschen. Das heißt, bei jeder schweren Erkrankung sollte auch die Frage gestellt werden, ob man *dieser* Krankheit erlaubt, fortzuschreiten und zur Todesursache zu werden. Die gegenwärtige Einstellung bei der Behandlung Schwerkranker ist normalerweise genau das Gegenteil: Jede potentiell tödliche Krankheit wird behandelt, als wäre sie heilbar und als müsste man sie heilen.

Anstatt zu denken, wie ich es vorschlage, dass *dieser* Tod *jetzt* besser sein kann als ein anderer späterer Tod, ist es die moderne Art, immer den späteren, anderen Tod zu bevorzugen. Das ist eine andere Variante des Spiels mit dem Feuer: Ein hinausgeschobenes Übel ist immer die bessere Wahl im Vergleich zu dem in der Gegenwart angenommenen Übel. Natürlich ist das nicht immer die Wahrheit. Es gibt überhaupt keinen Grund für die Annahme, dass ein späterer Tod durch eine noch nicht bekannte Ursache besser sein wird als der Tod durch die Krankheit, an der ich jetzt leide. Vielleicht ist das so, vielleicht nicht.

Ich meine deshalb, dass, wenn einmal eine möglicherweise tödliche Krankheit eintritt, sie ernsthaft als Ursache des Todes angesehen werden sollte, sofern die anderen Bedingungen des Zeitpunkts und der Todesumstände annehmbar erscheinen. Wenn die Krankheit einen sehr üblen Tod erwarten lässt, schlimmer als andere Ursachen des Sterbens, dann wird natürlich jeder vernünftige Mensch versuchen, diesen Tod zu verhindern. Aber wenn das nicht der Fall ist und der Tod durch diese Krankheit nicht schlimmer erscheint als durch eine andere Krankheit, sollte sie sehr wohl ein Grund für eine akzeptierte Todesursache sein.

Wie kann man jenen Menschen helfen, zu ihrem Entschluss zu stehen, wenn sie sich dafür entscheiden, an einer tödlichen Erkrankung sterben zu wollen, aber die Krankheit ihr Endstadium noch nicht erreicht hat? Wie kann ein Arzt einem Patienten am besten erklären, welche Erleichterungen und welche Belastungen der Tod an einer bestimmten Erkrankung bringen kann, und somit einem kompetenten Patienten eine rationale Wahl ermöglichen?

Wenn ein Patient sich entschließt, noch nicht kurz nach der Diagnose und ohne größere therapeutische Interventionen sterben zu wollen, wie kann ihm der Arzt am besten Vorschläge für eine strukturierte, am Erfolg orientierte Therapieplanung machen, die es dem Patienten erlaubt, ein gewisses Stück weit zu gehen, aber dann auch innezuhalten, wenn die Nutzlosigkeit zunehmend deutlicher wird? Das heißt: Können wir die Verpflichtung aufheben, immer behandeln zu müssen?

Die Pflicht zur Behandlung ändern

Es existiert eine tief verwurzelte Verpflichtung in der Medizin: Wenn Leben auf dem Spiel steht, soll man sich immer zugunsten einer Behandlung entscheiden. Diese Verpflichtung ist das Herz des technologischen Spiels mit dem Feuer – das Therapie so umfassend anwenden will, wie nur irgend mit Erfolg möglich; und sie ist das Herz der Verquickung des technologischen Imperativs mit der Heiligkeit des Lebens – die zusammen es als falsch erscheinen lassen, jemals eine Behandlung zu stoppen, solange medizinisch noch irgendetwas getan werden kann. Diese verständliche Einseitigkeit ist von Richard Momeyer treffend formuliert worden: »Die Annahme, dass jeder Tod ein Übel ist, bis überzeugend nachgewiesen wurde, dass er höchstens das kleinere Übel ist, bietet den Verletzlichen ein weitaus größeres Maß an Schutz ... Die Analogie in der Justiz ist, dass Unschuld zugebilligt wird, bis Schuld nachgewiesen ist.«[2] Neben dem Schutz der Verletzlichen gibt es darüber hinaus starke religiöse Traditionen, die die moralische Verpflichtung zur Erhaltung des Lebens sehr betonen, auch wenn nur wenige dies unter allen Umständen fordern.

Aber auch wenn man die Überzeugungskraft solcher Überlegungen akzeptiert, muss eine Frage gestellt werden: Erfordert die Verpflichtung zur Erhaltung des Lebens, dass man das Risiko eingeht, dass Patienten einen wilden Tod sterben werden? Erfordert sie, dass wir auf eine Chance verzichten, einen friedlichen Tod zuzulassen, sogar wenn dieser Tod früher eintritt, *vielleicht sehr viel früher* als der Tod unter Ausreizung aller technischen Möglichkeiten? Wenn vor den Zeiten der modernen Medizin ein gezähmter Tod möglich war – wenn auch nicht generell –, müssen wir dann heute aus Achtung vor den technischen Möglichkeiten oder aus Respekt vor dem Leben einen schlimmen Tod riskieren?

Ich antworte mit einem Nein auf jede dieser Fragen. Es kann keine Verpflichtung geben, lebensverlängernde Behandlungen durchzuführen mit dem Risiko, dass das Sterben dadurch zur Qual wird. Im Gegenteil, der Wunsch nach einem friedlichen Tod ist ein völlig normales persönliches Bestreben und ein vernünftiger Anspruch an medizinische Fürsorge. Der Tod ist ein moralisches Übel, wenn er als Ausflucht vor familiären oder sozialen Verpflichtungen freiwillig gewählt wird oder wenn er ohne unsere Zustimmung durch Gewalt seitens anderer eintritt. Er ist ein Übel sowohl für das Individuum als auch für die Gesellschaft, wenn er durch Euthanasie oder assistierten Suizid geschieht, die den friedlichen Tod verfälschen würden.

Aber der Tod kann moralisch annehmbar sein, wenn seine Zeit und seine Umstände uns erlauben, unnötige Schmerzen und Leiden zu vermeiden, bewusst und wach zu sein und im Kreis menschlicher Anteilnahme zu bleiben. Ich nenne solch einen Tod einen »moralischen Wert«, denn er erlaubt uns den Gewinn wichtiger persönlicher und sozialer Erfüllung. Wir sind dann eher im Einklang mit uns selbst und den Menschen, die bei uns sind. Dagegen entfremdet uns der wilde Tod – wenn das Sterben mit technologischen Mitteln verzögert wird oder durch die Zerstörung der Persönlichkeit in der fortgeschrittenen Demenz – sowohl von uns selbst als auch von den Menschen in unserer Nähe.

Was ist mit dem manchmal geäußerten Vorwurf, dass die gegenwärtige Situation, in der nur das »Sterbenlassen« eines Patienten erlaubt ist, selbst genauso zum Missbrauch einlädt wie die Euthanasie oder vielleicht noch mehr, weil er schwerer nachweisbar ist? Missbrauch ist natürlich möglich und in der Tat schwer festzustellen, wenn eine Behandlung eingestellt wird und der Tod eintritt. Es ist jedoch ein Fehler, die beiden Situationen gleichzusetzen. Ärzte *müssen* zu irgendeinem Zeitpunkt ihre Behandlungen einstellen. Davor können sie nicht ausweichen. Früher oder später können sie nichts mehr für einen Patienten tun. Normalerweise können sie den Tod eines Patienten nur dann früher als notwendig zulassen, wenn der Tod schon unterwegs ist – das heißt nur in Grenzfällen.

Dagegen ist Euthanasie medizinisch nie notwendig. Sie ist eine völlig andere Art Handlung, nicht nur weil sie direkt zum Tod führt in einer Weise, wie es das Beenden einer Behandlung nie kann, sondern weil sie die Institution Medizin radikal verändert und eine neue sozial akzeptierte Möglichkeit des direkten Tötens einführt. Sterbenlassen ist heute schon zwangsläufig Teil der Institution Medizin. Auch wenn hier Missbrauch getrieben würde, wäre er von ganz anderer Art als die Euthanasie – gravierend genug, aber nicht äußerst gravierend.

In welchen Fällen sollte die gegenwärtige Verpflichtung zur Behandlung geändert werden? Sie könnte legitim zurückgenommen werden:

- wenn es wahrscheinlich ist – wenn auch nicht völlig gewiss –, dass eine Krankheit sich ungünstig entwickelt und der Tod sehr wahrscheinlich eintreten wird; das Versagen von mehr als einem Organ ist bei einem älteren Patienten ein deutliches Zeichen dafür;
- wenn die verfügbare Therapie für eine potentiell tödliche Erkrankung die Wahrscheinlichkeit verlängerter Schmerzen und Leiden deutlich erhöht;
- wenn eine erfolgreiche Behandlung eher eine verlängerte Bewusstlosigkeit oder ein Fortschreiten einer Demenz erzielt als Heilung oder deutliche Besserung;
- wenn, unabhängig von der zugrunde liegenden Krankheit, die verfügbare Behandlung die Wahrscheinlichkeit eines schlimmen Todes deutlich erhöht, auch wenn sie eine Lebensverlängerung erzielen kann.

Ich streite nicht dafür, dass unter diesen genannten Umständen die Verpflichtung zur Therapie geändert werden *muss,* sondern dass sie aufgehoben werden *darf,* idealerweise aufgehoben werden *kann.* Eine große Präzision ist nicht möglich, wenn man Therapieentscheidungen dieser Art trifft. Es geht um Möglichkeiten, um das, was

»wahrscheinlich« ist, aber nicht unvermeidlich. Stets wird das Risiko von Fehlentscheidungen bestehen. Mein Standpunkt ist, dass wir Risiken abwägen müssen, wir auch einen armseligen leidvollen Tod als Risiko sehen müssen, nicht einfach *den* Tod als Risiko.

Wenn wir die Verpflichtung zur Therapie verändern, sollte es unser Ziel sein, die Chancen für einen schnellen, bewussten und sozial eingebetteten Tod zu vergrößern, einen Tod, der biologisch notwendig und das normale Los aller biologischen Kreaturen ist. Diese Art des Sterbens kann auch Schmerzen und Leiden verringern, die durch einen verzögerten Krankheitsverlauf entstehen oder durch den Dämmerzustand oder durch den leichenähnlichen Zustand beim Hirntod, die aus schwerer Demenz oder dem PVS resultieren. Es gibt keinen überzeugenden Grund, warum ein Mensch, der in einer früheren Zeit schnell und leicht gestorben wäre, jetzt einen schlimmeren Tod erleiden oder unter entwürdigenden Umständen viel länger am Leben bleiben muss. Warum müssen wir diesen medizinischen »Fortschritt« akzeptieren?

Anders ausgedrückt, wenn das frühere Sterben an Infektionskrankheiten viele Charakterzüge eines friedlichen Todes hatte, den wir heute suchen, dann ist es sinnvoll und angemessen, so viele dieser Charakterzüge zurückzugewinnen wie möglich. Lungenentzündungen oder Infektionen der Harnwege, früher häufige Todesursachen, werden jetzt allzu routinemäßig therapiert, obwohl sie zu einem verhältnismäßig leichten Tod führen könnten. Ihre routinemäßige Behandlung ermöglicht den Fortgang der langsamen, destruktiven Zerstörung in den chronischen Krankheiten, lässt den Tod nur millimeterweise zu und macht einen friedlichen Tod immer unwahrscheinlicher.

Ich will die praktischen Schwierigkeiten hier nicht unterschätzen. Aber der erste und wichtigste Schritt in der aktuellen medizinischen Praxis ist die Änderung der Therapieverpflichtung und der Entscheidungen, die von ihr abhängen, ebenso wie die Veränderungen im natürlichen Ablauf der Krankheiten, die zu einem schlimmen Tod führen. Das Achthaben auf die Wahrscheinlichkeit oder nur die Möglichkeit eines armseligen Sterbens als wichtiger Grund für die Ausschau nach anderen Therapiekriterien – nicht nur die klassische Erwartung einer Heilung oder Besserung der Krankheit – wird in sich selbst einen entscheidenden Wandel herbeiführen.

Achtsamkeit und Vorsicht sind geboten, wenn wir diesen Wandel herbeiführen wollen. Wenn wir ihn ohne Einverständnis eines informierten Patienten suchen, ist das ein übler Angriff auf die Würde dieses Menschen. Wenn ein Mensch, der eine Änderung der Behandlungsverpflichtung für sich fordert, ungelöste soziale oder familiäre Verpflichtungen hinterlässt, könnte anderen Menschen dadurch Unrecht geschehen; der Wunsch nach einem friedlichen Tod hat keinen Vorrang vor solchen Verpflichtungen. Wenn die Behandlungskriterien zu leicht geändert werden, könnte das die Entwicklung noch unrealisierter Möglichkeiten eines Patienten beträchtlich einschränken.

Um es noch einmal klarzustellen: Es kann keine Verpflichtung bestehen, einen schlimmen Tod hinzunehmen, aber sehr wohl der Anspruch auf einen friedlichen Tod und auf die hilfreiche Unterstützung durch die Medizin auch bei diesem Wunsch. Dies sollte neben dem Kampf gegen Kranksein und Krankheiten ein gleichberechtigtes Ziel der Medizin sein. Vor dem Aufkommen der modernen Medizin war dies immer so.

Treffen diese gleichen Kriterien zu, wenn sie auf die Entscheidung angewandt werden, eine Behandlung bei einem inkompetenten Menschen abzubrechen, der vor dem Auftreten der Inkompetenz nie einen Wunsch oder eine Bevorzugung geäußert hat? Nein. Für ihn wäre eine noch bessere Pflege in Ordnung, aber das heißt nicht zwingend ein Maximum an therapeutischem Aufwand. Wir können uns fragen, welche der Entscheidungen, die wir treffen können, am besten die Forderung nach Respekt vor dem Wert der Person und der Erhaltung einer gewissen Lebensqualität in Balance hält – mit dem Ziel, diesen Menschen nicht dem unangemessenen Risiko auszusetzen, einen schlimmen Tod zu erleiden. Wir können unsere Rolle als Beschützer sowohl für das Leben dieses Menschen als auch seines Anspruchs auf einen friedlichen Tod sehen. Das wird nicht leicht durchzuführen sein, aber zumindest wissen wir, dass wir diesem Menschen einen friedlichen Tod schulden, wenn das überhaupt möglich ist. Diese Pflicht muss Teil unserer Überlegungen sein.[3]

Stufen in der Ablehnung von Behandlungen

Wenn die automatische Verpflichtung zur medizinischen Therapie geändert werden soll, wie kann das in die Tat umgesetzt werden? Der am besten geeignete Weg ist, Punkte festzulegen, an denen Entscheidungen zum Abbruch oder zur Zurücknahme lebensverlängernder Behandlungen getroffen werden können, und diese dann dafür heranzuziehen. Wir können das technologische Spiel mit dem Feuer mit der Entscheidung ad absurdum führen, eine Behandlung schon ein deutliches Stück vor dem Abgrund abzubrechen, an den uns eine aggressive Technologie führen würde. Fünf verschiedene Stufen sind Beispiele für solche Entscheidungen.

Stufe 1: Eine Weigerung, überhaupt auf Gefährdungen der Gesundheit zu reagieren, nicht einmal eine Diagnose für akute medizinische Symptome zu suchen oder für irgendein frühes Anzeichen bezüglich einer möglichen Krankheit; es wird nur palliative Erleichterung von Symptomen gewünscht. Das ist die radikalste Möglichkeit, sie wird bereits von einigen religiösen Gruppen und häufiger von älteren Menschen favorisiert, die zu dem Entschluss gekommen sind, dass sie zum Sterben bereit sind. Sie ist im Endeffekt eine Weigerung, sich auf irgendeine Beziehung mit der therapeutischen Medizin einzulassen. Der gesunde Menschenverstand akzeptiert natürlich das Bedürfnis nach palliativer Erleichterung von Schmerzen und Beschwerden, wenn eine letale Krankheit fortschreitet, und vielleicht sogar kleinere therapeutische Interventionen, wenn sie die Wahrscheinlichkeit eines friedlichen Todes verbessern.

Was sind die entscheidenden Gesichtspunkte, wenn man über diese Einstellung nachdenkt? Weiche ich Verantwortlichkeiten gegenüber Menschen aus, die noch von mir abhängig sind? Würde ich einigen wertvollen unvollendeten Entwicklungen in meinem Leben den Rücken zukehren? Würde ich, in bestimmten Fällen, durch die Verweigerung der Untersuchung einer auftauchenden Krankheit die Chance einer einfachen, wirksamen Therapie verpassen? Könnte ich die Wahrscheinlichkeit eines schlimmen Todes erhöhen, wenn ich frühe Symptome ignoriere? Wie werde ich die Angst vor einer medizinischen Behandlung von der Angst vor dem Tod unterscheiden? Sie sind keineswegs dasselbe.

Stufe 2: Eine Weigerung, über die Diagnose oder Erkennung einer möglicherweise tödlichen Erkrankung hinauszugehen zu irgendeiner heilenden Maßnahme gegen diese Erkrankung; nur die Bereitschaft zur palliativen Erleichterung der Symptome haben. Diese Einstellung lässt die potentiell wertvollen Möglichkeiten einer Diagnose außer Acht, sie ist gewillt, auf die üblichen Behandlungen zu verzichten, wenn die Diagnose einmal gestellt ist. Ein Mensch möchte wissen, was nicht stimmt, einfach um zu wissen, was er zu erwarten hat, aber er möchte nichts unternehmen, die Krankheit zu kurieren.

Hier ist das offenkundige Problem, dass es nicht leicht sein wird, um eine Krankheit zu wissen und nichts dagegen zu unternehmen. Es würde auch nicht leicht sein, dem Drängen von Familie und Freunden standzuhalten, wenn sie mit unseren Überlegungen nicht einverstanden sind, besonders wenn es um die Diagnose einer Erkrankung geht, die vielleicht erfolgreich behandelt werden könnte.

Stufe 3: Eine Weigerung, irgendeine medizinische Behandlung in heilender oder verbessernder Absicht zu akzeptieren, die keine hohe Erfolgsrate und gleichzeitig ein Minimum an unangenehmen Nebenwirkungen verspricht. In dieser Phase wird eine Therapie nur akzeptiert, wenn sie im Zweifelsfall ein hohes Maß an Erfolg verspricht. Die Einstellung ist gegen Behandlung, aber unter günstigen Voraussetzungen kann sie durchbrochen werden. Diese Haltung wird für jene Menschen höchst attraktiv sein, die einen guten Ausgleich suchen zwischen ihrem Wunsch zu leben und dem Ziel, einen friedlichen Tod zu sterben; sie wollen einen friedlichen Tod nicht gegen ein längeres Leben eintauschen.

Ärzte und Angehörige neigen zur optimistischen Beurteilung schwerer Krankheiten, solange das irgend möglich ist; keiner von uns hat Vergnügen daran, sich das Schlimmste auszumalen. Aber diese Haltung bedeutet auch, dass die realistische Einschätzung eines guten Ausgangs, die Trennung hoffnungsvoller Vorstellungen von der tatsächlichen medizinischen Beurteilung, für den Patienten sehr schwer werden kann.

Stufe 4: Die Bereitschaft, jede medizinische Hilfe anzunehmen, wenn sie nur eine geringe Erfolgschance hat. Die Änderung in der Einstellung, die hinter dem Wechsel von Stufe 3 zu Stufe 4 steht, ist grundlegend. Diese Einstellung nimmt Behandlung an, bis die Erfolgschancen sehr gering werden, aber dies ist kombiniert mit der Bereitschaft, die Behandlung abzubrechen, wenn sich die Erfolgsquote drastisch verschlechtert. Stufe 4 toleriert ein beträchtliches Maß an technologischem Spiel mit dem Feuer, aber sie ist bereit, kurz vor dem Abgrund einen Wendepunkt zu finden, im Bewusstsein der Gefahren weiterer heilender Versuche.

Die Gefahr ist hier offenkundig: Wenn wir das technologische Spiel mit dem Feuer beginnen, wächst die Gefahr eines wilden, armseligen Todes dramatisch. Der Patient muss in diesem Fall eine fundierte und realistische Vorstellung von der Natur des Spiels haben, auf das er sich einlässt, und von dem, was geschehen wird, wenn es schlecht endet.

Stufe 5: Das Verlangen, jegliche medizinische Behandlung anzuwenden, auch mit den geringsten Aussichten auf Erfolg. Damit ist das »Es-soll-alles-getan-Werden« gemeint. Die Entscheidung zugunsten einer Therapie ist hier total, oft verbunden mit der Bereitschaft, jedes Maß an Schmerzen, Leiden oder Einschränkung der geistigen Fähigkeiten zu tolerieren. Das ist das uneingeschränkte technologische Spiel mit dem Feuer, es zielt darauf ab, so weit zu gehen, wie es die Aggressivität der Medizin erlaubt.

»Wenn du die Hitze nicht aushalten kannst, dann geh aus der Küche«, sagt eine alte politische Redensart. Sie trifft auch hier zu. Ein Mensch muss realistischerweise bereit sein, das Risiko eines regelrechten Desasters einzugehen, wenn er diese Wahl trifft, und es wird wichtig für ihn sein, eine klare Vorstellung davon zu haben, was ihm am Leben so begehrenswert erscheint, dass er einen schrecklichen Tod riskiert – ein Risiko sowohl für ihn selbst als auch für diejenigen, die für ihn sorgen.

Die Verwirklichung der Stufen

Es gibt keinen Zweifel, dass eine informelle Version dieser Stufen bereits in Gebrauch ist. Wer von uns kennt nicht einen Freund oder einen Familienangehörigen, der die eine oder andere Möglichkeit schon für sich gewählt hat. Ich kannte Menschen, die lieber geradewegs ein Krankenhaus verließen, als sich einer lebensrettenden Operation zu unterziehen, oder die diagnostische Maßnahmen verweigerten, die durch schwerwiegende Symptome indiziert waren.

Was nach meiner Kenntnis fehlt, ist die eher formelle, bewusste Verwendung dieser vorgeschlagenen Stufen in der medizinischen Praxis. Von der Stufe 4 wird normalerweise vermutet, dass sie für die meisten Patienten angemessen ist, es wird ohne Diskussion nach ihr verfahren, und die meisten Patienten würden sie vermutlich für sich selbst wählen. Aber wenn ein friedlicher Tod verbreiteter und leichter zugänglich werden soll, dann müssen die ersten drei Stufen den Patienten direkter als Vorschläge unterbreitet werden.[4] Patienten sollen natürlich auch in der Lage sein, eine Stufe für einige Zeit für sich anzuwenden und dann später in eine andere zu wechseln. Das eben Ausgeführte bezieht sich sowohl auf das Zurückhalten einer Therapie von Anfang an als auch auf das Abbrechen einer begonnenen Therapie.

Aber das Angebot der Stufen als Wahlmöglichkeiten für Patienten wird kaum ausreichen. Jeder Patient, der eine der ersten drei Stufen wählt, muss sicher sein, dass ihm eine adäquate Schmerztherapie zur Verfügung steht – und er muss darüber unterrichtet sein, dass eine totale Ablehnung aller fortschrittlichen Therapien, normalerweiser mit heilender Wirkung, in manchen Fällen stärkere Schmerzen und Leiden bedeuten kann. Die Aufklärung der Patienten wird damit noch kritischer.

Wenn sich Patienten dafür entscheiden, Behandlungen abzulehnen, besonders relativ einfache Behandlungen, müssen sie wissen, was sie erwartet. Es könnte einem verunsicherten Patienten, der Angst vor einer Behandlung hat, zu leicht gemacht werden, eine der ersten drei Stufen auszuwählen, nicht aus Angst vor einem erbärmlichen Tod, sondern aus einer latenten Angst vor Behandlungen, die das Leben erhalten oder verlängern könnten. Manche Patienten haben mehr Angt vor Ärzten und ihren Behandlungen als vor schweren Krankheiten – eine Haltung, die nicht immer rational ist.

Auf Seiten der Ärzte wird ein beträchtliches Maß an Geschicklichkeit notwendig sein, um ein eher methodisches, bereitwilliges Erfassen des 5-Stufen-Vorschlags in die Tat umzusetzen. Sie werden bereit sein müssen, mit Patienten zu arbeiten und ihnen zu helfen, auch wenn diese vorsätzlich Behandlungen ablehnen, von denen die Ärzte meinen, sie wären für die Patienten nützlich. Die Ärzte selbst müssen bereit sein, sogar auf den Nutzen einfacher Therapien zu verzichten – preiswerte und schmerzlose Antibiotika zum Beispiel –, deren Anwendung üblich ist. Sie müssen sich selbst informieren, um ihre Patienten über das tatsächliche

Ausmaß an Schmerzen und Leiden informieren zu können, die eine der ersten drei Stufen voraussichtlich mit sich bringen wird.

Patienten können sich in einem beträchtlichen Zwiespalt befinden, besonders wenn Angehörige sie bedrängen, gegen den Tod zu kämpfen, was häufig der Fall sein wird. Familien müssen verstehen lernen, dass die Entscheidung für Wege zu einem friedlichen Tod es notwendig macht, dass sie einen Teil des eigenen Widerstandes überwinden. Sie brauchen Hilfe, um die Einsicht zu gewinnen, dass ein friedlicher Tod – wenn Sterben unausweichlich geworden ist – die überzeugendste Vorstellung sowohl für den Patienten als auch für die Familie ist. Ein friedlicher Tod, wenn er verwirklicht werden kann, ist für die Familie des Patienten eine ebenso große Wohltat wie für den Sterbenden.

Den Kontext für einen friedlichen Tod gestalten

Wenn das Ziel eines friedlichen Todes einen Platz innerhalb der Medizin finden soll, muss er zumindest als integraler Bestandteil der Medizin betrachtet werden, dann bedeutet er eine Aufforderung, ihn wieder in ihr Aufgabengebiet hereinzunehmen. Das geschieht am besten durch eine bereitwillige Annahme des Selbstverständlichen: dass jeder nicht gewaltsame Tod als Folge einer Erkrankung eintritt; Krankheit und Tod können nicht getrennt gesehen werden; in einem erweiterten Verständnis lassen sich Altern, Krankheit und Tod nicht ganz voneinander trennen. Krankheit könnte dann nicht nur als Feind des Lebens gesehen werden, sondern auch als notwendige und unvermeidbare Erscheinungsform des Todes; sie müsste ebenso angenommen werden wie der Tod.

Eine Veränderung der traditionellen Verpflichtung zur Therapie – im Bewusstsein, dass deren Wurzeln im technologischen Spiel mit dem Feuer liegen und in der Vermengung des technologischen Imperativs mit der Heiligkeit des Lebens – wird ganz wesentlich dazu beitragen, dem Tod in der medizinischen Praxis gewaltloser und achtsamer zu begegnen. Das stärkere Bewusstwerden der Möglichkeiten, die in den verschiedenen Stufen der Beendigung einer Therapie enthalten sind, wird die Entscheidungsfreiheit für Patienten vergrößern, die jetzt noch gebunden ist an die automatische Erwartung aggressiver Behandlungen, die nur bei völliger Nutzlosigkeit eingestellt werden.

Aber nichts davon wird geschehen oder als akzeptabel betrachtet werden, wenn nicht günstige Begleitumstände im medizinischen, kulturellen und ökonomischen Umfeld geschaffen werden. Gesetze sollten einer vernünftigen persönlichen Entscheidung und einer angemessenen medizinischen Praxis nicht im Weg stehen; die Reformen der letzten Jahre haben dazu beigetragen, Hindernisse für die Entscheidungsfreiheit zu beseitigen.

Doch es ist naiv, allein auf gesetzliche Änderungen zu vertrauen, um ein Problem zu lösen, das viel tiefere Wurzeln hat. Patientenverfügungen werden nicht so viel nützen, wie es eigentlich möglich sein sollte, solange nicht die rasche Entwicklung der Technologie, die ihre Anwendung in der Praxis so schwierig macht, besser durchschaut und beherrscht werden kann. Familien, an die die Verantwortung für terminale Entscheidungen delegiert wurde, werden nur schwer ihre Verpflichtungen erfüllen können, solange sie nicht ein tieferes Verständnis der moralischen Bedeutung des Abbruchs einer Behandlung haben und – das ist am wichtigsten – solange sie nicht erkannt haben, dass ihre Entscheidung zum Abbruch einer Behandlung nicht das Gleiche bedeutet wie Töten.

Für die Zukunft wird sehr dringend ein umfassenderes Bewusstsein für den Platz benötigt, den unser Verständnis vom Tod, von der Fürsorge für Schwerkranke und Sterbende in zwei wichtigen Zusammenhängen hat: in der wissenschaftlichen und praktischen Medizin und in der Ökonomie der Gesundheitsfürsorge.

1. Wissenschaftliche Medizin und medizinische Praxis. Die gegenwärtige wissenschaftliche Medizin ist fasziniert und einseitig mit der Verhütung des Todes und der Verminderung der menschlichen Sterblichkeit beschäftigt. Wie bereits dargestellt, ist die Forschung ganz auf den Kampf gegen den Tod eingestellt, während die Kliniker gezwungen sind, zu einem versöhnlicheren Umgang mit dem Tod ihrer Patienten zu finden. Es gibt nur einen einzigen ernsthaften Weg, einen Teil dieser Spannungen zu lösen: die Ziele sowohl der wissenschaftlichen als auch der praktischen Medizin neu zu definieren, weg von einer unausgeglichenen Orientierung an Heilung und Verminderung der Sterblichkeit und zurück zu einer erneuerten Betonung des alten und originalen Ziels von Fürsorge und Beistand (das meiner Meinung nach auch die notwendigen nichtmedizinischen sozialen Dienste mit einschließt). Es sollte verstanden werden, dass Fürsorge die grundlegendste Wertvorstellung der Medizin ist, diejenige, die normalerweise immer Priorität haben sollte und die am Ende immer unverzichtbar ist. Von der Heilung kann nicht das Gleiche behauptet werden, sie ist nicht immer notwendig.[5]

Warum sollte der Fürsorge eine erhöhte Aufmerksamkeit geschenkt werden? Ein Grund ist die Unausweichlichkeit des Todes: Für jeden Patienten wird eines Tages Heilung nicht mehr möglich sein, es bleibt nur die Fürsorge. Nicht weniger wichtig im Zeitalter der chronischen und degenerativen Krankheiten mit der wachsenden Belastung durch diejenigen, die nicht geheilt werden können, ist eine andere Art von Medizin: eine, die ihre eigenen Grenzen erkennt, die weiß, wann sie keine Heilung mehr erreichen kann, oder nur um einen zu hohen Preis, ökonomisch oder menschlich. Völlig korrekt wurde behauptet, dass die Zukunft den chronischen Krankheiten gehört; in diesem Fall sollte die Medizin der Zukunft sich auf die Pflege und Behandlung bei diesen Krankheiten konzentrieren, denn viele von ihnen werden mit dem Tod enden.

Die meisten von uns werden einmal an Krankheiten leiden, die die Medizin nicht heilen kann, und langsam daran sterben. Wir werden eine Medizin brauchen, die ihre eigenen Begrenztheiten akzeptiert, die Phantasien von medizinischen Wundertaten aufgegeben hat, die sich einlässt auf die bleibende, wesentliche Arbeit, uns beim Leben mit unheilbaren Krankheiten zu helfen und auch im Sterben daran. Wir werden die Berührung menschlicher Hände brauchen, sorgfältige Langzeit- und häusliche Pflege, solide ärztliche Grundversorgung und die zusätzlichen sozialen und ökonomischen Hilfen, die das Leben zumindest erträglich machen.

Ein kontinuierlicher Fortschritt in der Medizin wird und muss angestrebt werden, aber jetzt mit einem ernüchterten Sinn für ihre Möglichkeiten, Perversionen und Grenzen. Ihre Möglichkeiten sind keineswegs billig, und ein gedankenloses Weiterverfolgen dieser Möglichkeiten kann andere wichtige soziale Bedürfnisse gefährden. Die Perversitäten des Fortschritts sollten inzwischen deutlicher geworden sein: die nicht angestrebten Konsequenzen (z.B. Verlängerung des Lebens, häufigere Krankheiten) und die zweischneidige Natur manchen Fortschritts (z.B. die Rettung eines Frühgeborenen, das man zu einem schweren Leben verdammt). Die Begrenzungen des Fortschritts sind finanzieller Natur (alles können wir uns nicht leisten) und biologischer Natur (hohes Alter und Tod können manipuliert, aber nicht besiegt werden).

Das Widerstreben der wissenschaftlichen Medizin, den Tod als Folge von Krankheit anzunehmen, der Glaube, dass der Fortschritt einen endgültigen Sieg über tödliche Krankheiten möglich machen wird – beide müssen geändert werden. Die Idee des Fortschritts möchte und sollte ihren Platz haben. Aber die Medizin muss sich fragen, welche Art des Fortschritts zum generellen Wohlbefinden *sterblicher* Kreaturen am meisten beiträgt. Größerer Nachdruck auf die Qualität als auf die Länge des Lebens, auf die Linderung von Schmerzen und Leiden, auf das Verständnis der Ursachen der Krankheiten und das Bemühen, ihre Bedrohungen für menschliches Leben zu lindern – das alles sind Wege, die das Tätigkeitsfeld des wissenschaftlichen Fortschritts verändern könnten. Wie Leon R. Kass geschrieben hat, ist es »ein falsches Ziel mehr in der Medizin ... [zu streben nach] Verlängerung des Lebens oder der Verhinderung des Todes ... Im Gegenteil, die Medizin *sollte* daran interessiert sein, diese [fatalen] Krankheiten zu verhüten oder deren Opfern zu einer möglichst guten Wiederherstellung ihrer Gesundheit zu verhelfen. Aber genau weil sie Ursachen von *Ungesundheit* sind, und erst sekundär, weil sie tödlich sind, sollten wir daran interessiert sein, sie zu verhüten oder zu bekämpfen.«[6]

Die zukünftige Rolle der Ärzte sollte an diesen Veränderungen orientiert sein. Eine größere Betonung des Hausarztsystems und der ärztlichen Grundversorgung ist zwingend – das heißt, sie stehen in vorderster Linie bei der Reaktion auf die Sterblichkeit des Menschen, sie geben der Medizin ein menschliches Antlitz. Was brauchen wir am dringendsten von der Medizin? Wir brauchen sie sicherlich dafür, dass sie uns am Leben erhält und uns gesund macht, wenn ihr das möglich ist. Ebenso grundlegend brauchen wir Beistand und Ermutigung.

Die gegenwärtige Überbetonung von Technik und Technologie, die die menschliche Dimension einer guten medizinischen Versorgung zu kurz kommen lässt, versagt im Verstehen der menschlichen Natur fundamental. Diese Natur ist fähig, den Tod zu akzeptieren und, zumindest wenn sie unter Druck gerät, zu verstehen, dass Krankheit und Altern unausweichlich sind. Aber die Auseinandersetzung mit diesen Gegebenheiten schafft Ängste, Furcht, ein Gefühl des Verlorenseins und der Bedrohung. Ärzte brauchen im Umgang mit diesen Facetten des menschlichen Lebens genauso viel Geschicklichkeit, wie sie der Umgang mit Maschinen und Medikamenten erfordert, die dem Körper helfen können.

Wenn das nicht geschieht, verfehlt die Medizin ihren Auftrag. Was ist dieser Auftrag? Nicht die Tatsache, dass wir sterben, ist unerträglich, zumindest nicht, wenn wir aus medizinischen Gründen sterben. Unerträglich ist, dass die Medizin sich nicht auf eine Art und Weise gestaltet und ordnet, die diese Tatsache ernst nimmt.

Dies ist die große Quelle der Angst in unserer gegenwärtigen Situation.

2. *Ökonomie und die Sorge für die Sterbenden.* Es gibt eine gewisse Besonderheit in der Ökonomie der amerikanischen (und deutschen, Anm. d. Übers.) Krankenversicherungen, die für einen friedlichen Tod eine schwere Bedrohung darstellt. Das ist die Ansicht, dass Ärzte ihren Patienten eine aggressive lebensverlängernde Behandlung zukommen lassen müssen, unabhängig von den Kosten. Meinungsumfragen haben eine öffentliche Bereitschaft gezeigt, den Wert lebensrettender Maßnahmen auch bei extrem hohen Kosten zu bekräftigen. Einundsiebzig Prozent der Antwortenden einer Umfrage sagten: »Sogar wenn es eine Million Dollar kostet, ein Leben zu retten, sollte der Betrag aufgewendet werden.«[7] Das Problem mit dieser im Übrigen bewundernswerten Einstellung ist, dass sie die Rettung eines Lebens um seiner selbst willen auf ein Niveau hebt, das weder für das Wohlergehen des Patienten noch für die Wirtschaftlichkeit gut ist. Sie trägt auch zur Stärkung der Meinung bei, dass Rettung von Leben *der* Zweck der Medizin sei.

Zudem bestehen im System der Marktwirtschaft bereits Gewinn bringende finanzielle Anreize, teure lebensrettende Technologien zur Verfügung zu stellen; die kombinierte Macht von Geld und Moralität kann es nur noch schwieriger machen, den Weg zu einem nicht kostenaufwendigen, nicht technisierten Tod zu finden. Dieser wird als eine Form von Vernachlässigung betrachtet, eine unprofitable und anachronistische Rückkehr in eine längst vergangen geglaubte Zeit. Solch eine verbreitete Einstellung schafft den sozialen Kontext, der sehr kräftig die schon vorhandenen medizinischen Zwänge verstärkt, die einem friedlichen Tod entgegenarbeiten. Das gegenwärtige ökonomische System begünstigt tatsächlich den wilden Tod, denjenigen, an den unbegrenzte Summen und Hilfsmittel verschwendet werden.

Nichts scheint die Menschen so zu beunruhigen wie die Vorstellung, dass nicht genügend Geld für eine lebensrettende Behandlung zur Verfügung stünde, obwohl menschliches Leben, so wird allgemein gesagt, unbezahlbar ist; dieser Glaube spiegelt den hohen Wert wider, der in einer Kultur mit tiefen religiösen Wurzeln dem Leben beigemessen wird. Aber selbstverständlich erfordert die alltägliche Realität ökonomische Begrenzungen in jeder Beziehung – lebensrettende Medizin eingeschlossen. Sogar wenn Geld nicht allzu knapp ist, gibt keine Gesellschaft all ihren Reichtum nur für die Gesundheitsfürsorge aus. Es fällt schwer, sich eine hoch entwickelte Gesellschaft vorzustellen, die, wenigstens statistisch, mit der Investition von einigen Millionen oder einigen hundert Millionen nicht noch zusätzlich Leben retten könnte – genauso wie nach unserer Kenntnis die Verbesserung der Sicherheitsvorkehrungen in Automobilen oder Flugzeugen oder Häusern dies bei einem hohen Kostenaufwand tun könnte. Aber die übliche Verteilung der Mittel auf eine Vielzahl sozialer Aufgaben – Wohnungen, Bildung, Wohlfahrtsprogramme, Verteidigung, Feuerschutz, Polizei und so weiter – bedeutet, dass Geld vom Gesundheitswesen abgezogen werden muss.

Ich zitiere diese wohl bekannten Fakten, um zwei Situationen zu trennen, die manchmal durcheinander gebracht werden: Eine davon ist die soeben erwähnte Tatsache, dass keine Kultur es zulassen kann, dass das Gesundheitswesen alle anderen sozialen Aufgaben völlig auszehrt. Die Gesellschaft kann sich nicht selbst in eine große Klinik verwandeln. Das bedeutet, wie indirekt auch immer, dass einige Menschenleben verloren gehen, die man hätte retten können, auch wenn *alle* Mittel in das Gesundheitswesen gesteckt würden. Die andere Situation tritt ein, wenn bewusst und direkt eine lebensrettende Behandlung verweigert wird, nur um Geld einzusparen, typischerweise mit dem Argument, dass die Ausgabe »sich nicht lohnt«.

Diese Art der Verweigerung einer Behandlung wird am meisten gefürchtet, denn hier sieht es so aus, als ob man menschlichem Leben ein Preisschild anheftet und, sobald die Kosten zu hoch sind, die Medizin es nicht vor dem Tod beschützt. Wenn die erstgenannte

Situation in jeder Art von Gesellschaft – wie reich auch immer – unausweichlich ist, dann scheint die zweite Situation nicht annehmbar und ist vermeidbar.

Aber die wachsenden Kosten im Gesundheitswesen, insbesondere die Versorgung einer älter werdenden Gesellschaft zusammen mit einer immer kostspieligeren technologischen Medizin, tendieren dazu, die zwei genannten Situationen zusammenzubringen. Der technologische Fortschritt wirft, rein sachlich und direkt, die Frage auf, ob er auf alle Patienten angewendet werden kann – oder ob er mit der Anwendung auf alle Patienten, die lebensbedrohlich krank sind, anderen wichtigen Erkrankungen, die aber nicht lebensbedrohlich sind, das Geld entzieht.

Zweifellos könnten wir uns als Gesellschaft den technologischen Standard leisten, der vor zwei oder drei Jahrzehnten üblich war. Aber Entwicklungen in der gegenwärtigen Technologie haben anhaltend und dauerhaft die Medizin pro Kopf der Bevölkerung viel teurer gemacht, als sie früher war. Die Bypass-Chirurgie für 80-Jährige oder die Versorgung Neugeborener, die sich zu Unsummen entwickeln, werfen sowohl ethisch als auch finanziell neue Probleme auf. Ich möchte die Frage so formulieren: Auch wenn wir darin übereinstimmen, dass jeder Mensch Anrecht auf ein angemessenes Niveau einer medizinischen Versorgung hat – verurteilt uns dies dazu, jeglichen technologischen Fortschritt, den die medizinische Wissenschaft erringt, zu jedem Preis anzunehmen?

Ich vermag nicht zu sehen, dass wir uns das leisten können, wir können es auch nicht verantworten. Grenzen müssen gezogen werden, die im voraus völlig klarmachen, wer möglicherweise die lebensrettenden Behandlungen nicht erhält. Das Problem dabei ist nicht die Verweigerung von Gesundheitsfürsorge als solche, sondern die Verweigerung von manchen endlosen Errungenschaften des medizinischen Fortschritts. Wenn wir es heute für angebracht halten, einem 80-Jährigen Bypass-Chirurgie angedeihen zu lassen, weil sie möglicherweise sein Leben rettet, sind wir dann auch verpflichtet, einem 90-Jährigen ein künstliches Herz anzubieten, wenn es (was sehr wahrscheinlich ist) verfügbar sein wird? Wenn der Erfolg einer Behandlung zum einzigen Kriterium für die finanzielle Akzeptanz gemacht wird – das heißt, wenn sie Erfolg hat, sollten wir sie bezahlen –, dann kann uns der medizinische Fortschritt bankrott machen oder, subtiler gedacht, uns dazu verführen, im Gesundheitswesen mehr Geld auszugeben als für andere Sektoren mit großer kultureller und sozialer Bedeutung.

Wie lässt sich diese Situation vermeiden? Ein Anfang könnte mit dem Ausbau eines Krankenversicherungssystems gemacht werden, das im Konsens und in demokratischer Abstimmung der Beteiligten ein klares Konzept der Prioritäten setzt – zunächst mit einer Entscheidung, wie viel von den generellen sozialen Aufwendungen überhaupt für das Gesundheitswesen ausgegeben werden soll.

Ein Versicherungssystem, das mit angemessener Fürsorge und sozialen Diensten für die Kranken beginnt, dann eine gute pädiatrische Versorgung und Betreuung der Mütter garantiert, mit öffentlichen Gesundheitsprogrammen, mit ärztlicher Grundversorgung und notärztlicher Versorgung, hätte, so glaube ich, die am besten vertretbaren und ökonomisch durchsetzbaren Prioritäten, es würde einen angemessenen Standard der medizinischen Versorgung am besten sicherstellen. Danach könnte mit den übrigen finanziellen Möglichkeiten (die noch bedeutend wären) teure technologische Medizin betrieben werden – die Art, die manchen oder sogar vielen Menschen sehr viel Nutzen bringt (Dialyse und Organtransplantation zum Beispiel), die aber das allgemeine Gesundheitsniveau nicht nennenswert verbessert.

Ein klares System der Prioritäten würde die Notwendigkeit für eine gewisse finanzielle Begrenzung erkennen lassen; es würde damit die Gesellschaft zwingen, ihre dringendsten Bedürfnisse zu benennen und, wenn Grenzen gesetzt werden müssen, dies auf eine Art und Weise zu tun, die nicht einige Menschen ausgrenzt, die den Aufwand »nicht wert sind«. Wenn sich zum Beispiel eine Gesellschaft dafür entscheidet, dass sie dem medizinischen Fortschritt nicht bis zu künstlichen Herzen für über 90-Jährige folgen kann, würde sie dies nicht tun, weil Menschen in diesem Alter wertlos sind, sondern weil es Prioritäten gibt, die davon ausgehen, dass es die erste Pflicht des Versicherungssystems ist, den jungen Menschen zu helfen, alt zu werden, und nicht ein endlos verlängertes Leben durch medizinischen Fortschritt zu suchen für diejenigen, die schon alt geworden sind.

Es ist der Kummer mit einem nicht limitierten Versicherungssystem, dass es nicht nur keine natürlichen Grenzen für die Kosten im Gesundheitssystem kennt, sondern dass es im Grunde den Tod nicht akzeptiert. Jeglichen Tod als Schaden für das menschliche Dasein zu betrachten, der bekämpft werden muss, schafft zwei schlimme Situationen: Die eine davon ist der Aufwand von unverhältnismäßig viel Geld für verhältnismäßig wenige Krankheiten, bei denen teure technologische Interventionen durchgeführt werden können. Die zweite ist die Ausgabe von unverhältnismäßig großen Beträgen an den Grenzen des Lebens, mit Maßnahmen, die Leben um einen hohen Preis erhalten und bei denen die Resultate, wenn sie überhaupt gut sind, marginal und kurzfristig sind.

In beiden Fällen wird von der Gesundheitsfürsorge Geld abgezweigt für die Bedürfnisse von wenigen – eine Ironie, wenn man den angeblichen Dienst am Leben bedenkt. Nur eine Gesellschaft, die eine unangemessene Angst vor dem Tod hat und die sich von der Vorstellung gefangen nehmen lässt, dass ein unbegrenzter Anteil der Kosten für individuelle Fälle ausgegeben wird – auch zu Lasten der allgemeinen Gesundheitsfürsorge –, kann in einer solch eigenartigen Verwirrung der Prioritäten enden.

Nutzlosigkeit der Medizin

Die generelle Orientierung und die Prioritäten der Mittelzuweisungen der Krankenversicherungen können in der Fürsorge für die Sterbenden eine beträchtliche Veränderung herbeiführen, wenn auch zum großen Teil indirekt. Dagegen wird der gesamte Einfluss von dem, was die Kliniker am Krankenbett als nutzlose oder grenzwertig nützliche Behandlung betrachten, eine direktere und unmittelbarere Bedeutung erlangen. Als Kriterium hat »Nutzlosigkeit« sowohl eine medizinische als auch eine moralische Dimension.[8]

Ihr medizinischer Gesichtspunkt ist die Wahrscheinlichkeit, dass eine bestimmte Behandlung für einen bestimmten Menschen nicht hilfreich sein wird – das heißt diesen Menschen nicht gesund werden lässt oder nicht im medizinischen Sinn lebensfähig macht. Der moralische Gesichtspunkt ist das Urteil, dass manche Arten medizinischer Behandlung mit wenig oder gar keiner Erfolgsaussicht als moralisch nutzlos eingestuft werden müssen. Wenn man beide Kriterien zusammen sieht, ist das Urteil der Nutzlosigkeit einer Behandlung medizinisch insofern, als es sich auf die Wahrscheinlichkeit des medizinischen Ausgangs bezieht, und moralisch in der Hinsicht, dass es eine Beurteilung ausspricht, ob ein Einsatz mit geringer Erfolgsaussicht moralisch erforderlich ist.

Es gibt bereits einen beträchtlichen Druck seitens der Ärzte, dass ihnen erlaubt sein sollte, selbst ein Urteil über die Nutzlosigkeit einer medizinischen Behandlung zu fällen, ohne den Patienten oder seine Angehörigen fragen zu müssen. Ihr Ziel ist nicht, der Auseinandersetzung mit dem Patienten auszuweichen, sondern sie möchten dem Druck unrealistischer Forderungen des Patienten entgehen. Es ist eine Sache, so sagen sie, vom Patienten oder den Angehörigen gebeten zu werden, eine Behandlung abzubrechen – das ist annehmbar; aber es ist eine andere Sache, um eine Behandlung gebeten zu werden, die sie für nutzlos erachten; das halten sie für unannehmbar, für eine Bedrohung ihrer beruflichen Integrität.

Dieses Gefühl ist richtig und vernünftig. Man sollte von Ärzten nicht erwarten, dass sie Maßnahmen oder Therapien durchführen, die ihrer Ansicht nach nicht gut tun. Aber wir müssen das Recht der Patienten schützen, über ihre Situation informiert zu werden; es würde Willkür bedeuten, die Ärzte einseitig diese Beurteilung treffen zu lassen. Deshalb wäre es besser, wenn die Standards für solche Entscheidungen von Gremien aus Laien und Ärzten gemeinsam festgelegt werden könnten.

Das würde am besten individuell in einzelnen Krankenhäusern geschehen, wo solche Gremien helfen könnten, ein Vorgehen für die betreffende Institution festzulegen, das für lokale Bedürfnisse und Wertvorstellungen sensibel ist. Ich glaube, es sollte nicht auf einer individuellen Fall-zu-Fall-Entscheidung über einzelne Patienten geschehen. Es könnten Urteile über Nutzlosigkeit getroffen und Behandlungen verweigert werden, aber auf der Basis gemeinsam gefundener Normen und einer öffentlich sichtbaren Politik.[9] Die Entwicklung einer solchen Politik hätte natürlich eine möglicherweise bedeutsame Auswirkung auf die verfügbaren Optionen der Patienten, die sich für Stufe 4 oder 5 der weiter oben beschriebenen Skala entschieden haben. Einige allgemein gültige gesellschaftliche Standards würden die unbegrenzte Wahlfreiheit des Patienten einschränken.

Was wäre die Relevanz einer solchen Entwicklung für die Beendigung von Therapien? Es könnte wertvoll sein, wenn in den kommenden Jahren ein Konsens über nutzlose Behandlungen zu erreichen wäre. »Nutzlosigkeit« muss jedoch in zwei unterschiedlichen Bedeutungen verstanden werden: nutzlos, weil die Behandlung überhaupt keinen Vorteil bringen kann, und nutzlos, weil innerhalb eines finanziellen Rahmens die Behandlung ökonomisch nicht gerechtfertigt werden kann. So müssen wir einen allgemeinen gesellschaftlichen Konsens finden zum apallischen Syndrom (PVS) und dem Recht der Ärzte, medizinische Behandlung bei Patienten abzulehnen, die daran leiden; und wir brauchen eine Übereinkunft über die Formen medizinischer Behandlung, die nutzlos scheinen bei Patienten, die kurz vor dem Tod an einer akuten oder chronischen Krankheit stehen oder vor dem langsamen Tod durch eine Demenz.

Eine Definition der Nutzlosigkeit, die vereinbar ist mit dem Ziel, einen unnötig schmerzhaften oder hinausgezögerten Tod zu vermeiden, wäre besonders wertvoll. Der Nachweis der Nutzlosigkeit würde zweifach geführt: zuerst die Unmöglichkeit, den Verfall und das Ende mehr als nur kurzfristig (wenige Tage oder Wochen) aufzuhalten; und zweitens die Wahrscheinlichkeit, dass durch solche Maßnahmen ein friedliches Sterben eher unmöglich gemacht wird. An diesem Punkt ist eine heilende medizinische Behandlung wirklich nutzlos geworden und sollte abgebrochen werden. Der Standard ist auf diese Weise auf die Erhaltung eines würdigen Lebens ausgerichtet, aber auch zur gleichen Zeit auf die notwendigen Bedingungen für einen möglichst friedlichen Tod.

Das schwierigste Problem bei der Beurteilung der Nutzlosigkeit ist die Frage, ob sie durch politische Entscheidungen geregelt werden soll; diese Frage muss bald entschieden werden. Zurzeit liegen die Dinge so, dass es für staatliche und private Krankenversicherungen üblich ist, die Kosten für die Behandlung von Patienten im PVS an Familien und medizinische Institutionen zu erstatten, die eine Fortsetzung der Behandlung wünschen. Soll diese finanzielle Unterstützung auch in Zukunft gewährt werden? Ich meine, dass sie im Prinzip nicht gewährt werden sollte. Ideell macht es keinen Sinn, angesichts von notwendigen Kostenbegrenzungen und den Forderungen nach humanen gesellschaftlichen Entscheidungen, mit medizinischer Technologie das Leben eines Menschen über längere Zeit zu erhalten, der so gut wie niemals mehr das Bewusstsein wiedererlangen wird.

Hier besteht die Versuchung, einen Entweder-oder-Standpunkt einzunehmen. Wenn wir den Patienten als Lebenden betrachten, müssen wir ihm alle Formen medizinischer Behandlung zukommen lassen, wie wir sie auch jedem anderen Lebenden geben; oder wir betrachten den Patienten einfach als tot, selbst wenn er das juristisch noch nicht ist, und beenden jegliche Behandlung. Das Problem ist jedoch, dass wir als Gesellschaft im Ungewissen über den Status von Patienten bleiben, die uns, auf faszinierende Weise, Elemente von Leben und Tod gleichzeitig zeigen können. Ein angemessener Kompromiss wäre es nach meiner Meinung, nur basale Pflege anzubieten, aber nicht die intensive künstliche Ernährung und Flüssigkeitszufuhr, die zurzeit in vielen Institutionen routinemäßig angewendet wird (möglicherweise wegen der öffentlichen Unsicherheit über den moralischen Status eines Patienten in diesem Zustand).

Meine Vermutung ist, dass immer weniger Menschen diese Form des »Lebens« über längere Zeit als menschlich bezeichnen. Es ist ein todgeweihtes Leben, aufrechterhalten durch technologische Künstlichkeit in einer biologischen Verfassung, die danach schreit, zu Ende zu gehen, so wie sie es natürlicherweise tun würde. Aber solange Meinungsverschiedenheiten andauern, wäre es nicht klug, Behandlungen voreilig oder von höchster Stelle aus zu untersagen. Das könnte als Gleichgültigkeit gegenüber wichtigen Überzeugungen mancher Menschen erscheinen; und diese Überzeugungen verdienen Respekt. Aber mit der Zeit sollten alle Anstrengungen unternommen werden, sie zu verändern, um auf diese Weise allmählich einen gesellschaftlichen Konsens als Basis einer neuen Politik zu finden, die eine Kostenerstattung für Patienten in diesem Zustand verweigert. Eine sanftere, vielleicht eher annehmbare Alternative wäre es, diesen Behandlungen ein Budget mit niedriger Priorität zuzuweisen und damit sicherzustellen, dass sie keine Mittel verbrauchen, die sinnvoller für bedürftigere Menschen mit großen Chancen einer wirklichen Heilung oder Besserung ausgegeben würden.

Ein friedlicher Tod sollte sowohl ein individuelles als auch öffentliches Antlitz haben. Er kann das Leben zu einem angemessenen Ende bringen für ein Individuum, das durch die Kraft der Vernunft und des Selbstbewusstseins noch bei sich ist und das durch die Kraft der menschlichen Verbundenheit und Fürsorge noch mit anderen lebt. Wir Menschen sollten eine Chance haben, ein gesundes Leben zu genießen, vorzeitiges Sterben zu verhindern und dann zu sterben, ohne die Dienste einer hoch technologischen Medizin in Anspruch zu nehmen, die in ihrem Kampf gegen die Sterblichkeit keine Grenzen anerkennt.

Aber der Tod sollte auch ein friedliches öffentliches Gesicht haben. Ich möchte ihn im Kontext des öffentlichen Lebens so definieren, dass er einerseits keinen überproportionalen Anteil an Ressourcen im Kampf gegen Krankheit und Tod beansprucht hat, denn andernfalls würde er zur ökonomischen Gewalttätigkeit werden und andere soziale Aufgaben wie Bildung und Wohnungsbau bedrohen; und andererseits hat ein friedlicher Tod die Euthanasie und den assistierten Suizid als andere Formen der Gewalttätigkeit abgelehnt – und zwar eher medizinisch und sozial als ökonomisch.

Doch wie steht es mit den Belastungen der Familien als eine Form einer quasihäuslichen Gewalttätigkeit? Es ist für Menschen durchaus angebracht, sich darüber zu sorgen, ob sie ihrer Familie zur Last werden oder dass sie ihr große emotionale und finanzielle Härten ersparen möchten. Wir vermögen uns vorzustellen, dass wir möglicherweise diejenigen Familienmitglieder mit in unsere Zerstörung hineinziehen, deren Hingabe – ökonomisch und/oder emotional – überfordert wird. Es ist schwer zu sagen, ob man einen Tod in all seinen Auswirkungen wirklich friedlich nennen darf, wenn er eine Familie finanziell verarmt, die späten Lebensjahre eines Partners belastet oder das Familienleben eines pflichtbewussten Kindes zerstört, das seine Eltern versorgt.

Es ist aber gleichzeitig richtig und uns angemessen, dass wir gegenseitig unser Kranksein und Sterben tragen. Wir sollten nicht nur bereit sein, für andere zu sorgen; es ist nicht weniger wichtig, dass wir andere für uns sorgen lassen, wenn es keinen sittlichen oder humanen Weg gibt, diese Belastung zu vermeiden. Wir brauchen kein medizinisches System und keine sittlichen Wertmaßstäbe, die unsere Familien mit einem hinausgezögerten Kranksein und Sterben völlig ausbluten. Wir sollten bereit sein zu ertragen, was die Natur und die menschliche Sterblichkeit uns bringen.

Aber es gibt keinen Grund, warum wir ein technologisch verzögertes Sterben ertragen sollten. Als krankes Mitglied einer Familie sollte man es ablehnen – aus Sorge um das Wohlergehen der anderen. Und Angehörige sollten, wenn ein Patient nicht mehr kompetent und der Tod im Kommen ist, nicht durch Schuldgefühle oder verworrene Vorstellungen über Töten und Sterbenlassen gezwungen werden, zu glauben, dass die Beendigung einer Therapie schuldhaftes Töten sei. Das ist es nicht. Es ist überhaupt kein Töten.

7

Schauen und warten

Auch wenn ich es damals nicht verstanden habe, als mein langjähriger Freund mich bat, ihn während der Sommerferien auf seiner Farm zu besuchen, so war es gewiss seine Absicht, die Fäden unserer Beziehung über die Jahre wieder fester zu knüpfen und, ohne dass er es direkt aussprach, Abschied zu nehmen. Ich hatte ihn einige Jahre nicht mehr gesehen, sein verändertes Aussehen war beunruhigend – ein magerer, ausgezehrter Körper und ein Gesicht, das Schmerzen als seine ständigen Begleiter verriet. Er sah älter aus als seine siebzig Jahre. Wir redeten, aber nicht über seine Krankheit, und noch weniger über seinen bevorstehenden Tod. Wenn ich das versuchte, wechselte er das Thema – nicht um auszuweichen, wie ich bald begriff, sondern aus einer Furcht, die viele befällt, wenn sie lange Zeit krank sind: dass sie von Selbstmitleid ergriffen werden und die Teilnahme des Gegenübers sich bald erschöpft.

Wir unterhielten uns stattdessen so, wie wir immer gesprochen hatten, über das, was wir dachten und empfanden, und über unsere

Zukunftspläne. Er war, wie ich im Nachhinein bemerkte, recht ungenau in seinen Plänen. Wenige Monate später starb er; sein Tod war von der Art, wie ich sie in diesem Buch zu verstehen und zu beschreiben versucht habe. Seine Frau schrieb mir später: »An dem Tag, der sein letzter sein sollte, sagte er uns, dass es Zeit sei zu sterben; er bat uns, sein Leben nicht zu verlängern, sondern ihn gehen zu lassen. Wir ließen ihn seinen Weg ziehen mit schmerzlicher Liebe und mit Gebeten, und er verließ uns so still und friedlich – so schön und nobel und inspiriert im Tod, wie er im Leben gewesen war.«

Ich stellte mir selbst die Frage, wie jemand mit solchen Schmerzen so sterben konnte. Auch eine allgemeinere Frage beschäftigte mich. Was waren die gemeinsamen Charakterzüge der Menschen, deren friedliches Sterben ich gesehen oder von dem ich gehört habe? Ein Punkt ist sicherlich: Ihr friedlicher Tod war nicht nur glücklicher Zufall. Sie starben nicht anders, als sie gelebt hatten. Es war so, als ob sie in einem Kulminationspunkt all die persönlichen Wesenszüge und Kräfte gesammelt hätten, die ihnen im Leben zu Eigen waren. Einige hatten Schmerzen, andere nicht. Bei einigen kam der Tod vorzeitig, bei anderen nicht. Was wirklich bei jedem zählte, war das – soweit ich es erkennen konnte –, was er aus seiner Situation machte.

Sie betrachteten ihren Tod nicht als Unglück, sondern einfach als das, was war. Sie akzeptierten ihren Tod, beugten sich ihm, einige aus religiösen Gründen, einige aus anderen. Sie hielten den Kontrollverlust über ihren Körper und ihr Leben nicht für einen Verlust ihrer Würde und ihrer Selbstachtung. Wenn sie eine Bettschüssel brauchten und erlebten, wie demütigend das für sie war, konnten sie es ertragen. Wenn sie Schmerzen hatten, hielten sie das aus. Wenn es Trauer gab, galt sie nicht ihnen selbst. Sie trauerten für diejenigen, die ihren Verlust würden ertragen müssen. Sie versuchten, es den Menschen in der Nähe leichter zu machen, sehr darauf bedacht, andere nicht mit hinunterzuziehen. Sie nahmen

Abschied, es war für sie wichtig, ihre Freunde zu sehen, auch wenn sie nicht immer sagten, warum. Sie waren bei Bewusstsein und wach fast bis zum Ende; manche hatten darum gebeten, dass ihre medizinische Behandlung vorzeitig abgebrochen wurde.

Das Wichtigste jedoch war, so spürte ich, dass sie den Tod an seinen Platz verwiesen, seine Bedeutung und Dramatik herunterspielten. Sie sahen, dass er für andere ein härterer Schlag sein würde als für sie selbst. Sie hatten sich mit ihrem Ende ausgesöhnt, aber sie wussten, dass anderen Menschen dies schwerer fallen würde. Einer der größten Schrecken, die die moderne, speziell die medizinische Ambivalenz um den Tod hervorgerufen hat, ist die Übertreibung seiner Zerstörung und Bedeutung in unserem Leben; damit schafft sie exzessive Angst und Ungewissheit. Menschen, die friedlich gestorben sind, scheinen das begriffen zu haben, und so suchten sie Wege, den Tod für weniger bedeutsam zu achten.

Das mag eine Kunst sein, die frühere Generationen besser beherrscht haben als unsere eigene, auch wenn sie, da sie keine Wahl hatten, von der Notwendigkeit dazu getrieben wurden. Doch die Notwendigkeit trifft auch für uns zu, auch wenn die Realität unter schönen Kleidern versteckt ist. Menschen, die friedlich sterben, finden Wege, diese Verkleidung abzuwerfen und im Tod zu sehen, was er ist – unser Schicksal.

Hat bei diesen Menschen nicht auch Glück eine Rolle gespielt? Natürlich. Sie hätten eine Krankheit haben können, die sie im Sterben erstickte; oder die sie bewusstlos gemacht hätte, lange bevor sie starben; oder ihre Familien finanziell ruiniert hätte. Menschen sterben unter solchen Umständen, auch wenn die Wahrscheinlichkeit dafür, wir erinnern uns, nicht sehr groß ist. Aber weil sie die Art Menschen waren, die das Gute und das Schlimme im Leben akzeptierten, hätten sie, so glaube ich, auch einen schlimmeren Tod mit der gleichen Würde ertragen. Ich nehme an, dass sie Glück hatten, weil ein Kreis von Angehörigen und Freunden um sie war, die sie den ganzen Weg über begleiteten, die Besuche machten, redeten und aufmerksam waren. War das wirklich Zufall? Sie waren immer die Art Menschen gewesen, die andere anzogen, in guten und in schlechten Zeiten.

Als ich über diese Tode nachdachte, fiel mir noch etwas anderes auf: Ich kann nicht mit Sicherheit sagen, dass jene Menschen nicht litten; möglicherweise waren unter der Oberfläche Angst, Grauen, Unsicherheit und vielleicht sogar mehr Schmerzen, als wir ahnten. Ich habe begriffen, warum ich die Wahrheit darüber nie erfahren würde. Denn sie waren die Art Menschen gewesen, die immer wussten, wann es an der Zeit war, zu schweigen und Schmerzen zu verbergen; sie hatten gut verstanden, dass diese Disziplin Teil eines erträglichen Zusammenlebens mit anderen Menschen ist, sowohl mit den lebenden als auch den sterbenden. Wenn ihr Sterben in ihrem eigenen Erleben viel furchtbarer war, als ich ahnen konnte, haben sie das gut verborgen, und damit haben sie es uns Überlebenden leichter gemacht, unserem eigenen Tod entgegenzusehen.

Ich erinnere diese Beobachtungen, um zwei Punkte darzulegen. Der erste ist einfach der Wunsch, eine Vorstellung auszudrücken, die ich sowohl ermutigend als auch beängstigend empfinde: Wir müssen unseren persönlichen Sinn im Tod finden und unseren eigenen Tod sterben. Ich finde es ermutigend zu wissen, dass die Art Mensch, die ich bin, einen Einfluss auf den Weg meines Sterbens hat, auf meine Fähigkeiten zur Anpassung und zum Ertragen. In dieser Auffassung sehe ich mich im Leben und im Sterben anderer Menschen bestätigt. Ich muss nicht nur Opfer sein – was immer auch mein Sterben für mich bereithält.

Gleichzeitig finde ich es beängstigend, zu wissen, dass ich auch jetzt, wo mein Tod nicht unmittelbar bevorsteht, daran arbeiten muss, diese Art Mensch zu werden – je eher, desto besser. Ich bin ängstlich, dass ich versage oder vielleicht ein Unglück erlebe, das sogar einen Menschen überwältigt, der sonst auf den Tod gut vorbereitet und fähig ist, ihn zu akzeptieren. Ich weiß, welche Art Mensch ich werden sollte, aber ich habe keine Gewissheit, es zu erreichen. Das ist die bevorstehende Aufgabe – mit unsicherem Ausgang, bis ich auf die Probe gestellt werde.

Mein zweiter Punkt ist: Wir können nicht oder nur sehr schwer, völlig auf uns allein gestellt einen Sinn in unserem Tod finden, auch wenn das unsere Aufgabe zu sein scheint. Wir dürfen kaum hoffen, dass wir ganz selbständig die Antwort auf eine Frage finden, die seit Tausenden von Jahren die Menschen beunruhigt und verwirrt hat. Wir brauchen die Hilfe von anderen, von einer Gemeinschaft, deren Ansichten wir teilen und uns mit derselben Kraft zu Eigen machen können, als hätten wir die Antwort selbständig für uns gefunden. Mein zweiter Punkt scheint also der ersten Aussage direkt zu widersprechen. Gibt es einen Weg aus diesem Dilemma? Ich bin nicht sicher und muss die Frage offen lassen; die Antwort darauf wird großen Einfluss haben auf meine kommenden Jahre. Ich werde versuchen, einige Vorschläge zu machen, in welche Richtung wir blicken sollten.

Die Ausschau nach dem Sinn

Warum behaupte ich, dass wir unseren eigenen Sinn nicht finden können? Unter »Sinn« verstehe ich ein Wissen von Zusammenhängen und Erklärungen. Handlungen und Ereignisse werden einen Sinn für uns ergeben, wenn sie mit anderen Dingen im Leben zusammenhängen, die wir bereits verstehen und deren Herkunft wir kennen, wenn auch nicht vollständig. Nicht alles, was einen Sinn macht, ist akzeptabel. Ich kann vielleicht die biologische Unausweichlichkeit des Todes verstehen, ohne deshalb die natürliche Ordnung anzunehmen, die ihn unausweichlich macht. Das heißt, mein Tod kann einen Sinn machen, auch wenn ich diesen Sinn unerträglich finde. Zumindest kann ich verstehen, was vor sich geht. Sicherlich ist es weit besser, wenn ich eine Rechtfertigung für bestehende Tatsachen finde, aber auch das kann unmöglich sein.

Mit »Sinn« möchte ich jedoch auch vermitteln, dass wir als menschliche Wesen Gemeinsamkeiten von Bedeutungen herausarbeiten. Worte bedeuten uns etwas, weil wir als Menschen, die miteinander zu leben und zu sprechen gelernt haben, durch Sprache und Symbole unser Verständnis der Dinge teilen können – die externen Objekte und Ereignisse in der Welt und die internen Gefühle, Gedanken und Sehnsüchte aus unserem Inneren. Die großen Ereignisse im Leben und Sterben gewinnen meiner Meinung nach auf ähnliche Weise Bedeutung. Wir machen sie zu Symbolen von Gut und Schlecht, Ordnung und Chaos, Bedrohung und Ermutigung, und gleichermaßen machen wir daraus Formeln der Ordnung und Erklärung. Wir lernen, über sie zu sprechen und zu denken. Wir verstehen zum Beispiel Geburt nicht nur als besonderes biologisches Phänomen, als den Weg, auf dem wir alle in die Welt kommen, sondern auch als soziales Ereignis. Sie ist die Art und Weise, in der wir unsere Spezies fortpflanzen, unsere Familien gründen und neue Möglichkeiten in die Welt einbringen.

Als Antwort auf den Laut eines neugeborenen Kindes können wir voll Freude lächeln, denn dieser Laut ist Zeugnis für Erneuerung, Hoffnung, Verjüngung und Kontinuität. Wir können uns als Teil einer Gemeinschaft fühlen, weil wir das System ihrer Symbole, ihrer Erklärungen und Bedeutungen verständlich und zufrieden stellend finden; und wir können mit anderen die Sprache dieser Gemeinschaft teilen. Deshalb können wir mit anderen von der Freude über das neugeborene Kind sprechen, und der Platz dieses neuen Lebens und die Bedeutung, die es versinnbildlicht, passen in unser Verständnis der Ordnung der Dinge. Aber wir können auch verstehen, dass eine Geburt für jemand anderen vielleicht eine ganz andere, bedrohliche Bedeutung haben kann und zur Bürde wird.

Doch immer dann, wenn wir die Bedeutung des Todes in unserer Gesellschaft entdecken wollen, geraten wir in Schwierigkeiten. Wir finden ihn dort nicht, zumindest nicht in unserem gemeinsamen Leben, in das ich sowohl unsere Beziehungen zu Fremden als auch zu Vertrauten einschließe. Es gibt in diesem weiteren Sinn keine gemeinsame Antwort auf den Tod, kein verbindendes Ritual, keine festen Vereinbarungen über Hilfe, Kummer und Trauer. Sie können vielleicht – auch das ist nicht sicher – innerhalb religiöser oder ethnischer Gruppen gefunden werden, zumindest für jene Mitglieder, die nahe an den Traditionen und Ritualen geblieben sind. Aber ich vermute, dass die Leere, die unser gemeinsames Leben im Umgang mit dem Tod prägt, zunehmend auch diese Gruppen infiziert, vielleicht deshalb, weil sie nur schwer in der Isolation bestehen können.

Hier stoßen wir auf unser möglicherweise größtes Defizit: Wir haben keine gemeinsame Vorstellung von unserer Bestimmung, die Philippe Ariès (siehe Kapitel 1) als zentral für die Möglichkeit eines gezähmten Todes in früherer Zeit erkannt hat. Sicherlich, wir haben Ersatzvorstellungen gesucht, aber sie erweisen sich in jedem Fall als Wege zu einer besseren Herrschaft und Kontrolle über den Tod und nicht als gemeinsamer Weg, seinen Sinn zu erkennen und zu teilen und seine Unvermeidbarkeit besser anzunehmen.

Es lohnt sich, diese Ersatzvorstellungen ins Gedächtnis zurückzurufen. Die erste und immer noch schicksalhafte war, den Tod zum Problem der Medizin zu machen; er wurde zum Gegenstand der Forschung. Krankheiten und pathologische Zusammenhänge wurden erkannt, die den Körper des Menschen töten; sie wurden bekämpft. Die religiöse oder philosophische Bedeutung des Todes wurde als Frage zur Seite geschoben. An ihre Stelle trat die wissenschaftliche Anstrengung, die Ursachen des Sterbens zu erforschen. Die Wissenschaft nahm damit triumphierend ein altes Thema wieder auf, das vom Tod als Unfall, als Resultat trivialer Zufälle und Entscheidungen, die alle hätten anders ausfallen können.[1]

Die medizinische Wissenschaft konnte auf ihre eigene Weise in das wehmütige Klagelied von Simone de Beauvoir einstimmen: »Einen natürlichen Tod gibt es nicht: Nichts, was einem Menschen je widerfahren kann, ist natürlich, weil seine Gegenwart die Welt in Frage stellt. Alle Menschen sind sterblich: Aber für jeden Menschen ist sein Tod ein Unfall und selbst wenn er sich seiner bewußt ist und sich mit ihm abfindet ein unverschuldeter Gewaltakt.«[2] Auf diese Art von Gewaltakt wusste die Wissenschaft eine Antwort: die Ursachen des Sterbens ausmerzen, écrasez l'infâme.

Aber der Tod existierte weiter, trotz der wissenschaftlichen Kämpfe gegen ihn; seine Zeit und seine Umstände änderten sich, doch nicht seine endgültige und stets dominierende Realität. Was sollte man also tun?

Die Antwort zeigte sich bald, und sie wird immer noch verfeinert. Warum nicht den Tod aus dem Gesichtsfeld räumen, die kranken Körper aus den Häusern holen und sie in Krankenhäuser bringen, die toten Körper aus den Wohnzimmern schaffen und sie in Beerdigungsinstitute legen?

Der Historiker James J. Farell hat uns treffend daran erinnert: »Die Beerdigungsreformer der Mittelklasse gaben die Kontrolle über den Tod als Kontrolle der Angst vor dem Tod aus. In diesem Kampf versuchten sie, sowohl die Angst als auch den Tod auszurotten ... Indem sie den Tod neu abgrenzten, ersparten sie manchen Menschen eine lähmende Angst vor dem Tod und die öffentliche Preisgabe ihrer privaten Gefühle. Indem die Sorge um die Verstorbenen Spezialisten übertragen wurde, wurden die Menschen von der körperlichen Grausamkeit des Todes entlastet. Mit der Absicherung der Beerdigungsrituale in einem Geflecht gesellschaftlicher Konventionen unter der Aufsicht des Bestattungsunternehmers erlaubten sie trauernden Menschen, die letzte Ehre zu erweisen mit einem Minimum an Schmerz und Beteiligung. Indem sie die langen Förmlichkeiten der Trauerzeremonien verkürzten, verhinderten sie, dass der Tod das Leben von Verwandten und Freunden des Verstorbenen überschattete. Besessen vom Drang zur Ordnung und von menschlichem Mitgefühl für trauernde Menschen haben es die Bestattungsunternehmer mit einigem Erfolg fertig gebracht, die Auswirkungen des Todes zu verschleiern.«[3]

Aber dieser Erfolg reicht noch nicht. Trotz ihrer Geschicklichkeit – jetzt bereichert um eine distanziertere Zeremonie, nämlich die Gedenkfeier – haben die Beerdigungsunternehmer keine Kontrolle über das Sterben, das Menschen zu ihnen bringt. Weil die Medizin versagt hat, den Tod zu kontrollieren, und Beerdigungszeremonien die Gefühle und Gedanken der Menschen über den Tod nicht völlig manipulieren können – das heißt, die Angst in seiner Nähe nicht völlig bannen können –, so bleibt noch die Ausflucht in ein anderes Manöver. Das ist selbstverständlich unsere gegenwärtige Hoffnung auf Rechte und auf eine Wahl: Menschen dazu zu ermächtigen, dass sie Dokumente unterzeichnen, die festlegen, wie sie sterben wollen, Stellvertreter zu benennen, die in ihrem Namen entscheiden können; und damit soll der Tod befriedet werden.

Diese Taktik wird nicht funktionieren, auch wenn sie Verbesserungen bringt. Aber, das ist nicht zu leugnen, auch die medizinische Wissenschaft und die Bestattungsindustrie haben uns Vorteile gebracht. Aber nicht genug, niemals genug – und, was noch schlimmer ist, sie erinnern uns immer wieder daran, dass wir im Umgang mit dem Tod vielleicht schlechter dran sind als die Menschen in der angeblich primitiven, altmodischen und unaufgeklärten Zeit. Wir haben bei der Wissenschaft, der großen Religion der Moderne, nach Hilfe Ausschau gehalten, auf die Kunst der psychologischen Bewältigung gehofft, wie sie von Trauertherapeuten und Beerdigungsunternehmern professionell entwickelt wurde, und dann, als letzte Hoffnung, auf Gesetze und Reglementierungen.

Doch trotz allem fehlt uns immer noch das Fundament eines friedlichen Todes – ein Fundament, das nur in einem bestehen kann: in einem geteilten, gemeinsam gefundenen Sinn des Todes, einem

Sinn, der Tiefe und Fülle ahnen lässt. Ohne ihn bleiben die anderen Faktoren ohne Wirkung und die Nacktheit der Ausflüchte wird nur noch deutlicher.

Tod und Solidarität

Unter diesem gesellschaftlich geteilten Sinn verstehe ich nicht notwendig eine präzise, gemeinsam angenommene Interpretation des Todes. Ich meine vielmehr eine Verständigung über die Fragen, über die wir gemeinsam nachzudenken haben, und darüber, wie wir durch öffentliche Symbole und offene Trauer die soziale Solidarität ausdrücken können, die durch den Tod verletzt wird. Der Prüfstein ist nicht der Tod meines Bekannten oder Nachbarn oder Angehörigen, sondern der Tod des Fremden. Wir sollten darauf achten, dass diese Tode uns alle angehen. Die Behauptung, dass wir einen »gesellschaftlich geteilten Sinn« benötigen, heißt abzustreiten, dass es ausreicht, Mitglied einer religiösen oder ethnischen Gruppe zu sein, die eine Interpretation und ein Verständnis des Todes anbietet. Sie sind sicher hilfreich, und es gibt keinen Zweifel, dass viele Menschen in der Geborgenheit einer bestimmten Gemeinschaft einen guten Tod sterben, meistens einer religiösen Gemeinschaft. Aber es wird in unserer Zeit immer schwieriger, vielleicht sogar unmöglich, ganz innerhalb solcher Gemeinschaften zu leben.

Wir brauchen etwas stärker Allgemeingültiges, etwas für alle zusammen; nicht nur, weil die kleineren religiösen Gemeinschaften nicht aller Unterstützung der großen Gesellschaft beraubt werden dürfen, sondern auch, weil die anderen ohne den Vorteil, Mitglieder solcher Gemeinschaften sein zu können, im Moment des Sterbens nicht mit leeren Händen dastehen dürfen. Bei unserer ständig steigenden Lebenserwartung besteht die Wahrscheinlichkeit, in der Umgebung von Fremden zu sterben, weil unsere Partner und Freunde bereits vor uns gestorben sind, vielleicht sogar unsere Kinder. Es täte uns deshalb gut, zu hoffen, dass diese Fremden dem Tod gegenüber sensibel sind, dass sie wissen, wie sie mit uns sprechen und uns Erleichterung verschaffen können, und dass sie in unserem Sterben ihr eigenes Schicksal ahnen und auf diese Weise unser gemeinsames Los.

Wo können wir diesen gemeinsamen Sinn finden? Bei dieser Frage zögere ich, denn ich weiß keine sichere Antwort. Ich weiß nur, dass diese Frage eine der großen und unabweisbaren kulturellen Aufgaben ist, die vor uns liegen, genauso wichtig wie die generell stärker akzeptierte Notwendigkeit, ein gemeinsames Verständnis des Umgangs der Menschen mit der Natur zu finden und mit unseren Umweltproblemen umzugehen. Ich kann nur einige anregende Hinweise geben und manche Einsichten weiterverfolgen, die schon Teil unseres gemeinsamen Erbes sind.

Es wird gut sein, die Überlegungen damit zu beginnen, dass ein gemeinsamer Sinn eher in einem Mosaik verschiedener Elemente bestehen wird als in einer einzigen, entscheidenden Einsicht. In diesem Buch klang mehrfach an, dass es zumindest ein Bild des Selbst und ein Bild der Natur enthalten muss. Im Nachdenken über den Tod brauchen wir ganz sicher eine erneute Reflexion über das Selbst und seine Bestimmung. Ein Selbst, das besessen ist vom Wunsch nach Kontrolle – entweder um die Fehler der Medizin wettzumachen und unsere biologische Dominanz über den Tod zu sichern oder die Verpflichtung zur Tugend der Selbstbestimmung –, wird ein unterlegenes und mangelhaftes Selbst sein, weniger flexibel und anschmiegsam angesichts der Mortalität, als es sein sollte. Ein Selbst dagegen, das bereit ist, sich zu beugen und sich den Konturen der Mortalität – manchmal hart und fordernd, wenn wir kein Glück haben, und manchmal freundlich und nachsichtig, wenn wir Glück haben – anzupassen, wird die Anforderungen des Sterbens besser erfüllen können.

Es tut nicht weniger Not, den Platz der Natur neu zu überdenken, besonders die Beziehung des Menschen zur Natur, um die Grenze zwischen menschlichen Handlungen, die zum Tod führen, und den davon unabhängigen Gegebenheiten der Natur zu erkennen. Die Natur ist nicht verbannt worden, und es ist eine der ungeheuerlichsten Wahnvorstellungen der Gegenwart, dass sie es sei. Ein Nachdenken über die Natur führt direkt zur Medizin, die danach strebt, im Namen der Gesundheit und der Erhaltung des Lebens die Natur zu verstehen und zu kontrollieren.

Bestenfalls aber kann die Medizin nur innerhalb der Grenzen der Natur wirksam werden, sie kann die Möbel und Gegenstände unserer Sterblichkeit mit großem Geschick hin und her rücken, aber niemals die Unerbittlichkeit dieser Sterblichkeit ändern. Eine Medizin, die sich eine Akzeptanz des Todes ganz zu Eigen gemacht hätte, wäre eine große Veränderung im Vergleich zu ihrem gegenwärtigen Konzept; sie könnte dann den Raum schaffen, in dem die Sorge für die Sterbenden nicht ein nachträglicher Einfall wäre, wenn alles andere versagt hat, sondern dies für sich selbst als eines ihrer Ziele sehen. Diese Sorge um einen friedlichen Tod sollte genauso Ziel der Medizin sein wie die Förderung der Gesundheit. Das bedeutet, die Medizin muss den modernen kultischen Mythos abbauen, dass in der Heilung von Krankheiten eine Erlösung vom Tod möglich sei. Jede gute Gesundheit findet irgendwann ein Ende und nirgendwo wird menschliche Gebrechlichkeit deutlicher, als wenn wir wohl und gesund sind. Das kann nicht und wird nicht von Dauer sein. Krankheit und Tod werden ihre Zeit haben.

Wenn diese Mosaiksteine über die Bedeutung des Todes einmal gelegt sind, wäre schon ein Anfang gemacht. Doch das ist noch nicht genug. »Warum muss ich sterben?« – Das ist die Frage, auf die wir alle eine Antwort möchten, und eine Frage, über die wir so schwer miteinander sprechen können. Aber alles, was uns bleibt, ist die Notwendigkeit, einen Weg dahin zu finden, miteinander über den Tod zu sprechen. Wir müssen herausfinden, ob wir ein zivilisiertes Gespräch führen können, das die Lehren der großen Weltreligionen mit einschließt – denn sie haben im Laufe der Zeit ihre

Glaubensgemeinschaften inspiriert, haben ihnen Wegweiser gegeben – sowie unser säkulares Verständnis von Philosophie und menschlicher Biologie. Worüber sollten wir sprechen? Es gibt zwei Richtungen, in die unser Gespräch gehen kann – nicht notwendig die einzigen, aber meiner Meinung nach die fruchtbarsten.

Eine davon drückt ein tiefgründiges und widersprüchliches Problem im Kern des menschlichen Lebens aus: dass der Tod notwendig ist für das Leben und dass wir das Leben nicht verstehen können, ohne den Platz, den notwendigen Platz des Todes darin zu sehen. Die andere Richtung sucht, auch wenn sie sie nicht findet, die Möglichkeit der Transzendenz. Der Theologe John Bowker drückt die erste Richtung sehr treffend aus, wenn er am Schluss seiner Untersuchung über die Deutungen des Todes in den großen Weltreligionen schreibt: »Die religiösen Wertordnungen *schließen* den Tod *ein,* vielleicht als den letzten Feind, aber auch als notwendige Bedingung des Lebens. Versuche, dem Tod auszuweichen, oder die Vorspiegelung, dass er nicht ernst sei, oder seinen notwendigen Platz in der Ordnung des Lebens zu negieren, sind von den großen religiösen Traditionen fast immer als falsch oder gefährlich oder subversiv betrachtet worden.«[4]

In der Vorstellung des Opferns sieht Bowker eine Annäherung von Religion und Wissenschaft. Die Wissenschaft macht uns klar, dass der Tod eine notwendige Bedingung des Lebens ist. Können wir, so fragt er, menschliches Leben zu irgendeinem anderen Preis haben als den des Todes? Können die Kinder meiner Kinder leben, wenn ich nicht sterbe? Er argumentiert überzeugend, dass sowohl die Wissenschaft als auch die Religion dazu nein sagt.

Die Kontinuität des biologischen Lebens erfordert gewiss den Tod jeder einzelnen Kreatur, die lebt. Wir sind als Individuen das lebende Opfer, das der Fortbestand der menschlichen Existenz als Ganzes erfordert, unseres eigenen genauso wie jeder anderen Form des Lebens. Hier können wir schließlich sehen, warum in einer bestimmten Betrachtungsweise der Religion wie auch der Wissenschaft der Tod immer zugleich Freund und Feind ist und bleiben muss, das eine ebenso intensiv wie das andere.

Das ist eine harte Wahrheit. Sie lässt uns keinen leichten Ausweg. Aber sie zeigt uns einen Sinn, den wir miteinander ertragen können und wie wir uns gegenseitig ertragen können, wenn wir die Wege und Zyklen der Natur gehen. Sie fordert von uns eine Sichtweise der Bedingungen menschlichen Lebens, die umfassend ist und nicht nur unser persönliches Leben mit einschließt und die uns einen gemeinsamen Ankerpunkt im fortwährenden Abenteuer des menschlichen Lebens gibt – auch wenn, unaufhaltsam, uns dieses Abenteuer als Individuen vernichten muss.

Einige werden meinen, dass das nicht genug ist, auch wenn es für mich selbst genug erscheint. Ich wünsche, dass da mehr wäre, eine deutlichere Richtung. Für einige wird sie da sein – und aus dem Kampf, dem Opfer, dem Leiden die individuelle Erlösung und die Möglichkeit der Transzendenz aufscheinen. Sie ist die Verheißung der großen westlichen Religionen, und es ist nur der Argwohn des Modernismus, der diese Möglichkeit mit leichter Hand fortwischt.

Ich glaube, wir hassen den Tod, weil er das Ende des Lebens bedeutet, das uns gab, was wir haben und was wir bekommen können. Nicht weniger hassen wir den Tod dafür, dass er die letzte, die krönende und endgültige Erinnerung daran ist, dass wir endliche, vorbestimmte Kreaturen sind. Wir sehen den Tod am Ende der Straße unseres Lebens, aber er wirft immer schon seine Schatten in unserem täglichen Leben voraus. Wir können nicht alles haben, was wir im Leben wünschen. Wir können unsere Träume nicht endlos lebendig erhalten, auch wenn wir sie eine Zeit lang Wirklichkeit werden lassen. Wir können nicht verhindern, dass Dinge zu Ende gehen, wie sehr wir uns auch um ihre Beherrschung bemühen. Könnten wir den Tod besser ertragen, wenn das Leben perfekt wäre? Vielleicht nicht. Der Schmerz über die Trennung von diesem Leben wäre umso größer. Es ist unsere menschliche Natur, die das Problem darstellt und deren Wahrzeichen der Tod ist. Aber nur das Wahrzeichen.

Können der Tod und das Leben, in das er eingebettet ist, transzendiert werden? Ich sehe diese Möglichkeit für mich selbst nicht, aber ich hoffe darauf, dass ich den Rest meiner Tage in einer Weise leben darf, die mich in die Lage versetzt, »von der Freude überrascht« zu werden. Das ist unwahrscheinlich, aber vielleicht nicht ganz unmöglich. Ich schaue und warte.

Anmerkungen

Einleitung: Lässt sich der Tod nach unseren Wünschen formen?

1 Nathaniel Hawthorne: Our Old Home. Zitiert in D. J. Enright, Hrsg.: *The Oxford Book of Death*. New York: Oxford University Press, 1987, S. 319.

2 M. Powell Lawtoon, Miriam Ross und Allen Glicksmann: The Quality of the Last Year of Life of Older Persons. *Milbank Quarterly*, Vol. 68, No 1, 1990, S. 1-28; Dwight Brock, Daniel J. Foley und Katalyn Losonczy: A Survey of the Last Days of Life: Overview and Initial Results. *Proceedings of the American Statistical Associaion, Social Statistics Section*, 1987, S. 306-11; Harold R. Leutzner et al.: The Quality of Life in the Year Before Death. *American Journal of Public Health*, Vol. 82, No 8, 1992, S. 1092-1098.

3 Siehe besonders Robert M. Veatch, Hrsg.: *Death, Dying and the Biological Revolution*. New Haven, Conn.: Yale University Press, 1989; Robert F. Weir: *Abating Treatment with Critically Ill Patients*. New York: Oxford University Press, 1989; Robert W. Wennberg: *Terminal Choices: Euthanasia, Suicide, and the Right to Die*. Grand Rapids, Mich.: William B. Eerdmans, 1989; President's Commission for the Study of Ethical Problems in Medicine and Biomedical and Behavioral Research: *Deciding to Forego Life-Sustaining Treatment*. Washington, D.C.: U.S. Government Printing Office, 1983; Dennis J. Horan und David Mall, Hrsg.: *Death, Dying and Euthanasia*. Frederick, Md.: *University Publications of America*, 1980.

Kapitel 1: Die erste Illusion: Beherrschung unserer medizinischen Möglichkeiten

1 Anfang 1991 wurde eine interessante Meinungsumfrage veröffentlicht, die herausfand, »dass Amerikaner nicht nur anscheinend nicht an den Tod denken, sie machen sich auch keine Sorgen um ihn«. Nach dieser Studie gaben nur 23 Prozent der Befragten an, dass sie Angst vor dem Tod hätten. George Gallup und Frank Newport: Mirror of America: Fear of Dying.

Gallup Poll News Service, Vol. 55, No. 3, 1991, S. 1. Diese Studie unterstreicht die Bedeutung der Unterscheidung der Angst vor dem Tod – d.h. tot zu sein – und vor dem Prozess des Sterbens, der meiner Meinung nach eine viel größere Angst auslöst. Aber auch bei der Gallup-Befragung ist Vorsicht angebracht. In welchem Ausmaß haben diejenigen, die den Tod nicht fürchten, diese Angst unterdrückt? Auf diese Frage gibt es keine gute Antwort, aber es wäre erstaunlich, wenn unsere amerikanischen Zeitgenossen für die uralte Angst der Menschen vor dem Tod eine geheime Lösung gefunden hätten.

2 William Butler Yeats: *Der Turm: Meerfahrt nach Byzanz. Ausgewählte Gedichte.* Neuwied/Berlin: Luchterhand, 1970, S. 157. Das Zitat lautet: »Ein alter Mann ist nur ein mindres Ding, zerschlißnes Tuch an einem Stock.«

3 Philippe Ariès: *Geschichte des Todes.* München/Wien: Hanser Verlag, 1980, S. 13-42. Siehe auch Philippe Ariès: *Studien zur Geschichte des Todes im Abendland.* München/Wien: Hanser Verlag, 1976.

4 Ariès: *Geschichte des Todes*, a.a.O., S. 42.

5 ders., S. 13.

6 ders., S. 30.

7 Alexander Solschenizyn: Krebsstation. Zitiert in Ariès: *Geschichte des Todes*, a.a.O., S. 27.

8 Zitiert in Ken Burns: *Der Amerikanische Bürgerkrieg.* TR-Verlagsunion, 1992, S. 158.

9 Ben Jonson: An Elegy on the Lady Jane Poulet, in: D.J. Enright, Hrsg.: *The Oxford Book of Death.* New York: Oxford University Press, 1987, S. 67.

10 Ariès: *Geschichte des Todes*, a.a.O., S. 20.

11 ders. S. 715-716.

12 Der allgemeine Widerstand, ja sogar die regelrechte Ablehnung von Ariès' Behauptung, dass der Tod früher gezähmt war, wurde von Historikern nicht geteilt, die über das Werk ihr professionelles Urteil abgaben. Siehe z.B. Rudolph M. Bells Buchbesprechung der »Geschichte des Todes« im *Journal of Modern History*, Vol. 55, 1983, S. 298-300; Judith Modell: Buchbesprechung im *Journal of Interdisciplinary History*, Vol. 13, No. 2, 1982, S. 544-546; Terence Des Pres, Buchbesprechung in *Yale Review*, Vol. 71, No. 2, 1982, S. 241-293.

13 Ariès: *Geschichte des Todes*, a.a.O., S. 788.

14 Ariès: *Studien zur Geschichte des Todes im Abendland*, a.a.O., S. 31.

15 Ariès: *Geschichte des Todes*, a.a.O., S. 777.

16 ders., S. 788.

17 Ernest Becker: *Dynamik des Todes – Die Überwindung der Todesfurcht.* München: Goldmann 1981; Geoffrey Gorer: The Pornography of Death. *Encounter*, Vol. 5, 1955, S. 49-52.

18 William James: *Varieties of Religious Experience: A Study in Human Nature.* New York: Mentor, 1958, zitiert in Becker: *Dynamik des Todes.* S. 39.

19 L. N. Tolstoi: *Der Tod des Iwan Iljitsch. Die großen Erzählungen.* Frankfurt/Main: Insel-Verlag, 1973, S. 60-61.

20 Ariès: *Geschichte des Todes*, a.a.O., S. 763.

21 ders., S. 789.
22 ders., S. 789.
23 Ariès: *Studien zur Geschichte des Todes im Abendland*, a.a.O., S. 70.
24 ders., S. 70.
25 Eine gründliche und informative Diskussion über Patientenverfügungen findet sich in den Kapiteln 10 bis 12 bei Alan Meisel: *The Right to Die*. New York: John Wiley & Sons, 1989, S. 311-428.
26 Siehe insbesondere Coordinating Council on Life-Sustaining Medical Treatment Decision Making by the Courts, *Guidelines for State Court Decision Making in Authorizing or Withholding Life-Sustaining Medical Treatment. Williamsburg, Va.: National Center for State Courts, 1991. Siehe auch Pat Milmore McCarrick: Living Wills and Durable Power of Attorney: Advance Directive Legislation and Issues. Scope Note 2.* Washington, D.C.: National Reference Center for Bioethics Literature, Georgetown University, 1991, S. 1-20. Siehe auch The Hastings Center: *Guidelines on the Termination of Life-Sustaining Treatment and the Care of the Dying*. Briarcliff Manor, N.Y.: The Hastings Center, 1987.
27 Cicely Saunders, Dorothy H. Summers, Neville Teller, Hrsg.: *Hospice: The Living Idea*. London: Edward Arnold, 1981. Sandol Stoddard: *Die Hospiz-Bewegung: Ein anderer Umgang mit Sterbenden*. Freiburg/Br.: Lambertus-Verlag, 1988, 2. Auflage.
28 Alan C. Mermann et al.: Learning to Care for the Dying: A Survey of Medical Schools and a Model Course. *Academic Medicine*, Vol. 66, No. 1, 1991, S. 35-38.
29 Lawrence J. Schneidermann et al.: Effects of Offering Advance Directives on Medical Treatment Goals and Costs. *Annals of Internal Medicine*, Vol. 117, 1992, S. 599-606. Ashwini Sehgal et al.: How Strictly Do Dialysis Patients Want their Advance Directives Followed? *Journal of the American Medical Association*. Vol. 267, No. 1, 1992, S. 59-63; siehe auch Joan M. Teno et al.: Impact of Advance Directives on Decision Making. *The Gerontologist*, Vol. 31, 1991, S. 41; Joanne Lynn: Why I Don't have a Living Will. *Law, Medicine & Health Care*, Vol. 19. Nos. 1-2, 1991, S. 101-104; Marshall B. Kapp: State Statutes Limiting Advance Directives: Death Warrants or Life Sentences? *Journal of the American Geriatric Society*, Vol. 40, 1992, S. 722-726.
30 James C. Riley: *Sickness, Recovery and Death*. Iowa City: University of Iowa Press, 1989, S. 109; siehe auch Arthur E. Imhof: From the Old Mortality Pattern to the New: Implications of a Radical Change from the Sixteenth to the Twentieth Century. *Bulletin of the History of Medicine*, Vol. 59, No. 1, 1985, S. 1-29; James C. Riley: The Risk of Being Sick: Morbidity Trends in Four Countries. *Population and Development Review*, Vol.16, No. 3, 1990, S. 403-431. Siehe auch Jack Larkin: *The Reshaping of Everyday Life*. New York: Harper & Row, 1988, besonders Kapitel 2 und die Diskussion des Todes im Amerika des frühen 19. Jahrhunderts.
31 Riley, *Sickness, Recovery and Death*, a.a.O., S. 111.
32 ders., S. 188.
33 ders., S. 192; siehe auch Dorothy P. Rice und Mitchell P. La Plate: Chronic Illness, Disability, and Increasing Longevity in Sean Sullivan und Ein Lewin, Hrsg.: *The Economics and Ethics of Long-Term Care*. Washington

D.C.: American Enterprise Institute, 1988, S. 9-55; Morton Kramer: The Rising Pandemic of Mental Disorders and Associated Chronic Diseases and Disorders. *Acta Psychiatrica Scandinavia*, Suppl. 185, Vol. 62, 1980, S. 382-396; Riley: *Risk of Being Sick*, S. 409.

34 Paul Ramsey: *The Patient as Person*. New Haven, Ct.: Yale University Press, 1970, S. 125.

35 Ich bin Dr. Norton Spritz zu Dank verpflichtet für eine kenntnisreiche Diskussion über probabilistische Urteile in der Behandlung Schwerkranker. Siehe zu diesem Thema auch Robert D. Truog, Allan S. Brett und Joel Frader: The Problem with Futility. *New England Journal of Medicine*, Vol 326, No. 23, 1992, besonders S. 1561.

36 Ariès: *Studien zur Geschichte des Todes im Abendland*, a.a.O., S. 59.

37 Siehe vor allem Linda L. Emanuel et al.: Advance Directives for Medical Care – a Case for Greater Use. *New England Journal of Medicine*, Vol. 324, No. 13, 1991, S. 889-895; David W. Molloy et al.: Treatment Preferences, Attitudes Toward Advance Directives and Concerns About Health Care. *Humane Medicine*, Vol. 7, No. 4, 1991, S. 285-290.

38 Siehe zum Beispiel Michael P. Hosking et al.: Outcomes of Surgery in Patients 90 Years and Older. *Journal of the American Medical Association*, Vol. 261, No. 13, 1989, S. 1909-1915; Viola B. Latta und Roger E. Keene: Leading Inpatient Surgical Procedures for Aged Medicare Beneficiaries 1987. *Health Care Financing Review*, Vol. 11, No. 2, 1989, S. 99-110; L. Henry Edmunds et al.: Open Heart Surgery in Octogenerians. *New England Journal of Medicine*, Vol. 319, No. 3, 1988, S. 131-136.

39 Siehe zum Beispiel Marion Danis et al.: Patients and Families' Preferences for Medical Intensive Care. *Journal of the American Medical Association*, Vol. 260, No. 6, 1988, S. 797-802; Nancy R. Zweibel: Quality of Life Near the End of Life. *Journal of the American Medical Association*, Vol. 260, No. 6. 1988, S. 839-840.

40 Howard Schuman: Attitudes vs. Actions Versus Attitudes vs. Attitudes. *Public Opinion Quarterly*, Vol. 36, No 3, 1972, S. 347-354.

41 Dr. Lawrence J. Schneiderman schrieb, dass »es öfter vorkommt, dass Ärzte Entscheidungen übernehmen, besonders in aussichtslosen Situationen, und dass frühere Wünsche von Patienten entweder nicht bekannt sind oder ignoriert werden«. (persönliche Mitteilung).

42 *New York Times*, 12. Dezember 1991, S. 29.

43 Ariès: *Studien zur Geschichte des Todes im Abendland*, a.a.O., S. 70.

44 Sigmund Freud: *Die Zukunft einer Illusion*. Frankfurt/Main: Fischer, Freud-Studienausgabe, 1974, S. 150.

Kapitel 2: Der bloßgelegte Tod: Die Natur neu erkennen

1 Darrel W. Amundsen: The Physician's Duty to Prolong Life: A Medical Duty Without Classical Roots. *Hastings Center Report*, Vol. 8, No. 4, 1978, S. 23-30.

2 Siehe Bill McKibben: The End of Nature. *Earth Ethics*, Vol. 1, No. 3, 1990, S. 1-8.

3 O. B. Hardison Jr.: *Disappearing Through the Skylight: Culture and Technology in the Twentieth Century*. New York: Viking, 1989, S. 71.

4 Jessica H. Muller und Barbara A. Koenig: On the Boundary of Life and Death: The Definition of Dying by Medical Residents in: Margaret Lock und Deborah Gordon, Hrsg.: *Biomedicine Examined*. Dordrecht: Kluwer Academic Publishers, 1988, S. 369.

5 Hardison: *Disappearing Through the Skylight*, a.a.O., S. XI.

6 Siehe William E. May: Criteria for Withholding or Withdrawing Treatment. *Linacre Quarterly*, Vol. 57, No. 3, 1990, S. 81-90; siehe auch Robert N. Wennberg: *Terminal Choices*. Grand Rapids, Mich.: William B. Eerdmans, 1989, S. 150 ff; William E. May, Robert Bally et al.: Feeding and Hydrating the Permanently Unconscious and Other Vulnerable Persons. *Issues in Law and Medicine*, Vol. 3, No. 3, 1987, S. 203-217.

7 Dr. Otto Guttentag, persönliche Mitteilung. Der verstorbene Otto Guttentag war ein bekannter Professor der Medizin an der Universität von Kalifornien in San Francisco.

8 Die Literatur über die Unterscheidung von Töten und Sterbenlassen und von Handeln und Unterlassen ist äußerst umfangreich. Siehe zum Beispiel John Harris: The Marxist Conception of Violence. *Philosophy and Public Affairs*, Vol. 3, No. 2, 1974, S. 192-220; H. L. A. Hart: Postscript: Responsibility and Retribution in: *Punishment and Responsibility*. New York: Oxford University Press, 1968, S. 211-230; Daniel Dinello: On Killing and Letting Die in: Bonnie Steinbock, Hrsg.: *Killing and Letting Die*. Englewood Cliffs, N. J.: Prentice-Hall, 1980, S. 128-131; H. H. Malm: Killing, Letting Die, and Simple Conflicts. *Philosophy and Public Affairs*, Vol. 18, No. 3, 1989, S. 238-258; Bonnie Steinbock: The Intentional Termination of Life in: Steinbock: *Killing and Letting Die*, S. 245-250; Dan W. Brock: Taking Human Life. *Ethics*, Vol. 95, 1985, S. 851-865; Stanley Hauerwas: Letting Die or Putting to Death, Kapitel 10 in Stanley Hauerwas: *Vision and Virtue*. Notre Dame, Ind.: Fides/Claretian, 1974, S. 166-186; Gail Atkinson: Killing and Letting Die: Hidden Value Assumptions. *Social Science and Medicine*, Vol. 12, No. 23, 1983, S. 1915-1925; James Rachels: *The End of Life*. New York: Oxford University Press, 1986, insbesondere Kapitel 7 und 8; Helga Kuhse: *Die »Heiligkeit des Lebens« in der Medizin. Eine philosophische Kritik*. Erlangen: Fischer Verlag, 1994.

9 James Rachels: Active and Passive Euthanasia. *New England Journal of Medicine*, Vol. 292, No. 2, 1975, S. 79; siehe auch Tom L. Beauchamp: A Reply to Rachels, on Active and Passive Euthanasia in: Tom L. Beauchamp und Seymour Perlin, Hrsg.: *Ethical Issues in Death and Dying*. Englewood Cliffs, N. J.: Prentice-Hall, 1978, S. 246-258.

10 Rachels: Active and Passive Euthanasia, a.a.O.

11 Siehe zum Beispiel Joanne Lynn, Hrsg.: *By no Extraordinary Means: The Choice to Forgo Life-Sustaining Food and Water*. Bloomington: Indiana University Press 1986; Committee for Pro-Life Activities, National Conference of Catholic Bishops: Nutrition and Hydration: Moral and Pastoral Reflections. *Resource Paper*, April 1992.

12 H. L. A. Hart und Tony Honoré: *Causation and the Law*. Oxford: Clarendon Press, 2. Aufl. 1989, S. 37.

13 Zitiert in Stephan P. Strickland: *Politics, Science, and Dread Disease: A Short History of United States Medical Research Policy*. Cambridge, Mass.:

Harvard University Press, 1972, S. 187. Strickland gibt eine interessante Analyse einer Auseinandersetzung zwischen zahlreichen Wissenschaftlern der NIH, die den basalen Wissenschaften vor den »Kämpfen« gegen Krankheiten eine Priorität geben möchten – und vielen Abgeordneten aus der Legislative, Lobbyisten der medizinischen Laien und medizinischen Gruppenvertretern, die die Bekämpfung von Krankheiten als ihr wichtigstes Ziel sehen. Die Auseinandersetzung dauert bis auf den heutigen Tag an und ich glaube, der Sieg gehört der zweiten Gruppe.

Kapitel 3: Die letzte Illusion: Regelung der Euthanasie

1 Lord Listowel in: A. B. Downing und Barbara Smoker, Hrsg.: *Voluntary Euthanasia*. London: Peter Owen, 1986, S. 6.

2 Siehe insbesondere Robert J. Blendon, Ulrike S. Szalay und Richard A. Knox: Should Physicians Aid their Patients in Dying: The Public Perspective. *Journal of the American Medical Association*, Vol. 267, No. 19, 1992, S. 2658-2662.

3 Eric J. Cassell: *The Nature of Suffering and the Goals of Medicine*. New York: Oxford University Press, 1991, S. 34-37; siehe auch David B. Morris: *The Culture of Pain*. Berkeley: University of California Press, 1991; Lana Hartman Landon: Suffering over Time: Six Varieties of Pain. *Soundings*, Vol. 72, No. 1, 1989, S. 75-82.

4 Cassell: *Nature of Suffering*, a.a.O., S. 103-104.

5 ders., besonders Kapitel 3, S. 30-47; Warren Thomas Reich: Speaking of Suffering: A Moral Account of Compassion. *Soundings*, Vol. 72, No. 1, 1989, S. 83-108; Stanley Hauerwas: *Suffering Presence*. Notre Dame, Ind.: University of Notre Dame Press, 1986.

6 Susan James: The Duty to Relieve Suffering. *Ethics*, Vol. 93, 1982, S. 4-21.

7 Hauerwas: *Suffering Presence*, a.a.O., S. 33.

8 Timothy E. Quill: Death and Dignity: A Case of Individualized Decision Making. *New England Journal of Medicine*, Vol. 324, No. 10, 1991, S. 693. Siehe auch Timothy E. Quill: *Das Sterben erleichtern – Plädoyer für einen würdevollen Tod*. München: Droemer Knaur, 1994.

9 Judith M Stillion, Eugene E. McDowell und Jacque H. May: *Suicide across the Life Span: Premature Exits*. New York: Hemisphere Publishing, 1989, besonders Kapitel 8, S. 233 ff.

10 Union Pacific R. Co. v. Botsford, 1891, zitiert in David W. Meyers: *Medico-Legal Implications of Death and Dying*. Rochester/N.Y.: Lawyers Cooperative Publishing Co., 1981, S. 212.

11 Wie viele andere in letzter Zeit habe ich die Ausdrücke »aktive Euthanasie« und »passive Euthanasie« vermieden. Die erste Formulierung meint traditionell das direkte Töten, die zweite Formulierung bezieht sich auf Sterbenlassen. Ich werde den jetzigen Sprachgebrauch übernehmen, der unter »Euthanasie« das aktive Töten versteht und die Formulierung »Sterbenlassen« auf eine Situation bezieht, in der ein Patient im Wesentlichen an seiner Grundkrankheit stirbt, weniger an einer menschlichen Handlung. Aus zwei Gründen glaube ich nicht, dass zwischen Euthanasie und assistiertem Suizid moralisch ein wesentlicher Unterschied besteht. Der

erste ist, dass die Assistenz beim Tod eines anderen bedeutet, dass ich ihm das Wissen oder die Mittel zum Selbstmord zur Verfügung stelle, damit erfülle ich zumindest eine notwendige Bedingung zum Tod des anderen. Der zweite Grund ist, dass das Gesetz im Allgemeinen Menschen für Handlungen schuldig spricht, die wesentlich für einen gefährlichen oder tödlichen Ausgang verantwortlich sind – z.B. eine Schusswaffe zur Verfügung stellen, die von einem anderen zu einer kriminellen Handlung benutzt wird.

12 John Stuart Mill: *Die Freiheit.* Darmstadt: Wissenschaftliche Buchgesellschaft, 1967, S. 248.

13 Joel Feinberg: Autonomy, Sovereignty, and Privacy: Moral Ideals in the Constitution? *Notre Dame Law Review*, Vol. 58, No. 3, 1983, S. 492; siehe auch Arthur Kuplik: The Inalienability of Autonomy. *Philosophy and Public Affairs*, Vol. 13, No. 4, 1984, S. 271-298; Joel Feinberg: Voluntary Euthanasia and the Inalienable Right to Life. *Philosophy and Public Affairs*, Vol. 7, No. 2, 1978, S. 93-123.

14 Siehe insbesondere Margaret Pabst Battlin: Euthanasia in: Donald Van de Veer und Tom Regan, Hrsg.: *Health Care Ethics: An Introduction.* Philadelphia: Temple University Press, 1987, S. 58-97; siehe auch Philippa Foot: Euthanasia. *Philosophy and Publuc Affairs*, Vol. 6, No. 2, 1977, S. 85-112; Institute of Medical Ethics Working Party on the Ethics of Prolonging Life and Assisting Death in: »Assisted Death«. *Lancet*, Vol. 336, 1990, S. 610-613; James Rachels: *The End of Life*. New York: Oxford University Press, 1986; Helga Kuhse: *Die »Heiligkeit des Lebens« in der Medizin. Eine philosophische Kritik.* Erlangen: Fischer Verlag, 1994; David C. Thomasma und Glenn C. Graber: *Euthanasia: Toward an Ethical Social Policy.* New York: Continuum, 1990; Marvin Kohl, Hrsg.: *Beneficient Euthanasia.* Buffalo. Prometheus Books, 1975; Don V. Bailey: *The Challenge of Euthanasia: An Annotated Bibliography an Euthanasia and Related Topics.* Lanham, Md.: University Press of America, 1990; Eike-Henner W. Kluge: *The Ethics of Deliberate Death.* Port Washington/N.Y.: Kennikat Press, 1981.

Courtney Campbell hat mich auf einen deutlichen Trend hingewiesen, der schon während der Debatte im Staat Washington über die Initiative 119 (ein Antrag, Euthanasie und assistierten Suizid zu legalisieren) spürbar war: Die Befürworter der Euthanasie betonten vor allem das Recht auf Selbstbestimmung, das Argument der Barmherzigkeit hatte kaum Bedeutung. Andrew Greeley argumentiert unter Bezug auf Daten, die vom National Opinion Research Center im Annual General Social Survey gesammelt wurden, dass Veränderungen in der öffentlichen Einstellung zu Themen des Lebensendes »zum Teil nicht einem direkten Wandel in moralischen Urteilen zuzuschreiben sind, sondern einem Wandel in der Toleranz der Menschen gegenüber den moralischen Ansichten oder der moralischen Situation anderer Menschen«. Andrew Greeley: Live and Let Die: Changing Attitudes. *Christian Century*, December 1991, S. 1125.

15 Immanuel Kant: *Eine Vorlesung Kants über Ethik.* Hrsg. Paul Menzer. Berlin: Pan Verlag Rolf Heise, 1924, S. 185.

16 Maurice A. M. de Wachter: Euthanasia in the Netherlands. *Hastings Center Report*, Vol. 22, No. 2, 1992, S. 23-30.

17 Henk A. M. J. ten Have und Jos v. M. Welie: Euthanasia: Normal Medical Practice. *Hastings Center Report*, Vol. 22, No. 2, 1992, S. 34-38. Zwei neuere holländische Studien über Euthanasie und Beendigung von Therapien sind: Rapport van de Commissie Onderzoek in Medische Praktijk inzake Euthanasie [der Remmelink Report]. *Medische Beslissingen Rond het Levenseinde*. Den Haag: Edo Uitgeverij, 1991, und G. van der Wal et al.: Euthanasie en hulp bij zelfdoding. *Medisch Contact*, Vol. 46, No. 6, 1991, S. 171-173.

18 Von dieser Konferenz erschien eine Zusammenfassung von de Wachter: *Euthanasia in the Netherlands*; siehe auch eine andere Diskussion dieser Konferenz bei Alexander Morgan Capron: Euthanasia in the Netherlands: American Observations. *Hastings Center Report*, Vol. 22, No. 2, 1992, S. 30-33.

19 Die besten Berichte über den Missbrauch des holländischen Systems finden sich bei Carlos F. Gomez: *Regulating Death: Euthanasia and the Case of the Netherlands*. New York: Free Press, 1991; I. J. Keown: The Law and Practice of Euthanasia in the Netherlands. *Law Quarterly Review*, Januar 1992, S. 51-78; siehe auch John Keown: On Regulating Death. *Hastings Center Report*, Vol 22, No. 2, 1992, S. 39-43.

Kapitel 4: Leben mit dem sterblichen Selbst

1 Zitiert in Louis A. Ruprecht Jr.: Nussbaum on Tragedy and the Modern Ethos. *Soundings*, Vol. 72, 1989, S. 589, ohne Angabe der primären Quelle.

2 William Arrowsmith: The Criticism of Greek Tragedy. *Tulane Drama Review*, Vol. 3, No. 3, 1959, S. 55, zitiert in Ruprecht: Nussbaum on Tragedy, a.a.O., S. 593.

3 Martha C. Nussbaum: *The Fragility of Goodness: Luck and Ethics in Greek Tragedy and Philosophy*. Cambridge: Cambridge University Press, 1986, S. 2.

4 Zitiert in Ruprecht: Nussbaum on Tragedy, a.a.O., S. 589, ohne Angabe der primären Quelle.

5 Christopher Lasch: *The True and Only Heaven*. New York: W. W. Norton, 1991, S. 451.

6 Mary Gordon: The Flight from Women. *New York Times*, 9. Juni 1991, S. 59.

7 Ich fühle mich Patrick J. Creevy zu großem Dank verpflichtet für seinen großartigen Artikel: John Donne's Meditations upon the Magnitude of Disease. *Soundigs*, Vol. 72, No. 1, 1989, S. 61-73, insbesondere S. 65-66.

8 John Donne: *Devotions upon Emergent Occasions*. Hrsg. Anthony Raspa, New York: Oxford University Press, 1987, S. 7.

9 ders., S. 46.

10 Viktor F. Frankl: *Der Mensch vor der Frage nach dem Sinn – Eine Auswahl aus dem Gesamtwerk*. München/ Zürich: Piper, 1980[2], S. 105.

11 Diese Ansicht ist sehr deutlich dargestellt in Richard Rorty: *Contingency, Irony, and Solidarity*. New York: Cambridge University Press, 1989.

12 Arthur W. Frank: *At the Will of the Body*. Boston: Houghton Mifflin, 1991, S. 58.

13 Besonders hilfreich zu diesem Thema sind hier die folgenden Bücher: Viktor F. Frankl: ... *trotzdem Ja zum Leben sagen*. München: Kösel, 1981[5]; Nathan Sharansky: *Fear No Evil*. New York: Random House, 1988; Nien Cheng: *Leben und Tod in Shanghai*. Berlin: Ullstein, 1989.

14 Sidney Callahan erläutert diese Möglichkeit in: *Good Conscience: Reason and Emotion in Moral Decision Making*. San Francisko: Harper San Francisco, 1991, besonders Kapitel 5.

15 Eric J. Cassell: The Nature of Suffering and the Goals of Medicine. *New England Journal of Medicine*, Vol. 306, No. 11, 1982, S. 640.

16 Virginia Woolf: On Being Ill, in: *Collected Essays*, Vol. 4. New York: Hartcourt, Brace & World, 1967, S. 194; zitiert in Elaine Scarry: *The Body in Pain*. New York: Oxford University Press, 1985, S. 4.

17 Cassell: Nature of Suffering. a.a.O., S. 642.

18 J. Barry Ferguson (mit Tom Cowan): *Of Living with Flowers*. New York: Rizzoli International, 1990.

19 Department of Health and Human Services: *Aging in America: Trends and Projections*. Washington, D.C.: U. S. Department of Health and Human Services, 1991, S. 117.

20 Leon R. Kass: Death with Dignity and the Sanctity of Life, in: Barry S. Kogan, Hrsg.: *A time to be Born and a Time to Die*. New York: Aldine DeGruyter, 1991, S. 133.

21 Ich bin Eric J. Cassell für die Unterscheidung zwischen Meisterung des Selbst und Selbstkontrolle zu Dank verpflichtet.

22 Michel de Montaigne: Daß man über sein Glück nicht eher urteilen soll als nach dem Tode. Aus: *Essais*. Zürich: Manesse Verlag, 1985, S. 119-120, 6. Auflage.

23 Jeremy Taylor: *The Role and Exercise of Holy Living and Dying*. London: George Rutledge and Sons, 1894, S. 93.

Kapitel 5: Natur, Tod und Sinn: Die Gestaltung unseres Endes

1 Dylan Thomas: »Do not go gentle into that good night«, in: *The Collected Poems of Dylan Thomas, 1934-1952*. New York: New Directions, 1971, S. 128. Dr. med. Eva Topinková hat mir geholfen, die Probleme dieses Kapitels zu diskutieren, insbesondere aus dem Blickwinkel einer fremden Kultur.

2 Lewis Thomas: *The Lives of a Cell*. New York: Bantam, 1975, S. 115.

3 Siehe besonders Lana Hartman Loudon: Suffering over Time: Six Varieties of Pain. *Soundings*, Vol. 52, No. 2, 1989, S. 75-82; David B. Morris: *The Culture of Pain*. Berkeley: University of California Press, 1991.

4 William Hazlitt: On the Fear of Death. from Table Talk, zitiert in D. J. Enright, Hrsg.: *The Oxford Book of Death*. New York: Oxford University Press, 1987, S. 31.

5 Fred Feldman: Some Puzzles About the Evil of Death. *Philosophical Review*, Vol. 100, No. 2, 1991, S. 215-227.

6 Siehe Gilbert Meilaenders ausgezeichneten Essay: Mortality: The Measure of Our Days. *First Things*, Februar 1991, S. 14-21. Meilaender vergleicht scharfsichtig die Darstellung der Sterblichkeit in E. B. Whites »*Charlotte's Web*«, Felix Saltens »*Bambi*« und von C. S. Lewis in »*The Last Battle*«.

7 Einige lesenswerte Artikel zu diesem Thema finden sich in Steven Sanders und David R. Cheney, Hrsg.: *The Meaning of Life*. Englewood Cliffs, N.J.: Prentice Hall, 1980.
8 Ich verwende hier eine Unterscheidung von Irving Singer, indem ich einen dritten Gedanken anfüge. Irving Singer: *Meaning in Life: The Creation of Value*. New York: Free Press, 1992, S. 23.
9 Arthur C. McGill: *Death and Life: An American Theology*. Philadelphia: Fortress Press, 1987, S. 9-10.
10 Jean-Paul Sartre: *Das Sein und das Nichts*. Hamburg: Rowohlt, 1962, S. 679-680.
11 Thomas Nagel: *Mortal Questions*. Cambridge: Cambridge University Press, 1979, S. 10.
12 McGill. *Death and Life*, a.a.O., S. 11-12.
13 ders., S. 12.
14 Jeremy Taylor: *The Golden Grove: Selected Passages from the Sermons and Writings of Jeremy Taylor*. London: Oxford University Press, 1930, S. 257.
15 Hans Jonas: The Burden and Blessing of Mortality. *Hastings Center Report*, Vol. 22, No. 1, 1992, S. 34.
16 ders., S. 37.
17 ders., S. 39.
18 Singer: *Meaning in Life*, a.a.O., S. 58-59.
19 ders., S. 60.
20 George Santayana: A Long Way Round to Nirwana; Or Much Ado About Dying, in: *Some Turns of Thought in Modern Philosophy: Five Essays*. New York: Charles Scribner's Sons, 1933, S. 98-101; zitiert in Singer: *Meaning in Life*, a.a.O., S. 51.
21 Paul Ramsey: The Indignity of »Death with Dignity«. *Hastings Center Studies*, Vol. 2, No. 2, 1974, S. 50-52.
22 ders., S. 62. Siehe auch Gilbert Meilaender: Love's Casuistry: Paul Ramsey on Caring for the Terminally Ill. *Journal of Religious Ethics*, 1991, S. 133-156.

Kapitel 6: Auf der Suche nach einem friedlichen Tod

1 James R. Wyngaarden, Lloyd H. Smith, J. Claude Bennett, Hrsg.: Cecil Textbook of Medicine. 19. Auflage, Philadelphia: W. B. Saunders, 1992.
2 Richard W. Momeyer: *Confronting Death*. Bloomington: Indiana University Press, 1988, S. 28.
3 Robert F. Weir und Larry Gostin: Decisions to Abate Life-Sustaining Treatment for Nonautonomous Patients. *Journal of the American Medical Association*, Vol, 264, No. 14, 1990, S. 1846-1853.
4 Zu einer wertvollen Diskussion dieser Probleme und Möglichkeiten siehe M. Pabst Battin: The Least Worst Death. *Hastings Center Report*, Vol. 13, No. 2, 1983, S. 13-16.
5 Diese Vorstellungen sind ausführlicher dargestellt in meinem Buch: *What Kind of Life: The Limits of Medical Progress*. New York: Simon & Schuster, 1990, S. 135-157.

6 Leon R. Kass: *Toward a More Natural Science: Biology and Human Affairs*. New York: Free Press, 1985, S. 162.
7 The Loran Commission. *Making Difficult Health Care Decisions*, Vol. I – The National Survey. New York: Louis Harris and Associates, 1987, S. 25.
8 Lawrence J. Schneidermann, Nancy S. Jecker, Albert R. Jonson: Medical Futility: Its Meaning and Ethical Implications. *Annals of Internal Medicine*, Vol. 112, No. 12, 1990, S. 949-954; John D. Lantos et al.: The Illusion of Futility in Medical Practice. *American Journal of Medicine*, Vol. 87, 1989, S. 81-84; Tom Tomlinson und Howard Brody: Futility and the Ethics of Resuscitation. *Journal of the American Medical Association*, Vol. 264, No. 10, 1990, S. 1276-1280; Stuart J. Youngner: Who Defindes Futility? *Journal of the American Medical Association*, Vol. 260, No. 14, 1988, S. 2094-2095.
9 Daniel Callahan: Medical Futility, Medical Necessity: The Problem-without-a-Name. *Hastings Center Report*, Vol. 21, No. 4, 1991, S. 30-35.

Kapitel 7: Schauen und warten

1 Ich fand John Bowkers Diskussion über dieses Thema sehr inspirierend in seinem Buch: *The Meanings of Death*. Cambridge: Cambridge University Press, 1991, S. 31 ff.
2 Simone de Beauvoir: *Ein sanfter Tod*. Reinbek b. Hmbg.: Rowohlt, o.J.
3 James J. Farrell: *Inviting the American Way of Death, 1830-1920*. Philadelphia: Temple University Press, 1980, 216, 221.
4 Bowker: Meanings of Death, a.a.O., S. 211.

Register